Navigate 腎疾患

石橋賢一

医学書院

石橋　賢一

●著者略歴
1981 年　東京医科歯科大学医学部卒業
1981 年　同大学第二内科臨床研修
1983 年　同大学第二内科（腎臓内科）
1987 年　カリフォルニア大学（UCSF）（腎臓内科・内分泌科）
1990 年　東京医科歯科大学内科助手
1993 年　青梅市立総合病院腎センター副部長，東京医科歯科大学非
　　　　　常勤講師（解剖学）
1998 年　自治医科大学薬理学講師
2003 年　自治医科大学腎臓内科学講師
2004 年　国立病院機構千葉東病院臨床研究センター分子生物研究部
　　　　　部長，東京医科歯科大学医学部非常勤講師（腎臓内科学），
　　　　　北里大学医学部非常勤講師（生理学）
2007 年　明治薬科大学病態生理学教授

〈Navigate〉腎疾患

発　　行　2013 年 5 月 15 日　第 1 版第 1 刷Ⓒ
著　　者　石橋賢一
発行者　株式会社　医学書院
　　　　　代表取締役　金原　優
　　　　　〒113-8719　東京都文京区本郷 1-28-23
　　　　　電話 03-3817-5600（社内案内）
印刷・製本　三美印刷

本書の複製権・翻訳権・上映権・譲渡権・公衆送信権（送信可能化権を含む）
は（株）医学書院が保有します．

ISBN978-4-260-01627-8

本書を無断で複製する行為（複写，スキャン，デジタルデータ化など）は，「私
的使用のための複製」など著作権法上の限られた例外を除き禁じられています．
大学，病院，診療所，企業などにおいて，業務上使用する目的（診療，研究活
動を含む）で上記の行為を行うことは，その使用範囲が内部的であっても，私的
使用には該当せず，違法です．また私的使用に該当する場合であっても，代行
業者等の第三者に依頼して上記の行為を行うことは違法となります．

JCOPY 〈㈳出版者著作権管理機構　委託出版物〉
本書の無断複写は著作権法上での例外を除き禁じられています．
複写される場合は，そのつど事前に，㈳出版者著作権管理機構
（電話 03-3513-6969，FAX 03-3513-6979，info@jcopy.or.jp）の
許諾を得てください．

Navigate シリーズ　序

　『Navigate シリーズ』は，内科学を初めて学ぶ人のために編集されたテキストです．しかし，一言で「内科学を学ぶ」といっても，初学者の皆さんにとって，その手がかりをつかむのは容易ではないかもしれません．医学の世界で先人たちが積み上げてきた知識や経験は実に膨大で，これらを単純に頭の中に詰め込んでいくのは大変な作業です．また，半ば医学の常識のように臨床現場で使われている用語の数々も，初めて内科学に触れる人にとってみれば，難解でとっつきにくい"専門用語"としか映らないかもしれません．

　『Navigate シリーズ』が他の教科書と異なっているのは，このような現実を前にして「いったいどこから手をつければいいのだろう？」と困惑してきた皆さんの"先輩方の声"をもとに，筆者が毎年講義している病態生理学をさらに深化させて編集している点です．

　本シリーズでは，各領域で知っておかなければならないテーマを細かく区切って，できるだけ簡潔に解説をしていくように努めました．1つのテーマを理解するためには，区切られている1つのブロックを読みさえすればOK．各ブロックの見出し語や重要な用語は必ず索引語としているので，索引から調べたい用語にアクセスして，その前後のブロックを"つまみ読み"するだけでも理解を深めることができます．

　また，各ブロック内でポイントとなる部分には下線が引かれています．時間がない時は，下線部だけを"ひろい読み"していけば，頭の整理になるでしょう．もちろん，各領域を体系的に勉強したい方であれば，従来の教科書と同じように頭から読み進めていくこともできます．さらに，本文とは別に「One More Navi」「Assist Navi」「関連項目」「国試出題症例」などのコーナーが随所に散りばめられており，本文に書かれている内容を補足し，実際の医療現場の様子や医師国家試験で問われるポイントを知るのにも役立つはずです．

　このほか，本シリーズでは医学書院発行の「標準シリーズ」など，成書を厳選してレファレンス（参考文献）とし，ページをリンクさせています．本文を読んで，さらに詳細な内容を知りたい人は，このリンクをたどっていけば，成書内の同じテーマの記述にあたることができます（詳しくは「Navigate シリーズの使い方」をご参照ください）．

　「Navigate」というシリーズタイトルには，医学という大海原に乗り出した皆さんに，迷うことなく自らの海路を切り拓いていっていただきたいという願いが込められています．医学を学ぶあなたが，このシリーズを選び，内科学の"1周目のテキスト"として暗記物ではない"病態生理学"の面白さにも気づいてくれるなら，それは望外の喜びです．

　このシリーズから，医学への航海を始めましょう．

筆者記す

読める 広がる すぐ引ける
Navigateシリーズの使い方

冒頭のまとめ
- この章に含まれる見出しが並んでいます。テーマ全体を見渡すことができます。
- 効率よく学ぶために関連するテーマをくくって,ポイントを示しました。

Preview

L-01	急性腎障害
L-02	急性腎障害の病態
L-03	急性腎障害の症状・診断
L-04	急性腎障害の原因と鑑別
L-05	腎前性腎不全
L-06	肝腎症候群
L-07	腎性腎不全
L-08	急性尿細管壊死
L-09	造影剤腎症
L-10	コレステロール塞栓症
L-11	薬剤性腎障害
L-12	急性尿細管間質性腎炎
L-13	色素性腎障害(横紋筋融解症)
L-14	腎後性腎不全
L-15	閉塞性腎症

Navi 1 急激な腎機能の低下
急激な腎機能低下が認められたときには,それが腎灌流障害に起因するものか,腎実質障害によるものか,尿路閉塞によるものかなど,原因の特定が必要です。
▶ L-01 〜 L-04 では,急性腎障害の病態のほか,症状や診断,鑑別法などを解説していきます。

Navi 2 腎前性,腎性,腎後性の3つに分けて考える
正常な腎機能を保てなくなる原因には,腎前性,腎性,腎後性の3つが考えられます。
▶ L-05 〜 L-15 で,腎前性,腎性,腎後性の病態とそれぞれに該当する疾患をみていきましょう。

One テーマ・One ブロック
- テーマごとにブロックで区切りました。そのテーマはブロック内で完結しますので,読みたいところだけ,調べたいところだけを集中して読むこともできます。
- ブロックはナンバリングされています。関連するブロックは文中にブロックナンバーが示されていますので,すぐにリンク可能。知識を連結させやすく,調べやすいことも特長です。

L-01 急性腎障害

▶レファレンス
・ハリソン③: p.1815-1845
・新臨内科⑨: p.991-993

One More Navi
AKIのおき始めや回復時のようには腎機能が変動しているときには血清Cr値はGFRを反映していないことがある。

L-02 急性腎障害の病態

血清Cr値のみで評価する急性腎不全に対して,最近では急性の尿量変化も組み入れて名づけられた急性腎障害(acute kidney injury; AKI)という言葉が使われるようになってきています。AKIは,数時間〜数日でおきる 急激な腎機能の低下を特徴とします。
AKIには複数の定義があり,たとえば,①2日以内に血清Crが0.3 mg/dL以上上昇するもの,②血清Cr値が50%以上上昇するもの,③6時間以上にわたって尿量が0.5 mL/kg/時以下となるもの,などと定義されています。
GFRが半分になっても,血清Cr値は1〜2 mg/dLに増加する程度であるため,上記の定義で血清Cr値が0.3 mg/dL上昇するということは,かなりの腎機能低下を意味していると考えられます。

Fig. AKIの経過とGFR,尿量,BUNの推移

グラフは乏尿性のAKIを示していますが,非乏尿性のAKIの場合,乏尿期の尿量があまり低下しないことがある
▶ D-03

さらなる知識を求めて
- **レファレンス**: 成書でさらに詳しく調べるときに便利です。同じテーマがどの本のどこに記載されているかを示しています。※書名の略称は巻末の文献一覧を参照
- **One More Navi**: 本文の情報よりさらに一歩進んだ内容です。最新の情報や,臨床ではどうなっているかなどが記載されています。

急性腎不全(太字ゴシック青文字):本文中の重要な語句です。
〜〜ため(ルビのナンバリング)▶D-03:関連する記述,疾患などのブロックナンバーです。右頁のツメを参照して探すと素早く該当頁にジャンプできます。
Ⓟ_____:本文中で重要なポイントです。
注_____:診断,治療において危険性がある,誤解が多いポイントです。
禁_____:禁忌事項です。

Assist Navi 多尿をきたす疾患

多尿の種類		原因となる疾患など
水利尿	中枢性尿崩症 原因：ADHの合成低下	・遺伝性：通常は常染色体優性遺伝 ・特発性 ・症候性：外傷、脳腫瘍（鞍上胚芽腫、頭蓋咽頭腫、下垂体腺腫）、癌脳転移（肺癌、乳癌、白血病）、脳炎、サルコイドーシスなど
	腎性尿崩症 原因：バソプレシン抵抗性多尿	・遺伝性：通常は伴性劣性遺伝 ・後天性：低K血症、高Ca血症、Fanconi症候群、水腎症、骨髄腫、アミロイドーシス、嚢胞腎、鎌状赤血球貧血症、薬剤（リチウム、デメチルクロルテトラサイクリン塩酸塩）
	心因性多飲症	・統合失調症
浸透圧利尿	溶質負荷	浸透圧利尿薬（マンニトール、ソルビトール、グリセロール、血管造影剤）、糖尿病、尿素（急性腎不全回復期、高蛋白食、尿管閉鎖後利尿）
	塩化ナトリウム吸収障害	腎不全、利尿薬、間質性腎炎（腎盂腎炎）

関連項目

▶ 心腎症候群

急性非代償性心不全時におきる腎機能障害のことです。入院中の非代償性心不全患者の1/3に合併して、入院期間の延長や7倍の死亡率増加の原因になっています。ヒト心房性ナトリウム利尿ペプチド（hANP）は、血管拡張作用、利尿作用がありフロセミドに比べてカリウムへの影響が少なく、レニン・アンジオテンシン・アルドステロン系に対して抑制効果を示すので、非代償性うっ血性心不全に使用されます。しかし、類似薬の脳性Na利尿ペプチド（BNP）であるネシリチド（本邦未承認）を使うと、腎機能障害をおこし、予後が悪くなると報告されているので注意が必要です。

国試出題症例
[国試101-D22]

● 77歳の男性。夜間の頻尿を主訴に来院した。就寝後に4, 5回トイレに行く。既往歴に高血圧があり、服薬治療を受けている。前立腺は軽度肥大しているが硬結を触れない。尿所見：蛋白（−）、糖（−）、潜血（−）、尿沈渣に赤血球、白血球を認めない。
⇒夜間に3回以上排尿におきるようだと前立腺肥大が疑われる。このケースでは、1日の飲水と排尿との時刻と量とを記録するよう指導する。

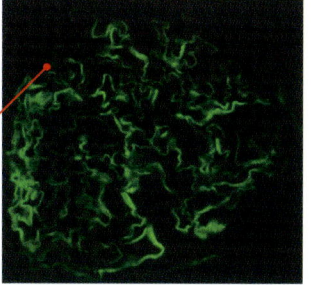

Fig. Goodpasture症候群の蛍光抗体所見

IgG蛍光染色で糸球体係蹄に沿って線状（linear pattern）にIgGの沈着を認める。
（国試104-A47）

CONTENTS

A 腎臓の解剖

Preview ──── 2

- **A-01** 泌尿器系の概観 ──── 2
- **A-02** 腎臓の解剖 ──── 3
  - **A-03** 慢性腎不全と皮質の萎縮 ──── 3
- **A-04** 尿の生成と腎 ──── 4
  - **A-05** 腎小体 ──── 4
  - **A-06** Henle 係蹄と尿の濃縮 ──── 4
  - **A-07** ネフロン ──── 5

B 腎臓の機能

Preview ──── 8

- **B-01** 糸球体の機能と原尿の生成 ──── 9
  - **B-02** 尿細管-糸球体フィードバック ──── 9
  - **B-03** レニン・アンジオテンシン・アルドステロン系 ──── 10
  - **B-04** 血圧変動時の腎 ──── 11
- **B-05** 尿細管の機能 ──── 12
- **B-06** 近位尿細管 ──── 12
  - **B-07** 近位尿細管の機能 ──── 12
  - **B-08** 近位尿細管での各物質の輸送 ──── 13
  - **B-09** 近位尿細管に働く利尿薬：炭酸脱水酵素阻害薬 ──── 15
- **B-10** Henle 係蹄 ──── 16
  - **B-11** Henle 係蹄と対向流増幅系 ──── 16
  - **B-12** Henle 上行脚（希釈セグメント）での物質の再吸収 ──── 17
  - **B-13** Henle 上行脚に働く利尿薬：ループ利尿薬 ──── 17
- **B-14** 遠位尿細管 ──── 18
  - **B-15** 遠位尿細管での物質の再吸収 ──── 18
  - **B-16** 遠位尿細管に働く利尿薬：サイアザイド系利尿薬 ──── 18
  - **B-17** 遠位尿細管で働くホルモンと Ca^{2+} の再吸収 ──── 19
  - **B-18** Na-Cl 共輸送体（NCC）の活性を調整するWNK キナーゼ ──── 19
- **B-19** 集合管 ──── 20
  - **B-20** 集合管での物質の再吸収 ──── 20
  - **B-21** 集合管に働く利尿薬：抗アルドステロン薬，K 保持利尿薬 ──── 21
  - **B-22** 集合管で働くホルモン①：バソプレシン ──── 22
  - **B-23** 集合管で働くホルモン②：Na 利尿ペプチド ──── 22

Assist Navi 利尿薬の作用と副作用 ──── 21

C 腎臓で働くホルモン

Preview ──── 24

- **C-01** エリスロポエチン ──── 24
- **C-02** レニン・アンジオテンシン・アルドステロン ──── 25
- **C-03** ビタミン D ──── 25
- **C-04** プロスタグランジン ──── 26

D 腎機能の評価

Preview ──── 28

- **D-01** 糸球体濾過量による評価 ──── 29
  - **D-02** 糸球体濾過量 ──── 29
  - **D-03** 血清クレアチニンによる GFR の評価 ──── 29
  - **D-04** クレアチニン・クリアランス ──── 30
  - **D-05** クレアチニン・クリアランスの計算 ──── 30
  - **D-06** 尿素窒素 ──── 31
- **D-07** 尿検査による評価 ─腎疾患のスクリーニング ──── 31
  - **D-08** 尿比重，尿浸透圧 ──── 31
  - **D-09** 尿 pH ──── 32
  - **D-10** 尿蛋白 ──── 33
  - **D-11** 尿糖 ──── 34
  - **D-12** 尿ケトン体 ──── 34
  - **D-13** 尿潜血 ──── 34
  - **D-14** 白血球反応，亜硝酸反応 ──── 35
  - **D-15** 尿中ビリルビン ──── 35
  - **D-16** 尿中ウロビリノーゲン ──── 35

Assist Navi	尿蛋白が陽性になる疾患	33
Assist Navi	尿潜血反応が陽性になる疾患	35
Assist Navi	尿試験紙からわかること	36

D-17　尿検査による評価—尿沈渣　37
- D-18　尿沈渣———37
- D-19　白血球（膿尿）———37
- D-20　赤血球（血尿）———37
- D-21　尿円柱———38

Assist Navi	尿沈渣の異常がみられる疾患	39

D-22　画像診断　40
- D-23　腎エコー———40
- D-24　腹部単純 X 線撮影（KUB）———40
- D-25　経静脈性腎盂造影法
  　　　　（排泄性腎盂造影法）———42
- D-26　腎 CT———42
- D-27　MRI———43
- D-28　核医学検査———44

Assist Navi	腎エコーで診断が可能な腎疾患	41
Assist Navi	腎 CT と MRI の比較	45

D-29　腎生検　46
- D-30　腎生検———46
- D-31　腎生検標本の見方———46

Assist Navi	PAS 染色と電子顕微鏡での糸球体基底膜の見え方	47

E　腎疾患の徴候

Preview———50

E-01　乏尿・無尿　51

Assist Navi	乏尿をきたす原因と疾患	51

E-02　多尿　52

Assist Navi	多尿をきたす疾患	52

E-03　頻尿　53
E-04　排尿痛　54
E-05　血尿　54
E-06　蛋白尿　55
E-07　浮腫　56

Assist Navi	浮腫の分類	57

E-08　脱水　58
E-09　高血圧　58

Assist Navi	脱水の症状と治療	59

F　電解質異常

Preview———62

F-01　水の調節　63
- F-02　浸透圧と張度———63
- F-03　浸透圧・血圧の調節———64
- F-04　水の出納———64

F-05　血清ナトリウム（Na）の調節　65

F-06　低 Na 血症　66
- F-07　「Na 喪失＞水の喪失」の低 Na 血症———67
- F-08　「水の過剰」が原因の低 Na 血症———68
- F-09　「Na 過剰＜水の過剰」の低 Na 血症———69
- F-10　低 Na 血症の治療———69
- F-11　血漿浸透圧と低 Na 血症———70

Assist Navi	低 Na 血症の分類	67
Assist Navi	低 Na 血症への治療	70

F-12　高 Na 血症　71

Assist Navi	高 Na 血症の分類	71

F-13	血清カリウム(K)の調節	72
	F-14 低K血症——72	
	F-15 高K血症——74	

🧭 **Assist Navi** 低K血症の鑑別　73

🧭 **Assist Navi** 高K血症の鑑別　75

F-16	血清カルシウム(Ca)の調節	76
	F-17 高Ca血症——77	
	F-18 低Ca血症——78	
F-19	血清リン(P)の調節	79
	F-20 低P血症——79	
	F-21 高P血症——80	
F-22	血清マグネシウム(Mg)の調節	80

G 酸塩基異常

Preview——84

G-01	酸塩基平衡	85
	G-02 pHと[H⁺]の関係——85	
	G-03 H^+の代謝調節——85	
	G-04 酸の排泄——86	
	G-05 アシドーシスとアルカローシス——87	
	G-06 血漿アニオンギャップ——87	
G-07	代謝性アシドーシス	89
	G-08 尿細管性アシドーシス(RTA)——90	
	G-09 近位尿細管性アシドーシス （II型RTA）——91	
	G-10 遠位尿細管性アシドーシス （I型RTA）——93	
	G-11 遠位尿細管性アシドーシス （IV型RTA）——94	

🧭 **Assist Navi** 尿細管性アシドーシスの鑑別　91

G-12	代謝性アルカローシス	95
	G-13 NaClの単純な喪失による 代謝性アルカローシス——96	
	G-14 NaClの再吸収障害による 代謝性アルカローシス——96	
	G-15 有効動脈血容量正常の 代謝性アルカローシス——97	

🧭 **Assist Navi** 代謝性アルカローシスの原因と鑑別　95

G-16	呼吸性アシドーシス	97
G-17	呼吸性アルカローシス	98

H 高血圧症

Preview——100

H-01	高血圧（本態性高血圧）	100
	H-02 高血圧の分類——100	
	H-03 高血圧による合併症——101	
	H-04 高血圧の疫学——102	
	H-05 高血圧の原因——102	
	H-06 高血圧の診断——102	
	H-07 高血圧の治療——103	
H-08	二次性高血圧	105
	H-09 腎実質性高血圧——105	
	H-10 原発性アルドステロン症——106	
	H-11 褐色細胞腫——106	
	H-12 Cushing症候群——108	
	H-13 腎血管性高血圧——109	
	H-14 薬剤誘発性高血圧の 原因薬物——110	
	H-15 高血圧性腎硬化症——112	

I 糸球体疾患

Preview——114

I-01	糸球体の構造	115
	I-02 糸球体濾過膜——116	
I-03	原発性糸球体疾患	116
	I-04 原発性糸球体疾患の 発症機序——116	
	I-05 糸球体疾患の臨床分類——117	
	I-06 腎炎症状とネフローゼ症状 ——117	
	I-07 糸球体疾患の障害細胞による分類 ——119	

🧭 **Assist Navi** 糸球体疾患の発症機序による分類　117

🧭 **Assist Navi** 糸球体疾患の臨床分類　118

I-08	急性腎炎症候群	120
	I-09 溶連菌感染後糸球体腎炎（管内増殖性糸球体腎炎）———120	
I-10	急速進行性腎炎症候群	122
	I-11 血管炎症候群（pauci-immune 型）———123	
	I-12 Goodpasture 症候群〔抗基底膜抗体型（linear 型）〕———125	
	I-13 ループス腎炎；全身性エリテマトーデス〔免疫複合体型〕———126	
I-14	反復・持続性血尿症候群	128
I-15	慢性腎炎症候群	128
	I-16 IgA 腎症〔メサンギウム増殖性腎炎〕———129	
	I-17 膜性増殖性腎炎———130	
I-18	原発性ネフローゼ症候群	133
	I-19 微小変化群———134	
	I-20 巣状分節性糸球体硬化症———135	
	I-21 膜性腎症———136	

Assist Navi 糸球体腎炎の組織像の見え方　138

Assist Navi 腎生検の染色法と糸球体病変の見方　139

J 全身疾患と腎疾患

Preview———142

J-01	糖尿病性腎症	143
	J-02 糖尿病性腎症の組織学的分類———143	
	J-03 糖尿病性腎症の症状・経過———144	
	J-04 糖尿病性腎症の治療———145	

Assist Navi 糖尿病腎症の病期分類と組織学的進展　145

J-05	膠原病に伴う腎症	146
J-06	紫斑病性腎炎	146
J-07	血液疾患と腎疾患	147
J-08	血栓性血小板減少性紫斑病（TTP）———147	
J-09	溶血性尿毒症症候群（HUS）———148	
J-10	抗リン脂質抗体症候群（APS）———149	
J-11	血清蛋白異常症	149
	J-12 多発性骨髄腫———149	
	J-13 アミロイドーシス———150	

K 遺伝性腎疾患

Preview———154

K-01	常染色体優性多発性嚢胞腎	154
K-02	常染色体劣性多発性嚢胞腎	155
K-03	Alport 症候群	156

L 急性腎障害

Preview———160

L-01	急性腎障害	160
	L-02 急性腎障害の病態———160	
	L-03 急性腎障害の症状・診断———161	
	L-04 急性腎障害の原因と鑑別———161	

Assist Navi 尿生化学的検査と尿所見による急性腎不全の鑑別　161

L-05	腎前性腎不全（腎前性高窒素血症）	162
	L-06 肝腎症候群———163	
L-07	腎性腎不全	164
	L-08 急性尿細管壊死———164	
	L-09 造影剤腎症———165	
	L-10 コレステロール塞栓症———166	
	L-11 薬剤性腎障害———167	
	L-12 急性尿細管間質性腎炎———167	
	L-13 色素性腎障害（横紋筋融解症）———168	
L-14	腎後性腎不全	170
	L-15 閉塞性腎症———170	

M 慢性腎臓病

Preview——172

- **M-01** 慢性腎臓病　173
  - **M-02** 慢性腎臓病のスクリーニング——173
  - **M-03** 慢性腎臓病の症状・診断——174
- **M-04** 慢性腎臓病の治療—全身管理　174
  - **M-05** 治療目標と全身管理——174
  - **M-06** 高血圧の管理——176
- **M-07** 末期腎不全の治療　177
- **M-08** 透析療法　177
  - **M-09** 透析方法の選択（血液透析か，腹膜透析か）——178
  - **M-10** 血液透析——178
  - **M-11** 腹膜透析——180
  - **M-12** 透析の合併症——181
  - **Assist Navi** ブラッドアクセスの種類　177
- **M-13** 腎移植　182
  - **M-14** 免疫抑制療法——182
  - **M-15** 腎移植の合併症——184
- **M-16** 慢性腎臓病の合併症　184
  - **M-17** 心血管系疾患——184
  - **M-18** 貧血——185
  - **M-19** ミネラル代謝異常（骨異常）——186

N その他の腎疾患　腎関連疾患

Preview——192

- **N-01** 間質性腎疾患　193
  - **N-02** 尿細管間質性腎疾患——193
  - **N-03** 急性腎盂腎炎——194
  - **N-04** 薬剤性腎障害——194
  - **N-05** 尿細管性アシドーシス（RTA）——194
- **N-06** 尿路結石　194
  - **N-07** 尿路結石の病態・症状——194
  - **N-08** 尿路結石の治療——195
  - **N-09** 尿路結石の予防——195
- **N-10** 腎腫瘍　196
  - **N-11** 腎細胞癌——196
  - **N-12** Wilms 腫瘍（腎芽腫）——197
- **N-13** 腎と妊娠　198
  - **N-14** 妊娠時の生理的変化——198
  - **N-15** 妊娠高血圧症候群，子癇前症——198
  - **N-16** 妊娠高血圧——199

文献一覧——201

Index——203

A
腎臓の解剖

Preview

A-01	泌尿器系の概観
A-02	腎臓の解剖
A-03	慢性腎不全と皮質の萎縮
A-04	尿の生成と腎
A-05	腎小体
A-06	Henle係蹄と尿の濃縮
A-07	ネフロン

Navi 1　腎疾患を学ぶためのイントロダクション

腎臓の解剖と尿の生成について，まずはおさえておきましょう．

▶ A-01 〜 A-07 で，腎臓の各部位の名称を確認するとともに，その働きについて概説します．

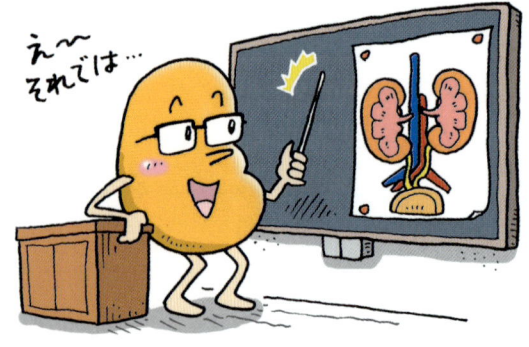

A-01　泌尿器系の概観

▶レファレンス
・プロメコア：p.176

One More Navi
腎臓は第12胸椎から第3腰椎の間に位置する．

One More Navi
尿管結石：腎で尿中のカルシウムやアミノ酸成分などが固まり結石ができ，これが尿の流れにのって尿管に下降してくると発症する．わき腹から下半身にかけての突然の激痛と血尿が特徴．
尿道炎：細菌，真菌，ウイルスによって引きおこされる感染症．排尿時に痛みを伴う．

腎臓は身体の左右に2つありますが，右腎が肝臓に押し下げられて左よりも低い位置にあります．長径11cm，短径5cm，厚さ4cm，重量150gほどが平均的な成人の腎臓の大きさです．

腎臓から出ているのが尿管です．尿管が膀胱に入り，膀胱から出ているのが尿道となります．尿管結石と尿道炎を思い出せば両者の区別は簡単です．尿管には生理的狭窄部位が3か所（腎盂尿管移行部，総腸骨動脈との交叉部，膀胱入口部）あり，尿管結石ができるとその部分によく引っかかります．

腎臓の上には副腎が乗っており，腎臓と一緒に腎筋膜（Gerota筋膜／ジェロッタ）に覆われています．腎筋膜の中には脂肪細胞が豊富に含まれており，保温とクッションの役割をしています．身長が急速に伸びる思春期には脂肪組織の発育が不十分で，立位時に腎静脈が引き伸ばされて腎うっ血がおこり，起立性蛋白尿（早朝尿は蛋白陰性）が生じることがありますが，自然治癒することが多く，予後良好です．

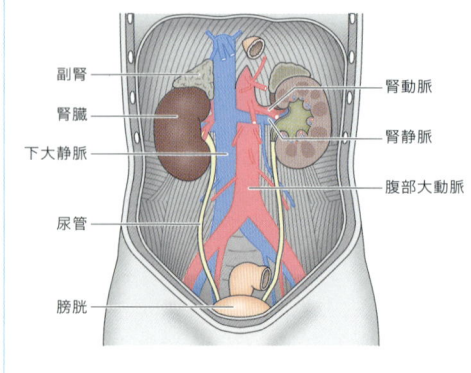

Fig. 泌尿器系の概観

A-02 腎臓の解剖

▶レファレンス
・プロメコア：p.179
・標準生理⑦：p.719

腎臓はそら豆のような形をしています．これを半分に割った断面像を見てみましょう．

真ん中にあるのが腎盂です．ここは尿を集めて尿管へと送る働きをしている場所です．腎盂の奥，やや深いところにあるのが髄質です．髄質は尿を濃縮する役割を担っています．腎臓は身体に蓄えられた水（水分）を有効活用しようとする臓器であるため，髄質で尿を濃縮し，必要な水を回収しています．

また，腎臓の表面に近いほうに皮質と呼ばれる部分があり，この中に尿を生成する糸球体という器官があります．糸球体は左右の腎臓にそれぞれ100万個ずつあります．

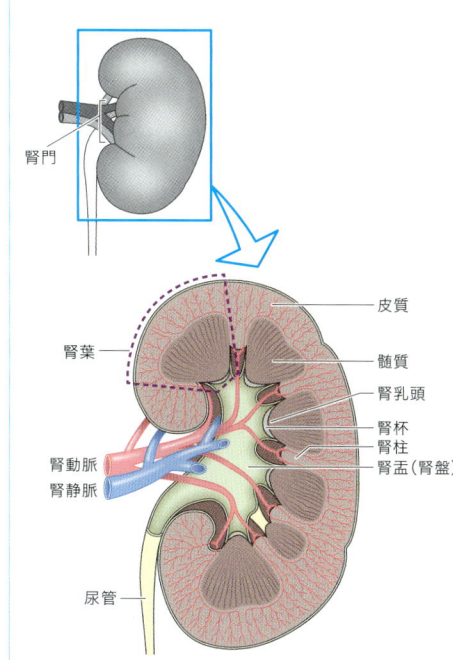

Fig. 腎臓の断面

皮質が機能不全に陥ると腎不全の状態になってしまいます．皮質90%，髄質10%の割合で腎門部から流入した血液は分布しています．血圧が低下したショック状態では，腎血流を減少させるだけでなく，髄質へ血流をシャント（優先流入）させるので，皮質が壊死することもあります．

皮質が直接腎盂に接する部分は腎柱と呼ばれます．

A-03 慢性腎不全と皮質の萎縮

先に述べたとおり，腎臓の長径は11 cmほどあるのですが，皮質が機能不全に陥ると皮質が萎縮し，腎臓全体が小さくなります（髄質の部分はあまり萎縮しません）．腎機能が悪い患者を診るときに，超音波検査をして腎臓の長径が9 cm以下である場合は慢性腎不全を疑います．

ただし例外が3つあります．1つは糖尿病性腎症で，糖尿病で腎臓を悪くする患者は末期になっても腎臓は小さくなりません．もう1つがアミロイドーシスと呼ばれるもので，アミロイドと呼ばれる線維状の異常蛋白が腎臓に沈着するために大きさが変わらなく見えるというものです．最後の1つは多発性嚢胞腎と呼ばれるもので，嚢胞ができることで腎はむしろ大きく見えます．

これ以外のケースでは慢性腎不全で皮質が萎縮して腎臓全体が小さくなってしまうといったことがおこることを頭に入れておきましょう．

One More Navi

しばしば高齢者は「おしっこが出るので腎臓に負担がかかっている」と誤解していることがある．しかし，それは全く逆で，水分をしっかりと補給し，尿がたくさん出ている状態は，実は腎臓を休めることになっている．このような患者に出会ったら誤解を解くことが必要．1.5～2 L/日の飲水がすすめられる．

One More Navi

左右で腎臓の大きさが違う場合，腎動脈が狭窄していることもある．この場合は血圧が上昇しているなど特異な徴候が認められる．腎臓の大きさを左右で比較して，2 cm以上の差があった場合に疑う．

A-04 尿の生成と腎

▶レファレンス
- 標準生理⑦：p.719-722
- 標準病理④：p.515

One More Navi
糸球体の毛細血管は分枝したループの束なので，血栓が途中で詰まっても糸球体全部が機能不全に陥ることはない．

One More Navi
Bowman 嚢は英国の眼科医で解剖・生理学者である William Bowman（1816-1892）によって発見された．

One More Navi
腎小体は Malpighi（マルピーギ）小体とも呼ばれる．Marcello Malpighi（1628-1694）はイタリアの学者で，内臓を煮て堅くしてから観察することで腎臓の Malpighi 小体，脾臓の Malpighi 小嚢体を発見した．また，毛細血管の発見で William Harvey の血液循環説を完成させた．

A-05 腎小体

Fig. 腎小体の断面図

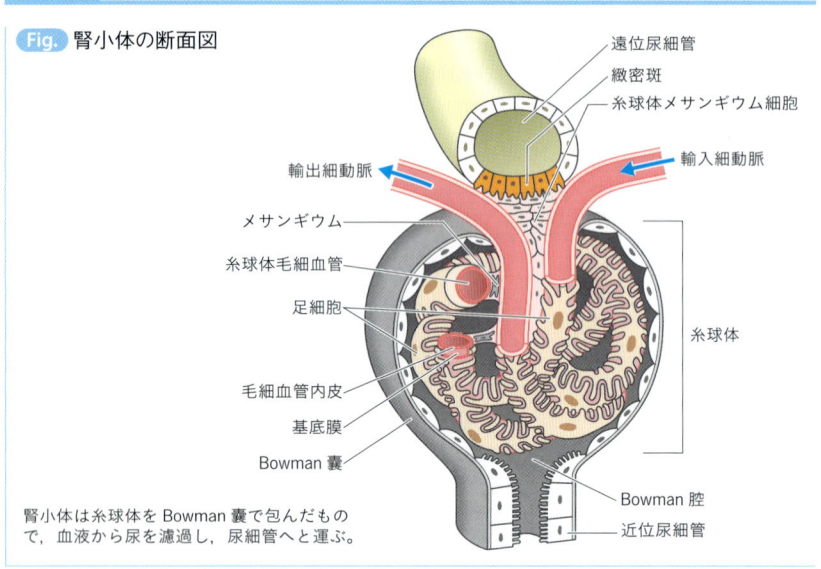

腎小体は糸球体を Bowman 嚢で包んだもので，血液から尿を濾過し，尿細管へと運ぶ．

上図は皮質にある糸球体を拡大したものです．
　糸球体は尿を濾して原尿をつくるところです．ちょうど図のぐるぐると毛細血管が回っている部分にあたるのが糸球体で，Bowman 嚢（ボウマン）というカプセルの中に入っています．糸球体と Bowman 嚢を合わせて腎小体と呼ぶこともあります．ただ，実際に炎症がおこるのは糸球体の部分なので，大事なのは糸球体と考えてください．
　糸球体で濾された原尿は近位尿細管に入り，髄質に向かって流れていきます．

A-06 Henle 係蹄と尿の濃縮

Fig. 尿の生成過程

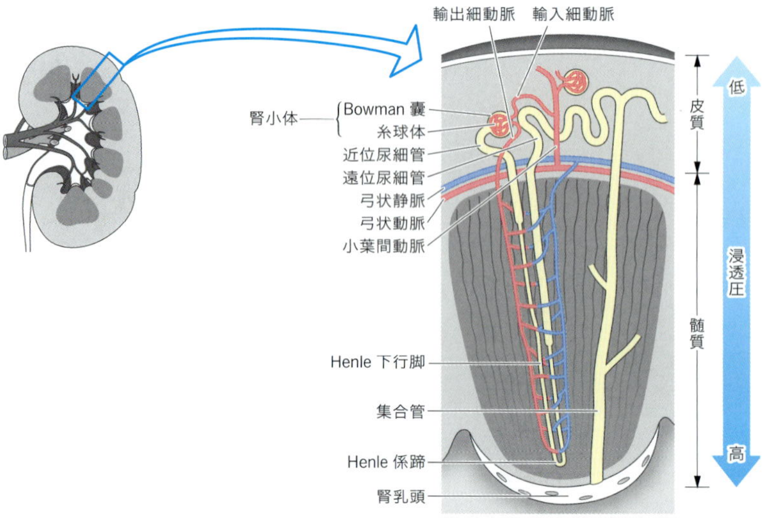

One More Navi
Henle 係蹄は，ドイツの解剖学者 Friedrich Gustav Jakob Henle（1809-1885）によって発見された．

腎小体でつくられた原尿がどのようなルートをたどるかを見てみましょう．

> **One More Navi**
> 対向流増幅系：間質液の浸透圧は皮質から髄質の奥へと進むにつれて 300 mOsm/L から 1,200 mOsm/L まで上昇する．尿の浸透圧は間質と平衡するように動くため，浸透圧勾配にしたがって尿が濃縮されることになる．

皮質の糸球体（腎小体）で濾された原尿は近位尿細管へと入り，髄質の中を迂回してもう一度，皮質に戻ってくるという遠回りをします．この迂回ルートは Henle 係蹄（Henle ループ）と呼ばれるもので，原尿は髄質をとおる過程で浸透圧勾配によって水分が取り除かれ（対向流増幅系），濃縮されることになります．

Henle 係蹄を通過すると，尿は皮質の遠位尿細管に向かいます．そして，遠位尿細管がたくさん集まった集合管へと流れます．集合管に集められた尿は再び髄質をとおって腎盂から尿管へと運ばれます．この過程で最終的に水分が抜かれ，尿が濃縮されることになります．

A-07 ネフロン

> **One More Navi**
> ネフロン（腎単位）のほかに，人体にはニューロン（神経単位），オステオン（骨単位）などもある

次に皮質と髄質の血管に注目します．ここで大切なのは輸入細動脈という糸球体に入ってくる動脈と，輸出細動脈という糸球体から出て行く動脈です．

糸球体は毛細血管であるにもかかわらず，出て行く血管が静脈ではなく動脈です．これは腎臓の血液が糸球体とそれに続く尿細管周囲の2か所で毛細血管を通過するという特殊な構造になっているためです．尿細管周囲で再び毛細血管となった後，血管はようやく静脈となります．

> **One More Navi**
> 毛細血管の血管内皮には物質のやり取りをするための"窓"があり，この窓から必要な物質が細胞に受け渡されている（有窓毛細血管）．これは毛細血管特有の構造で，ネフロンでは糸球体と尿細管周囲の2回，この構造が見られる．

この構造からもわかるように，腎臓では糸球体，尿細管，そして血管が1セットになり，密接に物質のやり取りを行なっています．この1セットをネフロン（腎単位）と呼びます．

関連項目

> ▶ネフロンと糸球体腎炎
>
> ネフロンという概念が大切なのには理由があります．たとえば糸球体腎炎という病気がありますが，これは糸球体で炎症がおき，糸球体が潰れてしまって腎小体が機能しなくなる病気です．この病気になると，糸球体より下流の血流が絶たれますので，尿細管に血液が運ばれず，酸素が来なくなってしまいます．結果として尿細管も死んでしまいネフロン全体が機能しなくなるという事態に至ります．また，腎小体は原尿をつくれなくなるので，原尿が尿細管に流れてくることもなくなります．
>
> 糸球体がなぜ重要かというと，ここが壊れてしまうとネフロン全体が死んでしまうからです．

B
腎臓の機能

Preview

B-01	糸球体の機能と原尿の生成
B-02	尿細管-糸球体フィードバック
B-03	レニン・アンジオテンシン・アルドステロン系
B-04	血圧変動時の腎
B-05	尿細管の機能
B-06	近位尿細管
B-07	近位尿細管の機能
B-08	近位尿細管での各物質の輸送
B-09	近位尿細管に働く利尿薬：炭酸脱水酵素阻害薬
B-10	Henle係蹄
B-11	Henle係蹄と対向流増幅系
B-12	Henle上行脚（希釈セグメント）での物質の再吸収
B-13	Henle上行脚に働く利尿薬：ループ利尿薬
B-14	遠位尿細管
B-15	遠位尿細管での物質の再吸収
B-16	遠位尿細管に働く利尿薬：サイアザイド系利尿薬
B-17	遠位尿細管で働くホルモンとCa^{2+}の再吸収
B-18	Na-Cl共輸送体（NCC）の活性を調整するWNKキナーゼ
B-19	集合管
B-20	集合管での物質の再吸収
B-21	集合管に働く利尿薬：抗アルドステロン薬，K保持利尿薬
B-22	集合管で働くホルモン①：バソプレシン
B-23	集合管で働くホルモン②：Na利尿ペプチド

Navi 1　糸球体内の血圧は一定に保たれる！

腎臓では1日に150Lもの原尿が生成されています．この原尿生成のプロセスに大きくかかわるのが糸球体です．糸球体内の血圧は原尿を濾過するために一定に保たれていますが，そのメカニズムは実に精緻なものです．

▶ B-01 ～ B-04 で，原尿生成のプロセスと糸球体内の血圧維持の仕組みについて，勉強していきましょう．

Navi 2　必要な物質を再吸収・不要な物質は尿へ

糸球体で濾過された原尿は，それに続く尿細管へと流れ込みます．
この尿細管こそが，身体に必要な物質とそうではない物質とを選り分ける絶妙な調整役を担っています．
尿細管は近位尿細管，Henle係蹄，遠位尿細管，集合管という4つのセクションからなり，それぞれ吸収する物質，分泌（排泄）する物質，またその吸収と分泌の仕組みが異なります．その違いに着目してつくられているのが，利尿薬ということになるわけですが，その詳細は本文に譲ることにしましょう．

▶ B-05 ～ B-22 で，尿細管の働きと生理，そして利尿薬の作用機序について，勉強していきましょう．

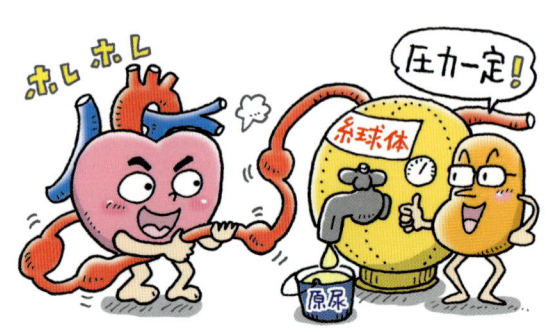

B-01　糸球体の機能と原尿の生成

▶レファレンス
・標準生理⑦：p.727-731
・ハリソン④：p.1977

B-02　尿細管-糸球体フィードバック

Fig. 尿細管-糸球体フィードバック

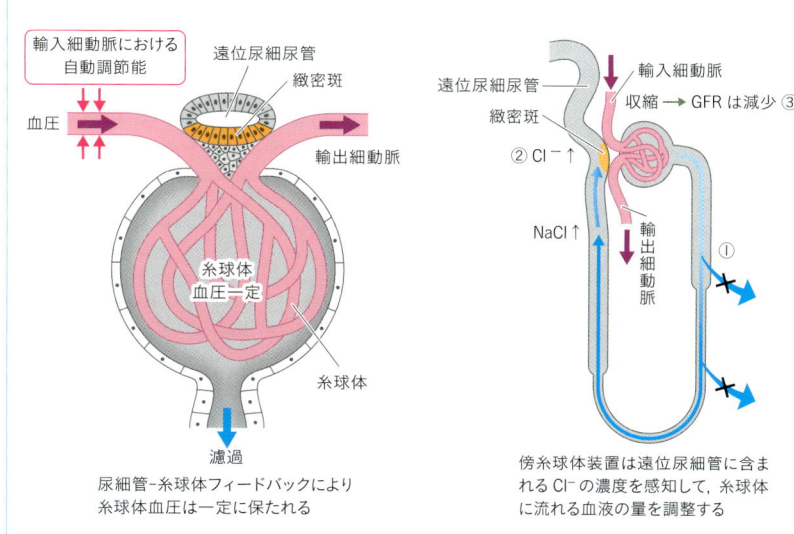

尿細管-糸球体フィードバックにより糸球体血圧は一定に保たれる

傍糸球体装置は遠位尿細管に含まれるCl⁻の濃度を感知して、糸球体に流れる血液の量を調整する

One More Navi

GFR：糸球体によって血漿から時間あたりに濾過される水量のことを糸球体濾過量（GFR）と呼ぶ〔▶D-02〕. GFRを一定に保つことは、生体を維持するうえできわめて重要であり、GFRの変動を最小限にするために糸球体内の血圧を調節するメカニズムが働いている.

One More Navi

原尿を濾過するために糸球体内の血圧（P_{GC}）は一定に保たれるが、実際に原尿を生成するのに必要な濾過圧（有効濾過圧；P_{UF}）はBowman腔の内圧（P_B）と血漿膠質浸透圧（$π_{GC}$）の影響を受ける. Bowman腔の内圧と血漿膠質浸透圧は濾過を阻止する方向に作用するため、有効濾過圧は以下のような式で表すことができる.
$P_{UF} = P_{GC} - P_B - π_{GC}$

One More Navi

血管拡張物質であるプロスタグランジン（PG）は主に輸入細動脈の拡張を促す働きをする. 非ステロイド性消炎鎮痛薬（NSAIDs）を投与するとPGが産生されなくなり、アンジオテンシンIIによる収縮が優位となって腎不全を引きおこしやすくなる.

心拍出量の20%は腎臓に来ます. 血液が糸球体を通過するとき、糸球体基底膜（GBM）を介して濾過された濾液は、Bowman嚢に入って原尿となります. 原尿は1日に150Lつくられます. 通常、体内の毛細血管の血圧は5〜10 mmHgですが、糸球体の毛細血管は原尿を濾過するため例外的に血圧が高めに調節されています（40〜50 mmHg）. この調節を担っているのが糸球体の血管極にある傍糸球体装置（juxtaglomerular apparatus）です.

腎小体の構造を見ると、糸球体の血管極には同一ネフロンの遠位尿細管が密着しており、ちょうど輸入細動脈、輸出細動脈と遠位尿細管が集まっている部分に傍糸球体装置があることがわかります. 傍糸球体装置の緻密斑（macula densa；MD）は、隣接する遠位尿細管の尿量の増加を管腔内のCl⁻濃度が上昇することで感知し、輸入細動脈を収縮させる働きがあります. これによって糸球体の毛細血管内の血圧を下げ、原尿の濾過量を減らしています. 傍糸球体装置のこのような仕組みを尿細管-糸球体フィードバックと呼びます.

たとえば、近位尿細管障害や利尿薬の投与によって原尿の再吸収ができなくなったようなときを考えてみましょう. 原尿の再吸収ができない状態が続けば、身体の体液はどんどん尿として排出され、やがて脱水状態に陥ってしまいます. こうした事態を避けるために傍糸球体装置は尿細管-糸球体フィードバックの仕組みによって糸球体の濾過量を減少させ、体液の流出を防ぎます.

その反対に、血圧が低下して原尿の濾過量が減ってしまうような場合、輸入細動脈を拡張させて糸球体内の血圧を上げ、濾過量が一定となるように調節を行なうメカニズムも腎臓にはあります（レニン分泌）.

このような機能が互いに拮抗することで、糸球体内の血圧は一定に保たれています.

B-03　レニン・アンジオテンシン・アルドステロン系

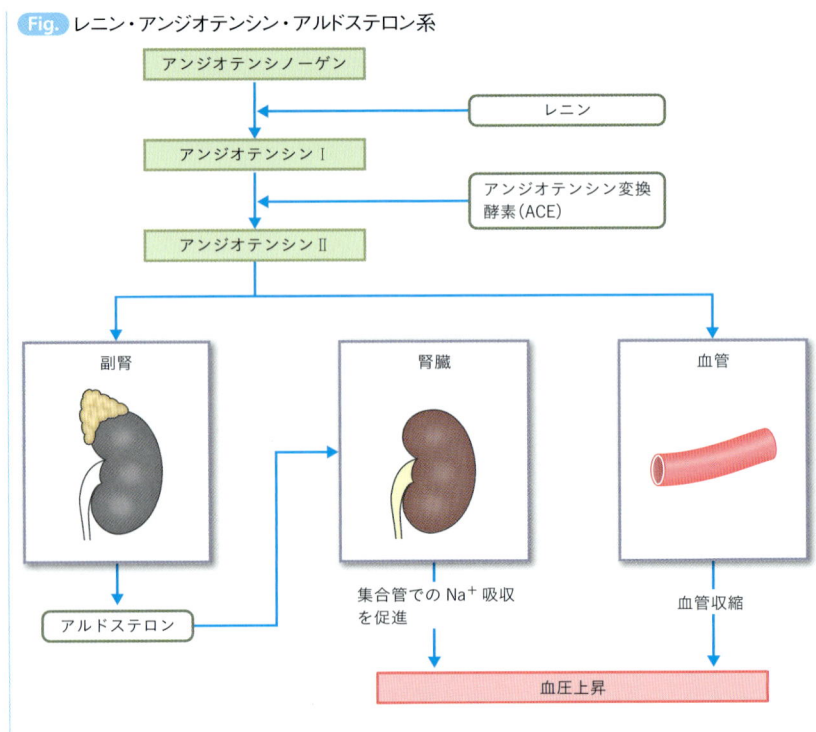

Fig. レニン・アンジオテンシン・アルドステロン系

One More Navi

アンジオテンシンⅡは血管収縮物質として有名．右記のとおり，AT_1受容体を介して全身の細動脈を収縮させて血圧を上昇させる作用のほか，糸球体では輸入・輸出細動脈の両方を収縮させる作用や，糸球体の濾過面積を減少させて濾過量を下げる作用，近位尿細管でのNa再吸収を促進させる作用を有する．アンジオテンシンⅡ受容体拮抗薬（ARB）はAT_1受容体を選択的に抑制する降圧薬の1つである．
2型の受容体であるAT_2は血管拡張や細胞増殖抑制を介して血圧を低下させる．

　血圧が低下すると糸球体内の血圧も低下し，糸球体濾過量（GFR）が減少してしまいます．これを避けるため，傍糸球体装置は輸入細動脈からのレニン分泌を刺激することで，糸球体内の血圧低下を防ぐ働きもしています．傍糸球体装置は腎血流の減少（遠位尿細管のCl⁻濃度低下を感知），食塩制限，腎臓を支配する交感神経の興奮を感知すると，レニンの分泌を刺激します．
　輸入細動脈から分泌されたレニンは，肝臓でつくられたアンジオテンシノーゲンを血中で切断してアンジオテンシンⅠをつくり，これは肺に多いアンジオテンシン変換酵素（ACE）で切断されて，活性型であるアンジオテンシンⅡになります．アンジオテンシンⅡはアンジオテンシン受容体サブタイプのうちⅠ型のAT_1受容体を介して，全身の細動脈を収縮させて短期的に血圧を上げます．また，アンジオテンシンⅡはAT_1受容体を介して，副腎皮質からアルドステロンを分泌させ，集合管でのNa⁺吸収を促進させて体液を増やし，長期的に血圧を上げます．
　このようにレニンは糸球体の血圧低下を防いで，糸球体濾過量を確保しています．これらをレニン・アンジオテンシン・アルドステロン系（RAA系）といいます．

B-04 血圧変動時の腎

▶血圧低下時

腎は尿を生成することで，体液の量や電解質のバランスを維持する重要な器官です．腎動脈血圧が60～180 mmHgでは腎血流量は自動調節能によってほぼ一定に保たれていますが，収縮期血圧が75 mmHgを下回ると急激に濾過量が低下します．これは生命維持にとって深刻な事態です．

こうした事態を避けるため，人体では腎動脈圧が60 mmHg以上に維持されているほか，輸入細動脈と輸出細動脈がそれぞれ拡張・収縮することで，糸球体内血圧を一定に保つ仕組みがあります．

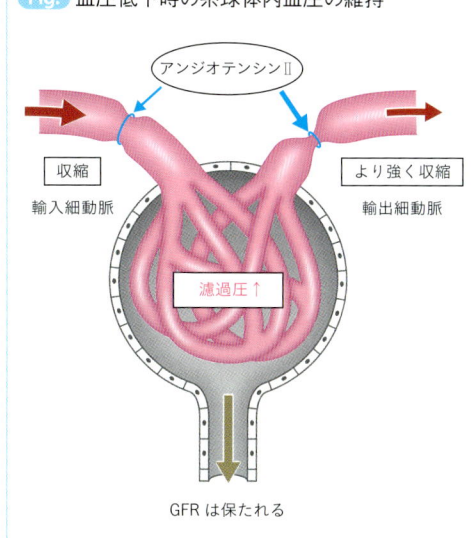

Fig. 血圧低下時の糸球体内血圧の維持

先に述べたアンジオテンシンIIは，輸入・輸出細動脈を両方収縮させる働きを持っていますが，輸入細動脈に比べて輸出細動脈のほうをより強く収縮させる働きがあり，たとえば，出血などで血圧が低下した場合でも糸球体内の血圧を維持し，糸球体濾過量（GFR）をできるだけ低下させないように機能します．すなわち，腎血流量が低下したとしても糸球体内血圧は比較的保たれることになります．

このとき，血管拡張作用があるプロスタグランジン（PG）が，血管収縮作用を有するカテコールアミンやアンジオテンシンIIによる輸入細動脈の収縮に拮抗している点が重要です．先ほど，アンジオテンシンIIは輸出細動脈を強く収縮させると述べましたが，それは輸入細動脈でPGが拡張作用を持ってアンジオテンシンIIと拮抗しているためです．したがって，腎血流低下時にPGの働きを抑えるNSAIDsを投与すると，輸入細動脈も強く収縮してしまい，糸球体への血流が維持できずに急性腎障害に陥る危険があります．

▶血圧上昇時

反対に全身の血圧が上昇した場合には，糸球体での濾過量が上昇して，原尿がたくさんつくられるようになります．この結果，尿量も増加することになります（利尿がつく）．血圧上昇時に濾過量が増加して利尿がつくことは，過剰なNaを尿中に捨てて血圧を下げるメカニズムとして重要です．その一方で，腎には腎血流を一定に保ち，尿量が増加しすぎないようにするメカニズムもあり，尿細管での吸収を促進して体液の流出を防ぐ仕組みも同時に働きます．

このように相反する作用が互いに拮抗することで，腎は体液を維持し，電解質のバランスを保ち，老廃物を尿中に排出するという絶妙な調節機能を果たしています．

One More Navi

アンジオテンシンIIが上昇すると輸入細血管が収縮して腎血流量減少するが，輸出細動脈も収縮するので濾過圧は保たれて糸球体濾過は低下しない．そのときアンジオテンシン受容体拮抗薬（ARB）を使うと輸出細動脈圧が低下して一時的に濾過圧が低下して糸球体濾過量も低下する．

One More Navi

アンジオテンシンIIは，輸入・輸出細動脈を収縮させる働きのほか，糸球体の濾過面積を減少させて濾過率を下げる作用ももつ．これは原尿の生成を抑えて体液の流出を防ぐためのものである．同様に，アンジオテンシンIIは近位尿細管でNa^+やHCO_3^-の再吸収を促進する働きもしており，これも体液をできるだけ維持し，低下した血圧を上昇させるためと考えることができる．

One More Navi

血圧上昇時にNSAIDsが投与され，腎髄質部のPGによる血流増加が抑制されると，尿細管でのNa^+排泄が抑制されて，浮腫が出現したり，高血圧が持続される．

B-05 尿細管の機能

▶レファレンス
・標準生理⑦：p.732-756
・ハリソン④：p.1978

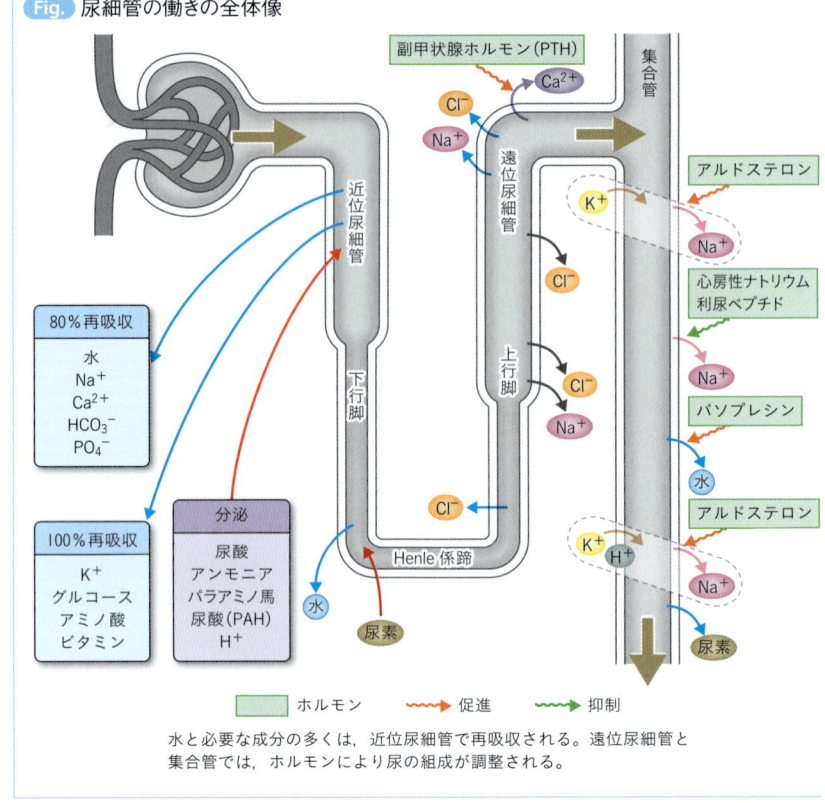

Fig. 尿細管の働きの全体像

水と必要な成分の多くは，近位尿細管で再吸収される．遠位尿細管と集合管では，ホルモンにより尿の組成が調整される．

　糸球体で濾過された原尿は尿細管へと注ぎます．尿細管は細胞の種類の違いから，近位尿細管，Henle 係蹄，遠位尿細管，集合管の4つに区分されます．この近位尿細管から集合管までの間で，原尿の中に含まれる成分は再吸収され，さらに尿細管からの分泌物が原尿へと排出されます．

　図は尿細管での物質の再吸収と分泌をまとめたものです．水と必要な成分のほとんどは近位尿細管で再吸収されます．一方，遠位尿細管と集合管ではホルモンの働きによって尿の組成が調整される仕組みになっています．

B-06 近位尿細管

▶レファレンス
・ハリソン④：p.1979

B-07 近位尿細管の機能

　糸球体で濾過された原尿は，Bowman 嚢から近位尿細管へと注ぎます．近位尿細管では，原尿に含まれている水と電解質の 80% と，グルコース，アミノ酸，ビタミンなど有用物質の大部分が能動輸送により再吸収されます．この再吸収を有利に行うために，近位尿細管の上部には多くの微絨毛が整然と並び（刷子縁），微絨毛の表面には各種の輸送体（トランスポーター）が存在しています．細胞内の Na 濃度は基底側膜にある Na ポンプの働きによって低く保たれており，原尿に溶け込んでいる物質（溶質）は Na 濃度勾配を利用する刷子縁の輸送体で細胞内に取り込まれます．そして，基底側膜にある輸送体で血管側に運ばれていきます．

　ただし，溶質を再吸収するのにも限度があります．尿細管で再吸収が可能な物質

One More Navi
K^+ は濾過量が少ないのでほぼ 100% 近位尿細管で吸収される．

の最大量を尿細管最大輸送量（Tm）といい，仮に，原尿の濃度がTmを超えている場合，尿細管での再吸収は追いつかず，吸収しきれなかった物質は尿中に排泄されます．また，ホルモンや薬物の働きで再吸収が抑制されている場合も，吸収されなかった物質は尿中へと排泄されます．

一方，逆向きの輸送（分泌）も行われています．分泌のエネルギーは多くが管腔内（尿細管内）のH^+勾配です．近位尿細管では周囲の毛細血管からH^+勾配を利用して尿酸や有機酸，そのほか服用した薬物などが管腔内に分泌されます．したがって，H^+，NH_4^+，有機カチオン，有機アニオン（尿酸など）が管腔内へと分泌されます．

さらに近位尿細管では，薬物代謝，糖新生（肝臓の1/4）など，多彩な機能が行われています．

Fig. 尿細管最大輸送量（Tm）とグルコースの排泄

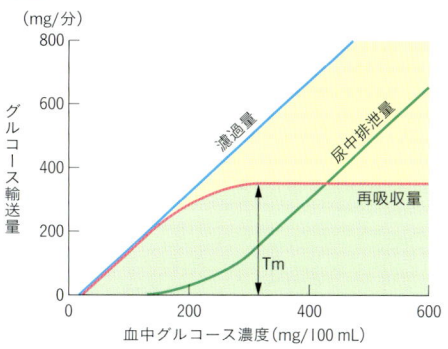

糸球体でのグルコースの濾過量は，グルコースの血中濃度に比例して直線的に増加する．そして，血中濃度が高まると，ある時点から尿中にグルコースが排泄されるようになり，Tmを超えると，直線的に排泄量が増加する．

B-08 近位尿細管での各物質の輸送

もう少し細かく近位尿細管での各物質の再吸収についてみていきましょう．

▶ Na^+の輸送

近位尿細管内で Na はイオン化しているため，細胞膜を透過することができません．したがって，Na^+はチャネルや輸送体によって細胞内に取り込まれます．細胞内に取り込まれた Na^+ は Na ポンプや Na-HCO_3 共輸送体（NBC）で基底側膜から血管に運ばれ，これにより再吸収が完結します．

Fig. 近位尿細管でのNa^+の輸送

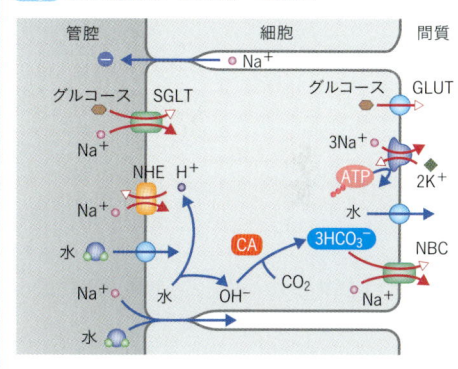

CA：炭酸脱水酵素

基底側膜にある Na/K-ATPase は，3Na^+を汲み出すのと交換に 2K^+を細胞内に取り込むので，細胞内の陰性電位は深くなります．このため管腔側から陽性に荷電した Na^+ が細胞内に引き寄せられます．

細胞内では近位尿細管から取り込まれた H_2O（水）と CO_2 によって炭酸（H_2CO_3）が生成されます．このうちの H^+ が尿細管腔膜にある Na/H 交換輸送体（NHE）で細胞外に分泌され，細胞内に重炭酸イオン（HCO_3^-）が新生されます．これが NBC で血管へと輸送されていきます．NBC は 1Na^+ と 3HCO_3^- を同時に運び出す仕組みとなっており，これによって細胞内の電位が陰性であるにもかかわらず Na^+ を細胞内から血管側に排出できるという濃度勾配からはおこり得ない輸送を可能にしています．

One More Navi

能動輸送：濃度勾配，電位勾配（電気化学ポテンシャル勾配）に逆らって行われる物質輸送．これら勾配にしたがって行われる受動輸送の対立概念．

One More Navi

糖尿病患者では糸球体で濾過されるグルコースが増加し，尿細管の輸送体では吸収しきれずに尿中に現れる（糖尿）．また，副甲状腺ホルモン（PTH）は近位尿細管に作用して，PO_4^-の再吸収を抑制するため，吸収できなかったPO_4^-が尿に出る．アシドーシスのときは，NH_4^+産生が亢進し，再吸収しきれなかったNH_4^+が尿中に酸とともに排泄される．

One More Navi

管腔側と基底膜側に異なる輸送体や受容体が発現し，細胞の方向性を規定することを細胞極性（polarity）と呼ぶ．急性腎不全では尿細管細胞の極性が逆転することもある．

なお，管腔側に分泌されたH^+は濾液中のHCO_3^-を中和し，これが再びH_2OとCO_2を生成する原料となります．このような過程を経て，濾液中の HCO_3^- の90%が近位尿細管で再吸収されます．

▶Cl^-の輸送

また，陰イオンのほとんどを占めるCl^-は，タイトジャンクションで形成される細胞間隙を通って輸送されるもの（近位尿細管は細胞同士のタイトジャンクションの結合が弱い）と，細胞内を通って輸送されるものがあり，それらが血管へと再吸収されます．近位尿細管の管腔内はNa^+が再吸収されているため電位が陰性になっており，陰イオンであるCl^-は電気的に管腔外に追いやられます．この駆動力を利用して，Cl^-の輸送の一部が行われていることになります．

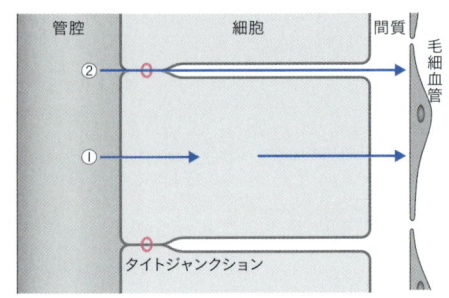

Fig. 近位尿細管でのCl^-輸送

細胞内を通過する輸送（①）とタイトジャンクションからの輸送（②）

▶水（H_2O）の輸送

水もNa^+輸送の浸透圧勾配にしたがって受動的に再吸収されますが，そのうちの90%が水チャネルのアクアポリン-1（AQP1）を通って細胞膜を輸送されます．残りの10%は細胞間隙を輸送されます．

このように近位尿細管では濾過された NaClと水の2/3が再吸収されます．

▶グルコースの輸送

濾液中のグルコースは管腔膜にあるNa依存性グルコース輸送担体（SGLT）によって濃度勾配に逆らって近位尿細管細胞内に取り込まれます．そして，血管側膜のNa非依存性グルコース輸送体（GLUT2）によって濃度勾配に従って細胞外に排出され，血管内腔に入って再び血液中に再吸収されます．

なお，グルコースの吸収にかかわるSGLTには，小腸と近位尿細管に発現するSGLT1と，近位尿細管にのみ発現するSGLT2があります．遺伝子変異などによってこれらの機能が低下すると，腎臓のグルコース再吸収量が低下し，血糖値が正常でも尿糖が出る腎性糖尿病が発生します．

▶その他の物質の輸送

細胞内外のNa勾配を利用して糸球体で濾過された グルコース，アミノ酸，リン，有機物はほぼ100%，近位尿細管で再吸収さ

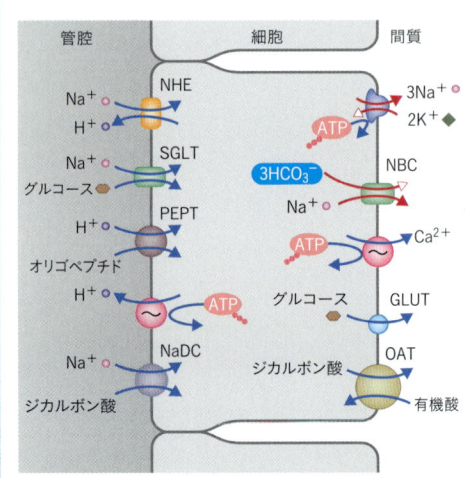

Fig. 近位尿細管でのグルコースほかの物資輸送

近位尿細管にはグルコースやアミノ酸，その他の有機物などを輸送するトランスポーターが複数存在し，これらの物質をほぼ100%再吸収している．

One More Navi

タイトジャンクションの強弱を調節している蛋白としてクローディン（claudin）が知られている．4回膜貫通蛋白質で，24種類のclaudinがさまざまな組み合わせによりタイトジャンクションを調節する．

One More Navi

近位尿細管にはSGLT1とSGLT2がある．SGLT2はグルコースに対する親和性は低いが，グルコースが最初に流入する近位尿細管起始部に高発現しているため，大量のグルコースがSGLT2によって再吸収される．そして，SGLT2によって再吸収しきれなかったグルコースがさらにSGLT1から吸収される．このことから，適量のSGLT2阻害薬を用いれば，生体に必要なグルコース再吸収能を残して糖尿病患者の血糖値を下げられるだけでなく，Na吸収も減って血圧も下がる．

One More Navi

糖と同じくリンの再吸収も血清リン値が6 mg/dLで頭打ちになり再吸収できなくなる．

One More Navi
一次性能動輸送：ATPの分解によるエネルギーを利用して濃度勾配や電位勾配（電気化学ポテンシャル勾配）をつくる輸送．

二次性能動輸送：一次性能動輸送によってつくられた勾配を利用して，濃度勾配や電位勾配に逆らって行われる物質の輸送．ただし，一次性能動輸送のように，ATP水解エネルギーなどの消費を伴わない．

受動輸送：濃度勾配，電位勾配に従う物質輸送．勾配に逆らう能動輸送の対立概念．

れます．Na勾配はATPの分解によるエネルギーを利用する<u>一次性能動輸送</u>のNaポンプにより形成されます．グルコースなどの輸送はこうして形成されたNa勾配を利用し，Na^+（あるいはH^+）と共輸送で行われるため，これを<u>二次性能動輸送</u>と呼びます．また，尿素，K，Ca，Clなどは，Naと水が近位尿細管から再吸収されて管腔内の濃度が上昇し，管腔内から内血管に向かうNa^+の濃度勾配が発生したときに輸送されます（<u>受動輸送</u>）．

近位尿細管での物質輸送は細胞間隙の結合（タイトジャンクション）が弱いことが重要です．近位尿細管のようにタイトジャンクションの結合が弱い場合，濃度勾配ができると物質の移動で勾配は速やかに解消されます．これに対して，近位尿細管より遠位の尿細管ではタイトジャンクションの結合が強くなるため，近位尿細管に比べて大きな濃度勾配（pHや浸透圧勾配）が維持されることになります．

B-09 近位尿細管に働く利尿薬：炭酸脱水酵素阻害薬

Fig. 炭酸脱水酵素阻害薬（アセタゾラミド）の作用機序

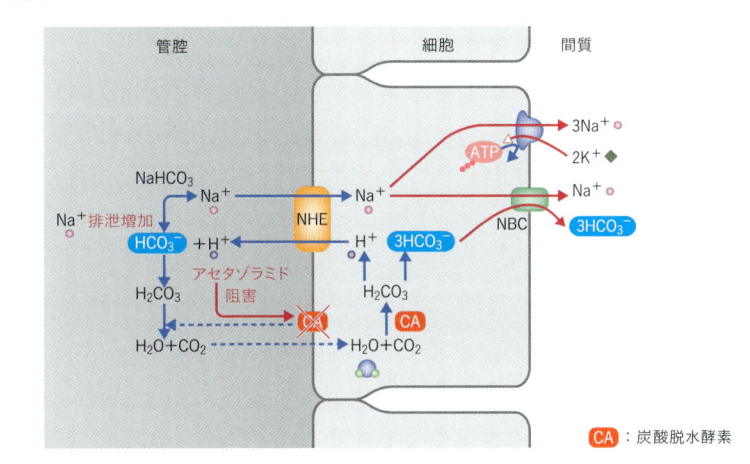

CA：炭酸脱水酵素

One More Navi
マンニトールによる利尿も近位尿細管での浸透圧勾配を利用している．

One More Navi
アセタゾラミドの内服投与や経静脈投与で眼圧下降することが1954年に報告されて以来，炭酸脱水酵素阻害薬は経口薬剤として緑内障治療薬に用いられたが，全身的副作用があった．そこで角膜透過性のよい点眼薬のドルゾラミド塩酸塩が1995年から使用された．

One More Navi
アセタゾラミドの副作用に味覚異常がある．これは酸味を感じる細胞膜上にも炭酸脱水酵素が発現しており，炭酸味を感じる受容体がアセタゾラミドによって阻害されるためである．アセタゾラミドを使用すると，ビールが甘く，不味く感じられる．

ここまで近位尿細管での再吸収の仕組みについて解説してきました．これから説明する炭酸脱水酵素阻害薬は，近位尿細管での再吸収の仕組みに手を加えて，利尿作用を得る薬です．

近位尿細管管腔側の刷子縁では，<u>炭酸脱水酵素</u>（carbonic anhydrase；CA）と呼ばれる酵素が，重炭酸イオン（HCO_3^-）と水素イオン（H^+）の反応で生成される炭酸（H_2CO_3）を水（H_2O）と炭酸ガス（CO_2）に分解する働きをしています．<u>炭酸脱水酵素阻害薬（アセタゾラミド）</u>は，近位尿細管の管腔側で，CAの働きを妨げて，Na^+の再吸収を抑える薬です．

先に述べたとおり，管腔内の$H_2O + CO_2$は細胞内に取り込まれ，H^+とHCO_3^-とに分解されます．ここで作られたH^+がNa/H交換輸送体で細胞外（管腔側）に分泌され，Na^+が細胞内に取り込まれます．しかし，炭酸脱水酵素阻害薬は，この一連の流れを阻害してNa^+の再吸収を抑える働きをします．すると，近位尿細管でのNa勾配が生まれなくなり，結果としてNa勾配を利用して細胞内に輸送されていた各物質の取り込みが鈍り，利尿効果が発揮されることになります（ただし，Na^+利尿作用は強くありません）．

炭酸脱水酵素阻害薬を使用すると，以上のような機序で尿中への$NaHCO_3$排泄が増加するため，体液は酸性に傾き，<u>代謝性アシドーシス</u>を惹起することがあります．

B-10 Henle係蹄

▶レファレンス
・標準生理⑦：p.757-762
・ハリソン④：p.1981

B-11 Henle係蹄と対向流増幅系

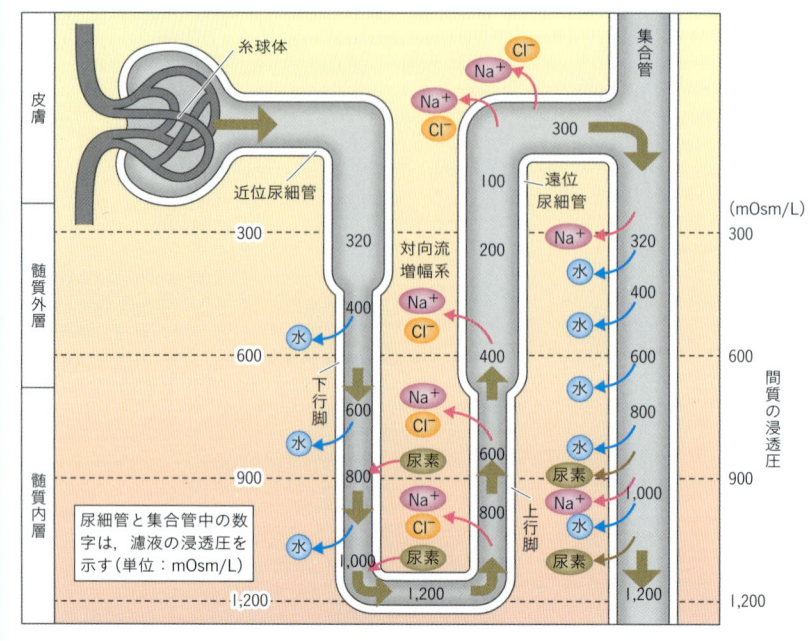

Fig. 炭酸脱水酵素阻害薬（アセタゾラミド）の作用機序

間質液の浸透圧は，皮質から髄質外層，髄質内層へといくにつれ，300 mOsm/L→1,200 mOsm/L へと上昇する．尿の浸透圧は間質と平衡するため，Henle係蹄や集合管で凝縮されることになる．

One More Navi

魚類の腎臓は尿を濃縮するより，過剰に入ってくる塩分を排出するために，尿を積極的に出す仕組みになっている．まわりに水分は十分にあるので，魚類の腎臓は濃縮力をもつ必要はなく，実際に濃縮力はない．しかし，両生類や哺乳類などに進化して陸上で生活するようになると，尿を濃縮せずそのまま外に出していては水分不足になるので，腎臓には進化の過程で濃縮力という機能（Henle係蹄）が備わった．なお，哺乳類と違い，鳥類では尿素より NaCl によって尿濃縮が行われている．

One More Navi

集合管で再吸収された尿素は，下行脚で間質から管腔に分泌されて再利用される．水は血管系で運び去られるので髄質の浸透圧勾配は維持される．

　近位尿細管で溶質と水の大部分を吸収された原尿は，正常の浸透圧である 300 mOsm の状態で Henle係蹄（Henleループ）の下行脚へ流れ込みます．Henle係蹄の下行脚は水と尿素の透過性が高く，Na^+ の透過性が低いので，原尿からさらに水が再吸収されます．同時に間質から尿素が管腔に分泌されて，下行脚の管腔内の浸透圧は上昇します．

　これに対して，上行脚は水の透過性が低く，一方で Na^+ の透過性が高くなっており，Na^+ はここで能動的に再吸収されます．ここでは大量の Na^+ のほか，大量の Cl^-，そして少量の尿素が再吸収されます（原尿中の NaCl の 35% が再吸収されます）．しかし，水の再吸収は行われないため，管腔内の浸透圧は上行脚を上がるにつれて低下していきます．そして，最終的に管腔内の Na^+ の濃度は 50 mEq/L にまで薄められます（管腔内浸透圧は 300 mOsm よりも低くなります）．このため，Henle係蹄の上行脚は希釈セグメントとも呼ばれ，水負荷時に薄い尿を排出するのに重要です．

　このようにして，間質の浸透圧が高くなり髄質に浸透圧勾配が形成される機構を対向流増幅系と呼びます．原尿が遠位尿細管に運ばれると，さらに NaCl が再吸収されますが，尿素の透過性が低いので尿素は相対的に濃縮され，髄質部集合管まで尿素は濃縮され続けていきます．そして，集合管では髄質の浸透圧勾配を利用し，バソプレシンの存在下でのみ水と尿素の再吸収が促進され，尿が濃縮されます．

B-12 Henle 上行脚（希釈セグメント）での物質の再吸収

Henle 係蹄上行脚（希釈セグメント）について，図を見ながらもう少し細かく見ていきましょう．

管腔側の Na-K-2Cl 共輸送体 (NKCC) から能動的に再吸収された Na^+ は，血管側（基底側膜）の Na/K-ATPase（Na ポンプ）により細胞外に汲み出されます．また，いったん細胞内に取り込まれた K^+ は管腔側の K チャネルにより再び管腔側に排泄され，リサイクルされます．この管腔内に排泄される K^+ の影響で管腔内電位は陽性となります．この陽性電位で Na^+，Ca^{2+}，Mg^{2+} といった陽イオンは電気的に管腔外へ追いやられ，細胞内への再吸収が促進されます．NKCC から細胞内に取り込まれた Cl^- は血管側の Cl チャネルにより汲み出されるので，1 つの Na^+ で 2 つの Cl^- が効率よく再吸収されたことになります．

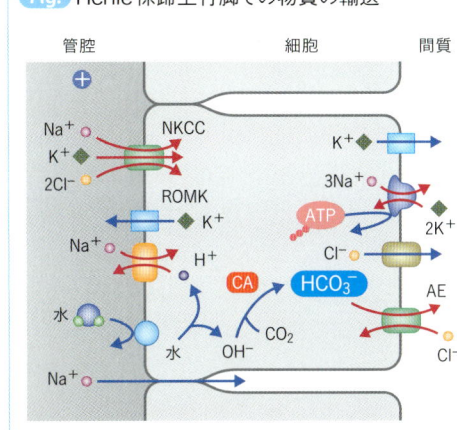

Fig. Henle 係蹄上行脚での物質の輸送

このように，Henle 上行脚では尿中のさまざまな溶質が細胞内へと取り込まれる一方で，水の透過性が低いため，水の再吸収は行われません．これにより管腔内から溶質のみが除かれ尿は薄められます．

One More Navi
家族性低 Mg 血症患者から単離されたパラセリン-1 という蛋白質に変異がみつかった．パラセリン-1 は腎臓の Henle 係蹄上行脚の細胞間隙のタイトジャンクションに特異的に発現し，二価カチオンに対して選択的な孔（ポア）を形成することで Mg 輸送を促進している．Henle 係蹄は主たる Mg^{2+} の吸収部位であり，ループ利尿薬の副作用に低 Mg 血症がある．
パラセリン-1 はクローディン 16 と同一である．牛ではこの異常で腎不全になる．

B-13 Henle 上行脚に働く利尿薬：ループ利尿薬

Fig. ループ利尿薬（フロセミド）の作用機序

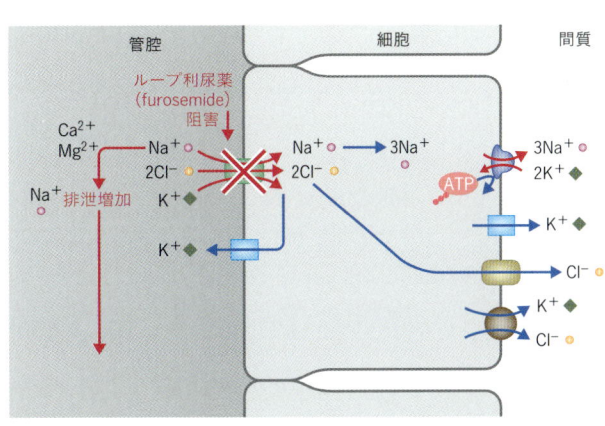

さて，炭酸脱水酵素阻害薬が近位尿細管での再吸収の仕組みを妨げ，利尿効果を得るのと同じように，Henle 上行脚に作用して物質の取り込みを抑える薬もあります．

ループ利尿薬（フロセミド）は，近位尿細管で尿細管腔内に分泌され，Henle 上行脚の管腔側にある Na-K-2Cl 共輸送体（NKCC）の働きを阻害して，NaCl の再吸収を抑制します．

One More Navi
NKCC は，K^+ の代わりに NH_4^+ も吸収する．フロセミドで NH_4^+ の排泄が増えてアルカローシスにもなる．

One More Navi
フロセミドの商品名はラシックスだが，It lasts six hours (6 時間持続：last は「持続する」という動詞）と覚えるとよい．つまり長くは効いていないので降圧作用は弱い．

One More Navi
NKCC は Na^+ と K^+ には親和性が強く，Cl^- には弱いため，フロセミドは Cl^- と競合することで NKCC を抑制する．

フロセミドは利尿薬としては最大の利尿作用を現わします．また，フロセミドを使用すると管腔内の陽性電位も発生しなくなるため，Mg^+ や Ca^+ の吸収も抑制され，尿中の Mg^+，Ca^+ の排泄が増加します．この性質を利用して高 Ca 血症▶F-17 の治療にループ利尿薬が使われます．一方，ループ利尿薬の副作用としては低 Mg 血症があります．また，内耳にも NKCC が発現していることから，耳鳴りや難聴といった副作用も生じることがあります．

B-14 遠位尿細管

▶レファレンス
・ハリソン④：p.1981

B-15 遠位尿細管での物質の再吸収

次に遠位尿細管での物質の再吸収についてみていきます．

遠位尿細管の管腔側には Na-Cl 共輸送体（NCC）が存在し，Na^+ と Cl^- を共輸送しています．これにより遠位尿細管では尿中に濾過された NaCl の 5% が再吸収されます．遠位尿細管は Henle 係蹄上行脚と同様に水透過性が低いため，管腔内の NaCl はここで 40 mEq/L にまで薄められます．

Fig. 遠位尿細管での物質の輸送

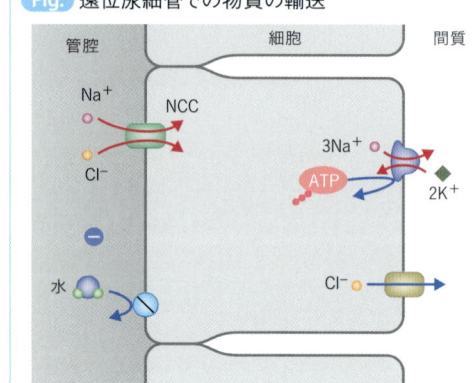

しかし，遠位尿細管までくると，特に Cl^- の濃度はかなり薄くなっており，NCC の輸送力は低下します．また，血管側から Cl^- が細胞間隙を通って逆流してくるバックリークという現象もおこるなど，Henle 係蹄で NaCl の再吸収が機能している場合は，遠位尿細管での再吸収は頭打ちになります．

One More Navi
ループ利尿薬にサイアザイド系利尿薬を併用すると作用部位が違うので利尿効果が増大する．

しかし，管腔内流量が増加すると NaCl の濃度は遠位尿細管に達しても低下していないことがあり，この場合には，遠位尿細管の NCC が働き，NaCl がよく吸収されることになります．また，たとえばループ利尿薬の投与で Henle 上行脚の NaCl の再吸収を阻害しても，遠位尿細管の NCC が働いて NaCl が余計に吸収されるため，ループ利尿薬の利尿効果は減弱することになります．

B-16 遠位尿細管に働く利尿薬：サイアザイド系利尿薬

One More Navi
サイアザイド系利尿薬は近位尿細管での水・電解質の再吸収を直接的には阻害しない．腎性尿崩症の治療では，近位尿細管でサイアザイド系利尿薬が用いられるのはこのためである．

サイアザイド系利尿薬は，遠位尿細管の Na-Cl 共輸送体（NCC）を阻害し，NaCl の再吸収を抑制する利尿薬です．近位尿細管で尿細管腔内に分泌され（このとき尿酸と交換輸送），遠位尿細管の NCC を抑制して，利尿効果を現わします．しかし，副作用として高尿酸血症や耐糖能異常，高脂血症などを引きおこすことがあります．

さて，サイアザイド系利尿薬を投与することによって Na^+ の再吸収量が減少すると，体内の Na^+ が欠乏し，これに伴って糸球体濾過量は減少します．すると腎臓は近位尿細管での水・電解質の再吸収を促進しようとするため，結果として利尿効果は減弱することになります．このため，サイアザイド系利尿薬は利尿薬としてより，降圧薬として使用されます．また，サイアザイド系利尿薬はクレアチニン

クリアランス 30 mL/分以下では利尿効果がないので、このような場合にはループ利尿薬が用いられます．

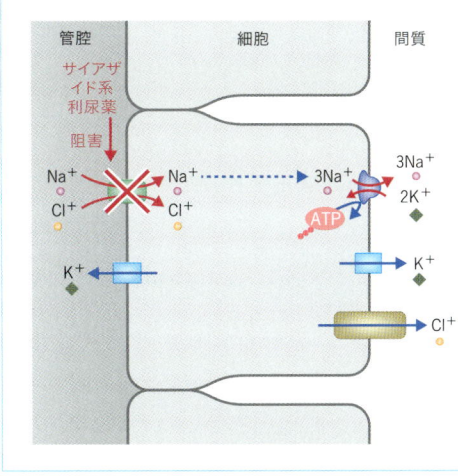

Fig. サイアザイド系利尿薬の作用機序

B-17 遠位尿細管で働くホルモンとCa^{2+}の再吸収

また，遠位尿細管ではCa^{2+}の再吸収が副甲状腺ホルモン（PTH）や一部はビタミンDによって調節されています．管腔のCa^{2+}は電位と濃度勾配を利用してTRPV5のCaチャネルから細胞内に取り込まれます．そして基底膜の3Na／1Ca交換輸送体によって電気勾配を利用して細胞外に運ばれて血管に入ります．一部はCa-ATPase（Caポンプ）で細胞外に汲み出されます．

Fig. 遠位尿細管でのCa^{2+}の取り込み

サイアザイド系利尿薬によって管腔から流入するNa^+が抑制されて細胞内のNa^+濃度が低下すると，基底膜間の細胞内外のNa濃度勾配が大きくなるので，Na／Ca交換輸送体の活性が上昇してCa^{2+}の再吸収が亢進します．このため，尿中のCa^{2+}濃度は低下し，結果，尿管結石などができにくくなります（サイアザイド系利尿薬は結石予防にも使われます）．また，上述のように体内のCa^{2+}が増加するため，骨が強くなり骨折しにくくなるといった効用もあります．

B-18 Na-Cl共輸送体(NCC)の活性を調整するWNKキナーゼ

Na-Cl共輸送体（NCC）の活性を調節するWNKというキナーゼが2種類同定されました．WNK4というキナーゼはアルドステロンやアンジオテンシンIIの低い通常状態ではNCCの発現量をエンドサイトーシスによって減少させています．WNK1はWNK4を抑制することで主にNCCを増加させています．そして，WNK4欠損異常やWNK1活性増加異常によるNCC活性が増加する常染色体優性遺伝のII型偽性低アルドステロン症（高K血性高Cl血性代謝性アシドーシス：Gordon症候群ともいう）という疾患が知られています．Cl^-の再吸収亢進のために遠位尿細管でのK^+，H^+分泌の駆動力となる管腔内の陰性電位が低下し，高K血症とアシ

One More Navi

Ca透過型カチオンチャネルを構成するTRP（transient receptor potential）スーパーファミリーの1つであるTRPV（一過性受容体電位バニロイドチャネル）ファミリーに属するTRPV5（腎臓），TRPV6（小腸，胎盤）は上皮細胞管腔膜に発現してCa^{2+}の吸収に関与している．

One More Navi

WNK：通常のセリン・スレオニンキナーゼの活性中心に保存されているリジン残基（K）が保存されていないことよりWith No Lysine（WNK）キナーゼと呼ばれている．

> **One More Navi**
> **エンドサイトーシス**：細胞膜の一部が陥入して細胞内に小胞が形成される過程で、膜蛋白質であるチャネルや輸送体が膜上から減少する。

> **One More Navi**
> WNKの異常で細胞間隙のタイトジャンクションのCl⁻透過性が上昇する（クロライドシャント）。

ドーシス，さらには循環血液量増大から高血圧とレニン・アンジオテンシン系の抑制をきたします．本症は食塩制限やサイアザイド系利尿薬投与でCl再吸収を抑制すると病態が改善します．

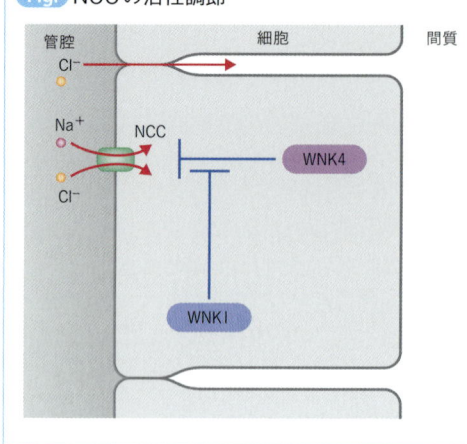

Fig. NCCの活性調節

B-19 集合管

▶ **レファレンス**
・ハリソン④：p.1981

B-20 集合管での物質の再吸収

集合管には複数の細胞があり，Na⁺, K⁺を輸送する**主細胞**とH⁺, HCO₃⁻を輸送する**介在細胞**が存在します．介在細胞はH⁺を分泌する**α介在細胞**（主に髄質外層部）と，HCO₃⁻を分泌する**β介在細胞**（皮質に限局）に分かれます．

Na⁺は管腔側から主細胞のNaチャネルを通って入ります．すると管腔内はマイナスの電位になるのでCl⁻が細胞間隙から吸収されやすくなり，またK⁺の分泌も促進されやすくなります．

アルドステロンは集合管の細胞内のアルドステロン受容体と結合し，核内に移行してアルドステロン誘導蛋白質の合成を促進します．その結果，尿細管腔側のNaチャネルとKチャネルが増加し，また，Na/K-ATPaseが活性化されてNa⁺の再吸収が増加します．そのため，陰性の管腔内電位が深くなり，KチャネルによるK⁺分泌や，Hポンプによる酸（H⁺）分泌が増加します．アルドステロンはα介在細胞のH-ATPase（Hポンプ）も活性させます．したがって，高アルドステロン血症では低K血症性代謝性アルカローシスを呈します．

また，集合管の管腔膜にはアクアポリン-2（AQP2）という水をとおす孔（水チャネル）が存在します．集合管内の水はこのAQP2をとおって血管へと再吸収され

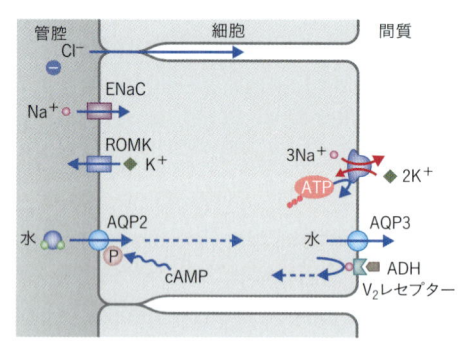

集合管の主細胞

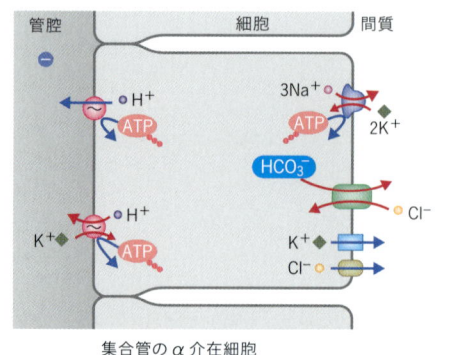

集合管のα介在細胞

> **One More Navi**
> **アルドステロン**：生体内で重要な役割を果たす電解質コルチコイド．腎臓の集合管に作用してNa⁺の再吸収とK⁺の排出を促進する．Na⁺の再吸収に伴い，受動的に水の再吸収も促されるため，アルドステロンは体液量の調節に重要な意味を持つ．

> **One More Navi**
> 胃に存在するH/K-ATPase（プロトンポンプ）を阻害し，胃酸分泌を抑制するプロトンポンプ阻害薬は，集合管の酸分泌を抑制してアシドーシスをおこす可能性がある薬物である．しかし，薬理作用とは無関係に間質性腎炎を引きおこすことで有名である．

One More Navi

プロスタグランジン（PG）は集合管で水再吸収を亢進させるシグナルを抑制する〔▶B-22〕．したがって，プロスタグランジン合成阻害薬は腎性尿崩症治療に有効である．ただし，正常の場合に用いると水の吸収が増え，心不全や低 Na 血症を引きおこしやすくなる．

ます．ただし，AQP2 は常に開いているわけではなく，脱水時に血管側膜のバソプレシン受容体〔V_2 受容体（V_2R）〕に抗利尿ホルモン（ADH）が作用したとき，cAMP によって A キナーゼによる AQP2 のリン酸化がおこり，管腔膜への動員が増加し，水の吸収が促進される仕組みになっています．

なおβ介在細胞は皮質にしか分布しておらず HCO_3^- を Cl^- との交換で分泌しますが，HCO_3^- の分泌によるアルカローシスの補正は十分ではありません．逆に，低 K 血症ではα介在細胞の管腔膜に H/K-ATPase の発現が増加して K^+ の吸収を増加させる代わりに，H^+ の分泌が増加してアルカローシスが維持されます．

B-21 集合管に働く利尿薬：抗アルドステロン薬，K 保持利尿薬

抗アルドステロン薬のスピロノラクトンは，アルドステロンに構造が類似しており，アルドステロン受容体と結合して，アルドステロンの作用を阻害します．その結果，Na^+ の再吸収が抑制され，利尿効果が現れます（ただし，利尿効果はそれほど強くありません）．管腔への K^+ の分泌は減少し，高 K 血症やアシドーシスの方向に向かいます．ここまで述べてきた利尿薬はすべて集合管での K 分泌がアルドステロンの刺激で亢進し，低 K 血症になるのに対して，

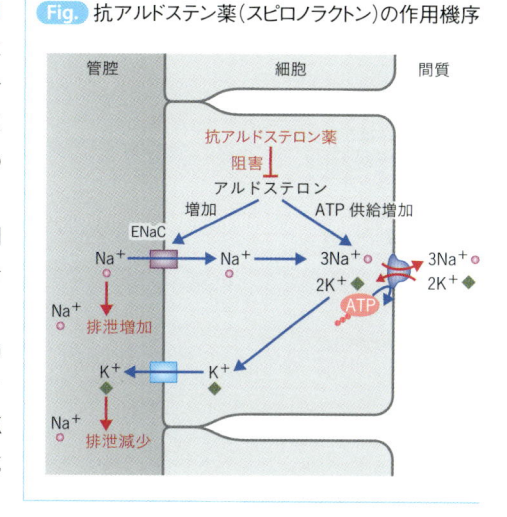

One More Navi

スピロノラクトンは，その代謝物がエストロゲン様作用を持ち，女性化乳房を引きおこすので，構造の違う選択的抗アルドステロン薬であるエプレレノンがよく使われる．また，女性では乳房痛や生理不順をおこすことがある．一方，スピロノラクトンはその抗アンドロゲン作用を応用し，多毛症やニキビの治療薬として使用されることがある．

One More Navi

アミロライドは腎上皮 Na^+ チャネルを阻害して利尿作用を示す．海外では K 保持利尿薬として使用されている．日本ではトリアムテレンが機能的にこれにあたる．アンジオテンシン変換酵素阻害薬と併用すると高 K 血症をおこす．

Fig. 抗アルドステン薬（スピロノラクトン）の作用機序

スピロノラクトンは高 K 血症となる点が特徴的といえます．このため，腎不全時にスピロノラクトンを使用すると高 K 血症の危険があります．

一方，トリアムテレンは抗アルドステロン薬とは違い，集合管の Na チャネルを直接阻害することにより K 保持性に利尿作用を示します．これらの薬は K 保持利尿薬といわれ，副作用としては高 K 血症があげられます．

Assist Navi 利尿薬の作用と副作用

薬物名	作用機序	副作用
炭酸脱水素酵素阻害薬 ・アセタゾラミド	・近位尿細管で HCO_3^- の再吸収を阻害 ・弱利尿性	低 K 血症
ループ利尿薬 ・フロセミド	・Henle 上行脚の Na-K-2Cl 共輸送体（NKCC）の作用を阻害して，NaCl の再吸収を抑制 ・利尿薬として最も効果的	低 K 血症，高血糖，高尿酸血症，聴力障害，低 Mg 血症
サイアザイド系利尿薬 ・トリクロルメチアジド ・ヒドロクロロチアジド	・近位尿細管で尿細管腔内に分泌され，遠位尿細管の NCC を抑制 ・降圧薬としても利用される	低 K 血症，高血糖，高尿酸血症，光過敏症
抗アルドステロン薬 ・スピロノラクトン	アルドステロンと競合的に拮抗	高 K 血症
K 保持利尿薬 ・トリアムテレン	集合管で Na チャネルを阻害	高 K 血症

B-22 集合管で働くホルモン①：バソプレシン

集合管では，アルドステロンに加え，バソプレシンやNa利尿ペプチドといったホルモンが作用して尿の組成が調整されています。

バソプレシンは抗利尿ホルモン（ADH）として知られ，体液量の減少，あるいは血漿浸透圧の上昇があると，下垂体後葉から分泌されるペプチドホルモン（9アミノ酸）です．分泌されたバソプレシンは集合管の血管側にあるV_2受容体に作用して，cAMPを介したシグナルで，水チャネル（アクアポリン-2：AQP2）を管腔膜に動かし，集合管の水透過性を亢進させます．すなわち，バソプレシンは集合管における水の再吸収を調節するホルモンであるといえます．

一方，糸球体のメサンギウム細胞でつくられるプロスタグランジンE_2（PGE_2）はcAMPの合成を抑制してバソプレシン（ADH）のV_2作用に拮抗します．そして，血管に対する血管収縮作用（V_1受容体）でもバソプレシンに拮抗して血管拡張させます．

先天性腎性尿崩症の90%は伴性劣性遺伝でV_2受容体の異常によるもので，バソプレシンがAQP2を管腔膜に移動させることができず，水の吸収が不可能なために多尿となります．残りの10%は常染色体劣性（まれに優性遺伝）でAQP2の異常によるものです．

Fig. バソプレシンの作用

- 体液の減少
- 血漿浸透圧の上昇

下垂体後葉 → バソプレシン
- 血管収縮 ← V_1受容器 ← PGE_2 拮抗
- V_2受容器 → 血量(体液)の増加
- 血管抵抗の上昇
- 血圧の上昇

One More Navi
浸透圧よりも低血圧の刺激のほうが強力で，大量のADHが分泌される．

One More Navi
バソプレシンは集合管での水の再吸収を促すだけでなく，Henle係蹄のClチャネルを活性化してNa，Clの受動輸送を促進する．また，血管平滑筋に作用して血管を収縮させる作用（V_1受容体）も有している．しかし，この血管収縮作用は生理的な濃度ではほとんど昇圧作用をもたず，出血性循環ショック時（食道静脈瘤破裂など）に血圧を維持するのに寄与する．
デスモプレシン（バソプレシンの合成誘導体）は血小板からの血液凝固Ⅷ因子および血管内皮細胞からのvon Willebrand因子放出作用（V_2受容体）を有しているため，von Willebrand病や軽症血友病の治療薬として用いられる．

One More Navi
バソプレシンは尿濃縮以外に，糸球体のメサンギウム細胞や髄質の間質細胞でのPGE_2産生を亢進させて血管の収縮作用もコントロールしている．

B-23 集合管で働くホルモン②：Na利尿ペプチド

バソプレシンは体液量が減少したときに分泌されるホルモンでしたが，逆に体液量が増加した際に働くホルモンを紹介します．体液量が増加すると，心房から心房性Na利尿ペプチド（ANP）が，心室から脳性Na利尿ペプチド（BNP）分泌され，ともに集合管からのNa^+再吸収を抑制することにより，体液量を減少させるように作用します．

Na利尿ペプチドは，レニン・アルドステロンの分泌抑制や，Naチャネルの透過性を減少させます．糸球体で濾過されたNa^+の約85%は，近位尿細管とHenle上行脚で再吸収され，残りの15%がアルドステロンやNa利尿ペプチドによる調節を受けています．ヒト心房性Na利尿ペプチド（hANP）は急性心不全の治療薬としても臨床応用されています．

Fig. Na利尿ペプチドの作用

血量(体液)の増加 → 心臓 → ANP BNP → 腎臓
- レニン↓ → アンジオテンシンⅡ↓ → アルドステロン↓
- 血管拡張
- 血圧の低下 ← 血量(体液)↓ ← Na^+の再吸収↓

One More Navi
BNPは利尿作用のほかに，血管拡張作用，レニン・アルドステロン分泌抑制，交感神経抑制，心肥大抑制など心臓を保護する作用があるため，海外では治療薬（ネシリチド）として使われている．しかし，非代償性うっ血性心不全に投与すると急性腎不全をおこしやすいので利尿薬の代わりには使えない．

C
腎臓で働くホルモン

Preview

- **C-01　エリスロポエチン**
  ▶腎臓で産生される造血ホルモン

- **C-02　レニン・アンジオテンシン・アルドステロン**
  ▶糸球体内圧を保つ精緻なメカニズム

- **C-03　ビタミンD**
  ▶腎不全でカルシウムの腸での吸収が低下する理由は？

- **C-04　プロスタグランジン**
  ▶COX-2選択的阻害薬が腎障害を引きおこしてしまう理由

> **Navi 1　知っておくべきホルモン4つ！**
>
> 尿細管の機能の項〔▶B-05〕でも述べたとおり物質の再吸収に関与するホルモンや，本項で述べるような造血ホルモン，あるいは腎の血流量を増加させるホルモンなど，腎臓に関連して働くホルモンは実に多彩です．
>
> ▶ C-01〜C-04で，特に腎を勉強する際に知っておくべき，代表的なホルモン4つを取り上げ，その働きと腎臓とのかかわりを見ていきます．

C-01　エリスロポエチン

▶レファレンス
・標準生理⑦：p.510
・ハリソン④：p.382

エリスロポエチン（EPO）は，骨髄に働いて赤芽球の分化を促進する造血ホルモンです．エリスロポエチンの9割が腎臓（近位尿細管周囲の間質細胞）で産生され，肝臓や脾臓でもつくられます．なぜ腎臓で造血ホルモンが産生されるのかについては，はっきりとした理由はわかっていませんが，腎臓は心拍出量の20％という大量の血液を受けているので，全身の酸素状態を感知しやすいというのが1つの理由かも知れません．

慢性腎不全に陥るとエリスロポエチン産生が減り，腎性貧血がおきます．また，遺伝子組換えエリスロポエチンを外部から投与すると，血圧上昇や血栓症の副作用があります．

Fig.　エリスロポエチンの作用

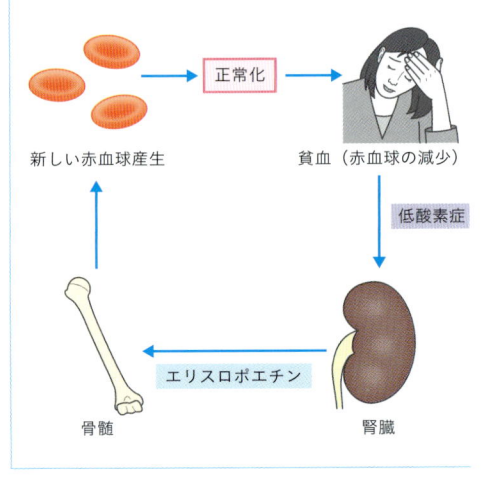

骨髄　新しい赤血球産生　→　正常化　→　貧血（赤血球の減少）　→　低酸素症　→　腎臓　→　エリスロポエチン　→　骨髄

One More Navi

再生不良性貧血患者の尿2.5トンから10 mgの純化したエリスロポエチンが得られ（1977年），遺伝子クローニングされて（1985年），165アミノ酸によりなることがわかった．これにより，脳，心臓，血管などにも作用して，ストレス（低酸素）による細胞死を回避する細胞保護効果を持つこともわかってきた．

C-02 レニン・アンジオテンシン・アルドステロン

▶レファレンス
・標準生理⑦：p.763
・ハリソン④：p.1774, 2542

Fig. レニンの産生とその働き

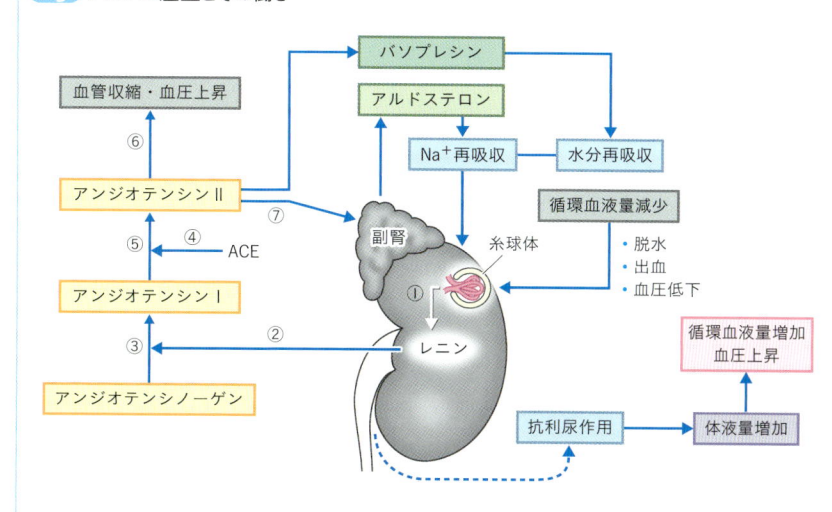

One More Navi
アンジオテンシンⅡはバソプレシンの産生も促進する．バソプレシンは集合管での水の再吸収を促進するホルモンであり，循環血液量を増加させて血圧を上げる働きをする．

One More Navi
低K血症は直接レニン分泌を刺激し，高K血症は抑制する．逆に高K血症で副腎からのアルドステロン分泌がおきる．

One More Navi
腎臓にもACEがあり，腎間質のアンジオテンシンⅡ濃度は血中の100倍で血管作用以外に近位尿細管のNa吸収，糖新生，アンモニア産生を刺激する．

One More Navi
アンジオテンシンⅡは非常に強力な血圧上昇物質で，全身の血管を収縮させて血圧を急速に上昇させる．心不全の場合，この働きが心臓への負荷を高めてしまい，さらに心臓の機能を低下させるという悪循環を引きおこすことがある．また，組織の線維化を促進する作用（リモデリング）もある．

レニン・アンジオテンシン・アルドステロン系▶B-03 については，前述しましたので，ここでは復習になりますが，大切なところなのでもう一度，再確認をしてください．

腎臓の傍糸球体装置は腎血流の減少，食塩制限，腎臓を支配する交感神経の興奮を感知すると，**輸入細動脈からレニン**という酵素を分泌します〔①〕．レニンは肝臓でつくられるアンジオテンシノーゲンという血中の蛋白質を切断し〔②〕，アンジオテンシンⅠをつくります〔③〕．このアンジオテンシンⅠはさらに肺に多く存在する**アンジオテンシン変換酵素（ACE）の働き**〔④〕によって活性型である**アンジオテンシンⅡに変換されます**〔⑤〕．**アンジオテンシンⅡには血管を収縮して血圧を上昇する作用**〔⑥〕と，**副腎皮質に作用してアルドステロンを分泌させ**〔⑦〕，腎臓の**遠位尿細管や集合管でNa$^+$の再吸収を促進する**という2つの作用があります．

なお，レニン分泌刺激には交感神経β作用，緻密斑の管腔内Cl$^-$濃度低下，糸球体輸入細動脈圧低下があります．逆にレニン分泌抑制には，アンジオテンシンⅡ，バソプレシン，心房性Na利尿ペプチド（ANP），交感神経α作用が関係します．

降圧薬のβ遮断薬はβ作用をブロックしてレニン分泌抑制を介した降圧作用もある．

C-03 ビタミンD

▶レファレンス
・標準生理⑦：p.971
・ハリソン④：p.2676

One More Navi
ビタミンDは副甲状腺ホルモン（PTH）分泌を抑制するので，腎不全での二次性副甲状腺機能亢進症の治療にも用いられる．

ビタミンDには，食べ物から摂取されるもの（ビタミンD$_2$，ビタミンD$_3$）と，皮膚内で生成されるもの（ビタミンD$_3$）があります．

ビタミンD結合蛋白質と結合して肝臓に運ばれて25位が水酸化され，25-OHビタミンDとなります．続いて，糸球体で濾過されて近位尿細管に取り込まれると，さらに1位が水酸化され活性型ビタミンD（1,25-(OH)$_2$D$_3$）が合成されます．なお，副甲状腺ホルモン（上皮小体ホルモン：PTH）によって，カルシトリオール合成酵素（1α-水酸化酵素）が誘導されます．

活性型ビタミンDは他の中間産物と比較して1,000倍以上の非常に高い生理活性を有し，核内受容体に結合します．そして，PTHの分泌を抑制し，**腸管でのCa$^+$とPの吸収を促進します**．また骨吸収，骨石灰化，骨形成を促進して，消化管で

Fig. ビタミンDの合成と調整機構

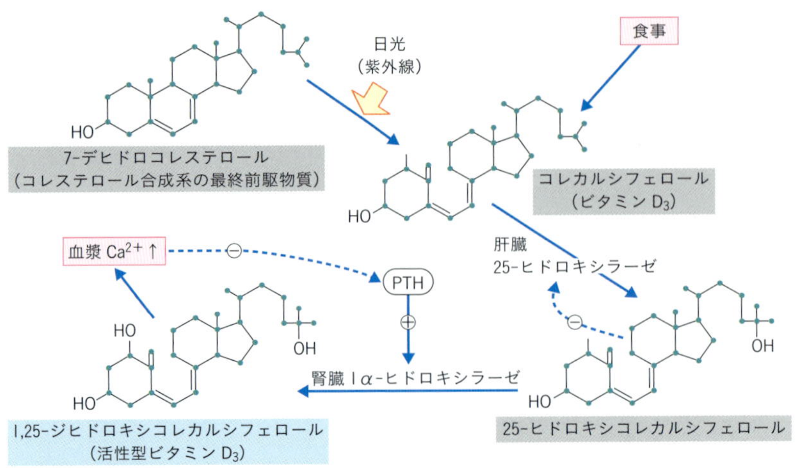

7-デヒドロコレステロール
（コレステロール合成系の最終前駆物質）

日光（紫外線）

食事

コレカルシフェロール
（ビタミンD_3）

肝臓
25-ヒドロキシラーゼ

血漿 $Ca^{2+}↑$

PTH

腎臓 1α-ヒドロキシラーゼ

1,25-ジヒドロキシコレカルシフェロール
（活性型ビタミンD_3）

25-ヒドロキシコレカルシフェロール

> **One More Navi**
> 長時間日光にあたってもビタミン中毒にならないのは，皮膚でつくられるビタミンD_3が日光で破壊されるからである．1日10分の照射で十分である．

> **One More Navi**
> ビタミンDが欠乏するとくる病（小児）や骨軟化症（成人）が引きおこされる．ビタミンDの摂取不足や日光への曝露不足が原因とされるほか，腎臓や肝臓の先天異常により，必要な量の活性化ビタミンDが産生されないために引きおこされることもある．

吸収されたCa^+を骨へ沈着させます．

　腎不全では糸球体でのビタミンDの濾過量が減るので，<u>活性型ビタミンDの生成も減少します</u>．また，24位が水酸化されると活性が落ちます．

C-04 プロスタグランジン

　細胞に侵害刺激などが加わると，ホスホリパーゼが活性化し，細胞膜を構成するリン脂質から細胞内にアラキドン酸が遊離します．この遊離アラキドン酸に<u>シクロオキシゲナーゼ（COX）が作用すると，プロスタグランジン（PG）が合成されます</u>．

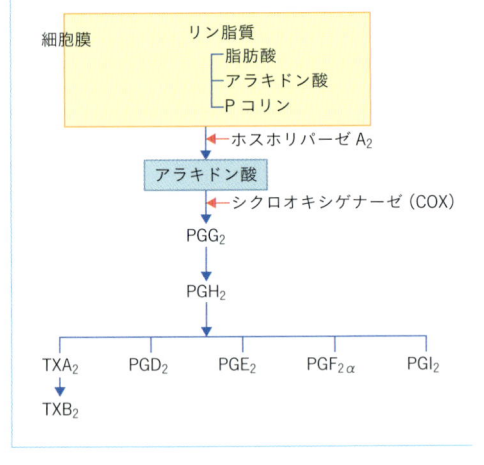

　COXにはCOX-1とCOX-2という2種類が存在します．

　<u>COX-1は，恒常的に血管内皮細胞や胃粘膜上皮細胞に発現していて，胃粘膜保護（産生されるPGE_2，PGI_2は胃粘膜の血流維持や粘液産生を増加させる）や，血小板凝集の抑制（PGI_2）や促進〔トロンボキサンA_2（TXA_2）〕，腎血流量を増加させるといった生体反応に寄与しています．特に腎血流の増加には腎髄質の間質細胞で合成されるPGE_2が関係しており，PGE_2には腎血管を拡張し腎血流を維持する作用があります</u>．

　これに対してCOX-2は<u>核膜に存在する誘導型の酵素</u>で，炎症反応（浮腫や発赤）や炎症性の痛みのほか，組織の治癒過程にも関与しています．COX-2は腎血流低下時には腎皮質の傍糸球体装置に発現し，食塩負荷時には腎髄質の集合管に発現するなど，腎臓で常時発現しています．したがって，<u>COX-2の働きを阻害するCOX-2選択的阻害薬</u>の使用は腎障害を引きおこす危険があります．また，COX-2はステロイドによってその活性が強く阻害されるという特徴があります．

Fig. プロスタグランジン（PG）の合成

細胞膜
リン脂質
- 脂肪酸
- アラキドン酸
- Pコリン

↓ ホスホリパーゼA_2

アラキドン酸

↓ シクロオキシゲナーゼ（COX）

PGG_2
↓
PGH_2
↓
TXA_2　PGD_2　PGE_2　$PGF_{2α}$　PGI_2
↓
TXB_2

> **One More Navi**
> 一部のCOX-2阻害薬は胃粘膜障害をおこしにくいが，血小板のCOX-1を代償的に増加させ，血栓（心筋梗塞）をおこしやすくする副作用がある．

D

腎機能の評価

Preview

D-01	糸球体濾過量による評価
D-02	糸球体濾過量
D-03	血清クレアチニンによるGFRの評価
D-04	クレアチニン・クリアランス
D-05	クレアチニン・クリアランスの計算
D-06	尿素窒素

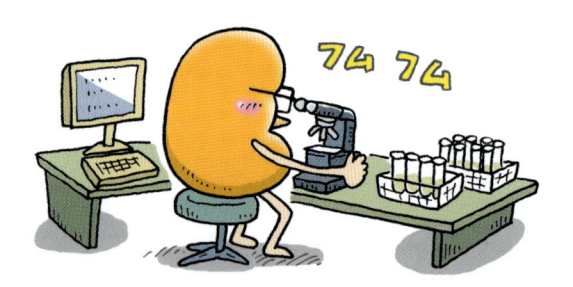

Navi 1　腎機能評価の立役者 "クレアチニン"

糸球体でどの程度の血漿が濾過され，原尿が生成されているのか．それは「腎臓がどの程度働いているか」を知ることに他なりません．それを知る手がかりとなるのがクレアチニンや尿素窒素などの分子量の小さな物質です．

▶ D-01 〜 D-05 で，腎機能の評価に欠かせないクレアチニンの特性と，腎機能評価の実際を述べます．
▶ D-06 では血中尿素窒素と腎機能の関係も見ていきます．

D-07	尿検査による評価―腎疾患のスクリーニング
D-08	尿比重，尿浸透圧
D-09	尿pH
D-10	尿蛋白
D-11	尿糖
D-12	尿ケトン体
D-13	尿潜血
D-14	白血球反応，亜硝酸反応
D-15	尿中ビリルビン
D-16	尿中ウロビリノーゲン

D-17	尿検査による評価―尿沈渣
D-18	尿沈渣
D-19	白血球（膿尿）
D-20	赤血球（血尿）
D-21	尿円柱

Navi 2　尿の性状をみれば，腎の状態がわかる

尿は腎臓で生成され，体外に排泄されます．この尿を調べれば，腎臓におきているさまざまな問題とその原因を推測することができるはずです．

▶ D-07 〜 D-16 では，試験紙を用いた定性検査からわかることをまとめていきます．
一方，▶ D-17 〜 D-21 では尿を遠心分離機にかけ，沈殿した固形成分を顕微鏡で観察する尿沈渣という検査についてみていきます．

D-22	画像診断
D-23	腎エコー
D-24	腹部単純X線撮影（KUB）
D-25	経静脈性腎盂造影法（排泄性腎盂造影法）
D-26	腎CT
D-27	MRI
D-28	核医学検査

Navi 3　腎疾患の検索にも重要な画像診断

画像診断は腎疾患の発見においても非常に有力な検査法です．

画像から腎疾患を見つけ出すための基本的な知識と各診断法の特性について ▶ D-22 〜 D-28 で解説します．

D-29	腎生検
D-30	腎生検
D-31	腎生検標本の見方

Navi 4　病型や重症度までわかる診断の決め手

糸球体疾患が疑われる場合に行われ，腎疾患の病型や重症度など，詳細な情報が得られます．その一方で，侵襲性が高い検査となるため適応は限定されます．

▶ D-29 〜 D-31 では腎生検の適応と禁忌，また，腎生検標本の見方について学びましょう．

D-01 糸球体濾過量による評価

▶レファレンス
・標準生理⑦：p.738-740
・ハリソン④：p.282-283
・標準泌尿⑧：p.85

One More Navi
腎血漿量（renal plasma flow）は 500 mL/分でその 20% が糸球体濾過されるが、尿細管で水が再吸収されるので濃縮された血漿は希釈されてもとにもどる．

One More Navi
クレアチンはエネルギー源として筋肉に貯蔵される．クレアチンの最終代謝物がクレアチニン．筋肉量が多いほど産生量も多くなる．

One More Navi
低分子で腎糸球体を自由に通過できる物質であるシスタチン C（cystatin-C）は、GFR の低下に伴い血中濃度が上昇し、蓄尿せずに Ccr が推定できる．ほとんどの体細胞で産生されるので筋肉量の影響を受けず、性差も小さい．

One More Navi
糸球体濾過比とは腎血漿量のうち糸球体で濾過される血漿の割合をいい、正常では 20% である．動脈血圧が 80～180 mmHg の範囲では腎血流量、糸球体濾過量がほぼ一定に保たれる腎血流量の自動調節能がある．

D-02 糸球体濾過量

▶糸球体濾過量とクレアチニン

糸球体濾過量（glomerular filtration rate；GFR）とは時間当たりに血漿から濾される水量のことです．しかし、糸球体で濾過された水量を実際に計測することは困難なため、臨床ではクレアチニンという小分子（分子量 113）の血中濃度から GFR を推測することが行われます．

クレアチニン（Cr）は筋肉から出る窒素含有老廃物です．血中濃度は定常状態にあり、その唯一の排泄経路は糸球体からの濾過です．そして、尿細管での再吸収と分泌がほぼ同じ量であるという特徴があります．したがって、腎障害で GFR が低下すると、血清 Cr 濃度はその低下の程度に応じて上昇するという逆相関の関係があり、Cr の血中濃度（Pcr）は GFR の指標になります．

D-03 血清クレアチニンによる GFR の評価

ただし、図を見てもわかるとおり、Pcr は GFR が半分程度に低下していても基準値を示していることが多くあります．このため、Pcr だけでは軽度の腎不全を見落とす可能性があり注意が必要です．

もし、腎臓から Cr が排泄されないと、筋肉量によって個人差はありますが、Pcr は毎日 0.8～1.5 mg/dL ずつ上昇していきます．これ以上に上昇する場合は、Cr 産生亢進（＝横紋筋融解）が疑われます．一方、高齢、肝不全、糖尿病、低栄養、筋疾患などにより筋肉量が減少すると Pcr は低下するので、これをもとに GFR を求めると過大評価となってしまいます．また、Cr の 10～20% は近位尿細管から分泌され尿中に排泄されますが、慢性腎不全では特にその割合が 40～50% にまで増加するため、このことを考えておかないと GFR を過大評価してしまうことになります．反対に、シメチジンやトリメトプリムのような薬剤は Cr の尿細管からの分泌に拮抗するので、これらが投与されている場合、Pcr から割り出される GFR は過小評価となります．

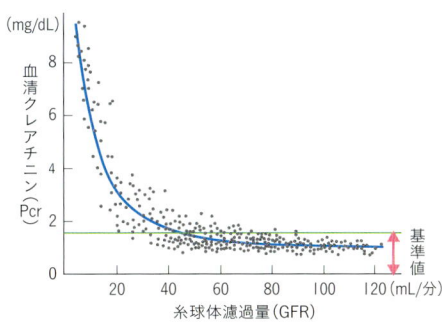

健康な人では、GFR は 100 mL/分/1.73m²（体表面積）前後です．蛋白尿などの腎障害がなくても 60 mL/分/1.73 m² 未満が 3 か月持続していれば慢性腎臓病（CKD）と診断されます．しかし、GFR が 90 mL/分/1.73 m² 以上であっても高血圧、糖尿病、脂質異常症、肥満、喫煙習慣などの CKD になりやすい危険因子がある人はハイリスク群であり、注意が必要です．

Fig. 血清クレアチニンと GFR の関係
（縦軸：血清クレアチニン(Pcr) (mg/dL)、横軸：糸球体濾過量(GFR) (mL/分)）

D-04 クレアチニン・クリアランス

クレアチニンを含む血漿が，腎臓で1分間にどれくらいの量，濾過されたかを示す数値が**クレアチニン・クリアランス（Ccr）**です。この数値は身体の中のクレアチニンを排泄する腎臓の能力を示しており，これにより腎機能を推定します。

先にも述べたとおり，クレアチニンの排泄経路は糸球体からの濾過のみであり，尿細管での再吸収と分泌の影響も受けにくいため，Ccrは糸球体濾過量（GFR）とほぼ同じであると考えることができます。したがって，GFRを知り

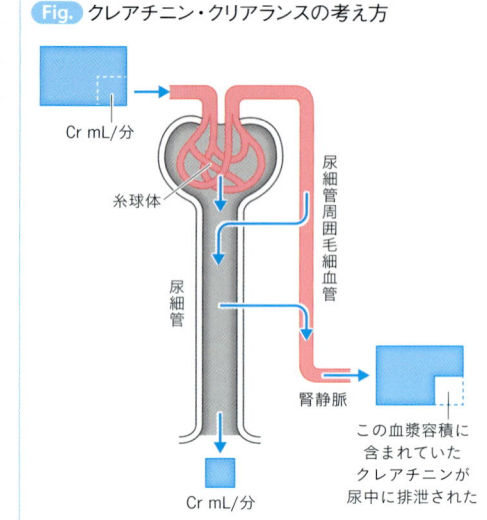

Fig. クレアチニン・クリアランスの考え方

たければ，Ccrを調べれば，ほぼ近似のデータを得られることになります（ただし，前述した「過大評価」「過小評価」の問題は念頭に置いておく必要があります）。

健康な成人では，GFRは100 mL/分/1.73 m^2 前後となります（90〜120 mL/分/1.73 m^2）。

Ccrを計算したい場合，24時間蓄尿を行って尿中に排泄されたクレアチニンの総量を計算し，それを血清Cr濃度と時間で割ってCcrを算出します。

D-05 クレアチニン・クリアランスの計算

クレアチニン・クリアランス（Ccr）の算出の仕方について，もう少し詳しく解説します。

血清中のCrが1分間にどれだけ糸球体で濾過されたかは，「血清Cr濃度×GFR」で計算できます（GFRはCcrとほぼ同じと考えても構いません）。そして，Crはほとんどそのまま尿中に排泄されるため，尿中のCr濃度と1分間の尿量の積は，「血清Cr濃度×GFR」と同じです。これを式で表せば，

血清Cr濃度（Pcr）× GFR ＝ 尿中Cr濃度（Ucr）× 1分間の尿量（V）

となります。

さらに，この式を少し変えれば，以下の式を導くことができます。

$$Ccr = GFR = \frac{Ucr \times V}{Pcr}$$

一方，より簡便にCcrを概算したい場合，年齢，体重，性別と血清CrからCcrを推定するCockcroft-Gaultの式を用いることがあります。

$$Ccr = \frac{(140 - 年齢) \times 体重}{72 \times 血清Cr濃度}$$

※女性の場合は上記の数値を0.85倍する。

なお，この式は18歳以上の成人に用い，乳児や小児，60歳以上で筋肉量の著減した患者には適用されません。

One More Navi

植物の糖であるイヌリンもヒトには輸送体がなく，排泄はすべて糸球体濾過で行われるため，正確なGFRが得られる。尿細管で少量分泌されるクレアチニンで計算したGFRはやや高めとなる傾向があり，特に腎不全が進むほど分泌が多くなる。

One More Navi

24時間蓄尿が正確にできているかどうかは，尿中全Cr排泄量が，60 kg男性の場合1.5 g，女性で1.2 gの割合かどうかで判定できる。これよりも少なければ貯め忘れが，多ければ別の日の分まで蓄尿したことが疑われる。

One More Navi

糸球体で濾過された物質（GFRにあたる）の何％が尿中に排泄されるかを排泄率（fractional excretion；FE）といい，クレアチニンは100％だがNaは1％である。尿細管で分泌排泄される薬剤（メトホルミン）では300％にもなる。

One More Navi

右記はGFRとCcrがほぼ同一であることを前提にしているが，より正確な値を求めるためにCcrを補正する方法もある。これは右記の式を被検者の体表面積で割り，成人の平均体表面積1.73 m^2 をかけて算出する。

One More Navi

24時間蓄尿をした場合の尿量の単位はmL/日である。Ccrの式を用いる場合，単位をmL/分にする必要がある。これはL/日の値を0.7倍することで近似値が求められる。

関連項目

▶ **Ccrの計算演習**

尿中Cr濃度60 mg/dL, 血清Cr濃度1 mg/dL, 24時間尿量2,000 mLの場合のCcrは？

Ccr＝60 mg/dL（尿中Cr濃度）× 2,000 mL（尿量）÷ 1,440分（24時間を分に換算）÷ 1 mg/dL（血清Cr濃度）

＝ 83.3 mL/分

あるいは，One More Navi で紹介した方法を用いて……

1,000 ÷ 1,440 ＝ 〜0.7 ゆえ　60 mg/dL × 2 L × 0.7 ÷ 1 mg/dL ＝ 84 mL/分

※体表面積を用いて標準化（補正 Ccr）

補正 Ccr（mL/分）＝ 83.3 × 1.73 ÷ 患者体表面積 m²

D-06 尿素窒素

蛋白分解産物である血中尿素窒素（blood urea nitrogen；BUN）も分子量が小さく，糸球体を自由に透過できるので，GFRの指標として使われます．

BUN：Cr＝10〜15：1 が基準範囲です．

しかし，BUN は脱水や心不全などにより，腎血流が減少すると，近位尿細管での尿素の再吸収が増加するため，20倍近く上昇します．また，高蛋白食，異化亢進（熱傷など），消化管出血（ヘモグロビンが分解される）でも，腎機能とは無関係に上昇します．

逆に，低蛋白食や肝不全では，尿素の産生が減少して BUN が低下します．

Fig. GFR（血中Cr値）と血中尿素濃度との関係

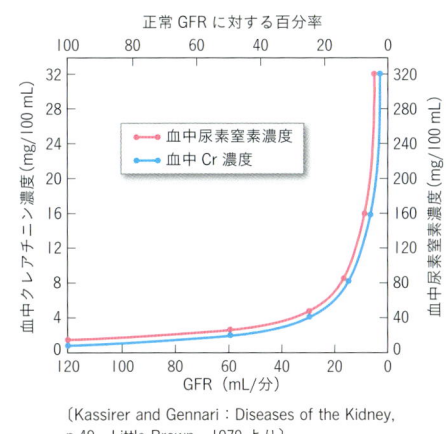

（Kassirer and Gennari：Diseases of the Kidney, p.49, Little Brown, 1979 より）

One More Navi

BUN は尿素（分子量60）のことであるが，測定量は尿素分子の中の窒素だけなので尿素窒素という．窒素2分子の分子量は28なのでモル（当量 mmol/L）で表すには BUN mg/dL を 10倍して mg/L にし, 28で割るとよい．10 × BUN/28 ＝ BUN/2.8 で浸透圧（mOsm）が計算できる．

D-07 尿検査による評価 ― 腎疾患のスクリーニング

▶ **レファレンス**
・標準泌尿⑧：p.48
・内科診断②：p.162
・新臨内科⑨：p.962

尿から腎機能の状態を探る方法としては検尿試験紙による定性検査と，尿沈渣を顕微鏡で観察する方法があります．以下では尿検査による腎機能の評価について述べていきます．

D-08 尿比重，尿浸透圧

尿比重と尿浸透圧は，尿細管での尿の濃縮力と希釈力を知るために参考にされます．

尿比重は1.008〜1.025が，尿浸透圧は200〜800 mOsm/kgH₂Oが基準範囲とされています．しかし，水制限や水負荷時には，これらの数値が変動します．この変動から尿細管がきちんと機能しているかを確かめる方法が水制限試験（Fishberg 濃縮試験）と尿希釈試験（Fishberg 希釈試験）です．

水制限試験では，前日の18時以降，被検者を絶飲食とし，翌朝の6〜8時まで

Fig. 水制限試験（Fishberg 濃縮試験）

3 回の採尿のうち，1 回でも尿比重が 1.025 以上（尿浸透圧が 800〜850 mOsm/kgH₂O 以上）ならば尿濃縮率は基準範囲内

前日 18 時以降は絶飲食　　翌朝 6〜8 時までに 3 回採尿

18 時　　6 時　7 時　8 時

の間，1 時間ごとに 3 回の採尿を行います．そして，このうちの 1 回でも尿比重が 1.025 以上（尿浸透圧が 800〜850 mOsm/kgH₂O 以上）ならば尿濃縮力は基準範囲内です．

尿希釈試験はその逆で，被検者に 20 mL/kg の水を短時間で飲ませ，その後 3 時間まで，30 分ごとに採尿を行います．そして 3 時間以内に飲水量の 50% を排泄し，尿比重が 1.003 以下（浸透圧が 80 mOsm/kgH₂O 以下）であれば尿の希釈力は基準範囲内です．ただし，低 Na 血症の危険や加齢による変化もあるので，臨床的にはあまり行われません．

さて，尿細管の機能が障害されている場合，尿の濃縮力と希釈力は両方とも減弱します．その結果，尿の浸透圧と比重は血漿浸透圧および比重と同じレベルで膠着状態となります．これを等張尿と呼び，尿比重はおよそ 1.010（浸透圧 300 mOsm/kgH₂O）となります．

また，通常時に尿比重が 1.030 以上となる原因として脱水のほかに，溶質に X 線造影剤やマンニトールが混入していること，あるいは糖尿などが考えられます．逆に尿比重が 1.006 以下の場合は，水の過剰摂取のほか，腎性尿崩症やアミノグリコシドなどの尿細管障害が考えられます．

D-09　尿 pH

尿の pH は，体内の蛋白分解で生じた酸が排泄されるため，正常では pH 6.0 程度の酸性尿となります．しかし，日常生活のなかで pH は 4.5〜8.0 の間で変動します．たとえば，pH は摂取した食物によっても多少の影響を受け，動物性食品を多く摂取した場合には酸性に傾き，植物性食品を多く摂取した場合はアルカリ性に傾きます．

アルカリ尿では遠位尿細管性アシドーシスや細菌が尿素を分解する際にアンモニアを産生することから尿路感染を疑います．ちなみに，採取した尿を室温でしばらく放置すると，細菌によって尿素が分解され，本来の pH よりもアルカリ性に振れてしまうことがあります．このような事後的な要因でも尿はアルカリ性に振れることがあるので注意が必要です．

なお，尿をややアルカリ性にしておくと尿酸の溶解度が増すため，尿酸結石の予防には適した状態となります．しかし，本当に pH をアルカリ性にまで上げてしまうとリン酸カルシウム結石ができやすくなるので，尿の pH は 6.5 くらいに調整しておくのが理想的です．

One More Navi
尿浸透圧は 50 mOsm/kg 以下にできないので，それ以下の浸透圧物質しか含んでいないビールをツマミなしに大量に飲むと低 Na 血症になる．

One More Navi
アミノグリコシド腎症は尿量の減らない（非乏尿性）急性腎不全になることが多いため，見逃されやすい．

One More Navi
尿比重の下 2 桁に 35 を乗じると，およその浸透圧がわかる．

One More Navi
尿 pH は集合管で最終調節される．尿 pH＜5.5 なら集合管の尿酸性化能は正常．

One More Navi
検尿テープでわかる pH は大まかな値なので，尿酸性化能の測定には pH メータを使用する．

D-10 尿蛋白

Fig. 尿蛋白の発生

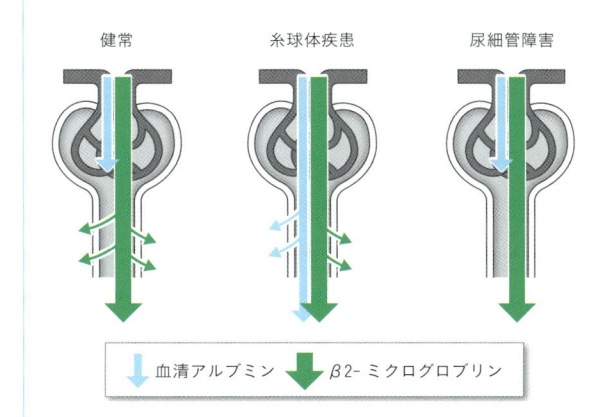

健常　　　糸球体疾患　　　尿細管障害

↓ 血清アルブミン　　↓ β2-ミクログロブリン

健常成人では血清アルブミンが尿中に漏れない．

糸球体疾患
分子量の大きな血清アルブミンが糸球体の濾過フィルターをすり抜けて尿中に漏れ出す．蛋白尿の蛋白とは血清アルブミンである．

尿細管障害
分子量の小さな β2-ミクログロブリンの再吸収が行われず，大量の β2-ミクログロブリンが尿中に漏れ出す．

One More Navi
健常成人が尿に排泄している蛋白は尿細管からの分泌である．Henle 係蹄で分泌される Tamm-Horsfall 蛋白（ウロモジュリン）は尿円柱形や尿中サイトカインをトラップする．

One More Navi
試験紙法：試験紙部にテトラブロムフェノールブルー（TBPE）が染み込ませてあり，尿中のアルブミンに反応して試験紙の pH がアルカリ性に傾くと色調が変化する．簡便な方法であるが，感度は低い．

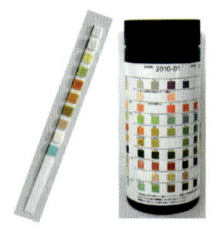

スルホサリチル酸法：スルホサリチル酸を加えて吸光度を測定する方法．試験紙法では感知できない Bence Jones 蛋白を検出できる．また，検出感度が高い．

One More Navi
微量アルブミン尿は腎疾患の進行とは無関係で，運動，発熱，感染，高血圧，高血糖，脂質異常症など血管の炎症や障害を反映している．

　糸球体で濾過された蛋白質は近位尿細管で大部分が再吸収され，尿中に排泄されるのは 40～100 mg/日程度です．したがって，150 mg/日以上の蛋白質が尿中に排泄される場合には異常があると考えます．糸球体の障害では大量の蛋白尿がみられることがありますが，尿細管の障害では多くても 2,000 mg/日以下です．

　蛋白尿の検査法で代表的なものに試験紙法とスルホサリチル酸法があります．

　試験紙法では陰性荷電しているアルブミン（分子量 67,000）を感知することができますが，中性ないし陽性に荷電している Bence Jones 蛋白〔免疫グロブリンの L 鎖（κ か λ）〕は感知することができません．このため，Bence Jones 蛋白はスルホサリチル酸法で白濁させて定量する必要があります．また，試験紙法を用いると造影剤の混入やアルカリ尿で蛋白尿がなくても陽性と出てしまうことがあるため注意が必要です．

　試験紙は尿中のアルブミンを検出して色調が変化します．尿中に 30 mg/dL くらいの濃度でアルブミンがあると（±）に，30 mg/dL 以上の濃度では（1+）に，100 mg/dL 以上の濃度では（2+）となり，(1+) 以上を陽性と判定します．ただし，試験紙法の感度には限界があり，尿中の蛋白質が 300 mg/日以下の場合には検出が困難となります．それ以下の蛋白尿を検出するにはより感度の高い検査法を用いて定量する必要があります．尿中のアルブミンが 24 時間蓄尿で 30～300 mg/日の蛋白尿を微量アルブミン尿（microalbuminuria）と呼び，早期の糖尿病性腎症などを診断するのに有用です．

Assist Navi　尿蛋白が陽性になる疾患

尿蛋白が陽性になる疾患を表にまとめます．腎前性，腎性，腎後性に分けて考えることが大切です．

原因		蛋白尿が陽性となる疾患
腎前性		多発性骨髄腫（Bence Jones 蛋白），横紋筋融解症（ミオグロビン），不適合輸血（ヘモグロビン）
腎性	糸球体性	急性腎炎，慢性腎炎，ネフローゼ症候群，糖尿病性腎症，全身性エリテマトーデス（SLE），アミロイドーシス，腎硬化症
	尿細管性	Fanconi 症候群，急性尿細管壊死，慢性腎盂腎炎，痛風腎，重金属中毒，アミノグリコシド系抗菌薬の使用，間質性腎炎
腎後性		尿路感染症，尿路結石症，尿路系腫瘍

D-11 尿糖

糖尿病に限らず、血糖が 180 mg/dL 以上になると尿細管での再吸収が追いつかなくなり、尿中にグルコースが検出されるようになります（糖尿）。また、尿細管に機能障害があると基準範囲の血糖値でも陽性になることがあり、このような状態を腎性糖尿といいます。

このほかにも、近位尿細管の Na-グルコース共輸送体の遺伝子異常がある場合や近位尿細管機能異常のある Fanconi 症候群やミエローマ腎の場合、また、腎障害はありませんが妊娠時に GFR が増大している場合にも糖尿がみられることがあります。

試験紙法でグルコースを検出することが可能ですが、グルコース以外の糖は検出されません。

> **One More Navi**
> 血糖 180 mg/dL は 10 mmol/L に相当する。グルコースの分子量が 180 なので、血糖 mg/dL を 10 倍して mg/L にして 180 で割るとモル（mmol/L）になる。つまり血糖を 18 で割ると浸透圧（mOsm）にもなる。

> **One More Navi**
> 糖尿病の診断基準は空腹時血糖 126 mg/dL 以上だが、モルで表現すると 7 mmol/L となり、すっきりした値になる。

D-12 尿ケトン体

糖尿病ケトアシドーシスや絶食時のケトーシスでは脂肪酸の分解が亢進することに伴い、尿中にケトン体がみられるようになります。このほかに下痢、嘔吐、高脂肪食などでもケトン体が検出されることがあります。

ケトン体（アセト酢酸、β-ヒドロキシ酪酸、アセトン）のうち、試験紙で感知されるのはアセト酢酸です。絶食時などでは、脳などのエネルギー源になるβ-ヒドロキシ酪酸が主に増加しているため、試験紙ではケトン体を検出できないことがあります。

Fig. 脂肪酸の分解とケトン体

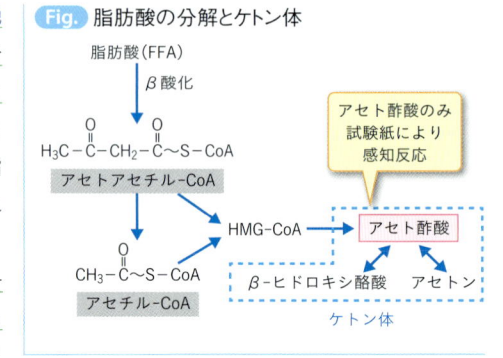

脂肪酸（FFA） → β酸化 → アセトアセチル-CoA → HMG-CoA → アセト酢酸 → β-ヒドロキシ酪酸、アセトン（ケトン体）
アセチル-CoA
※アセト酢酸のみ試験紙により感知反応

> **One More Navi**
> ケトン体は脂肪代謝の中間体として肝で生成され、（脳）、骨格筋、腎でのエネルギー源になるので、慢性腎不全の低蛋白食のサプリメントとして使われることもある。

D-13 尿潜血

肉眼的血尿は、1 L の尿に約 1 mL 以上の血液が混じることによる赤色調の変化により自覚されます。尿潜血陽性はより少量の血液が混じることにより、試験紙法によってはじめて検出されるもので、顕微鏡的血尿にあたります。

試験紙はペルオキシダーゼ活性を検出するので、赤血球、ヘモグロビン、ミオグロビンを感知します。したがって、血尿ではないヘモグロビン尿やミオグロビン尿でも陽性の判定が出ます。このため尿沈渣を必ず併用して、顕微鏡的血尿として確認することが重要です。その他の注意点として、低張尿、新鮮でない尿では、赤血球が溶血していることもあります。また、ビタミンCの混入や高比重尿では、偽陰性になることがあります。

Fig. 肉眼的血尿（尿の色調）

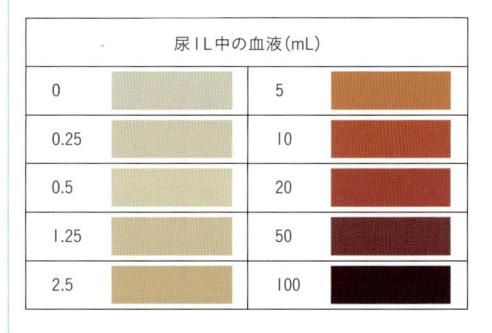

尿1L中の血液(mL)	
0	5
0.25	10
0.5	20
1.25	50
2.5	100

> **One More Navi**
> ヘモグロビン尿とミオグロビン尿の鑑別点は、ヘモグロビン尿では溶血のために血清がピンク～赤色であるのに対し、ミオグロビン尿では血清は着色していないことがあげられる。免疫電気泳動も有用。

D-14 白血球反応，亜硝酸反応

試験紙法によって尿白血球を検出する方法が，白血球反応と亜硝酸反応です．

試験紙はそれぞれ白血球のエステラーゼと尿中硝酸が腸内細菌によって亜硝酸へ変化したもの（亜硝酸化合物）に反応し，白血球反応陽性は膿尿を，亜硝酸反応陽性は細菌の存在を示唆します（尿路感染の特異性は亜硝酸反応のほうが高い）．

尿路感染の検出力は，ともに50％くらいの感度ですが，両方が陽性であると尿路感染である可能性が70％くらいに上昇します．逆に両方が陰性であれば尿路感染ではない可能性が高まります．

> **One More Navi**
> 白血球反応・亜硝酸反応は，細菌性下痢の診断に有用な便中白血球の検査にも利用可能．好中球は排便するとすみやかに死滅するので，好中球から脱顆粒されて分解されにくい便中ラクトフェリンの測定が有用．

D-15 尿中ビリルビン

非抱合型ビリルビン（間接ビリルビン）はアルブミンと結合しており，糸球体で濾過されず尿中には出ません．これに対して，抱合型ビリルビン（直接ビリルビン）は，糸球体で濾過されますが，大部分は近位尿細管で再吸収されます．したがって，正常尿では，ビリルビンが検出されることはありません．

しかし，肝不全や閉塞性黄疸では，抱合型ビリルビンが血中に増加し，血中濃度が2.0～3.0 mg/dLを上回ると尿中に排泄されるようになります．

D-16 尿中ウロビリノーゲン

抱合型ビリルビンが小腸に達すると，腸内細菌により脱抱合，還元されて腸内でウロビリノーゲンとなります．その2割程度は，腸管から再吸収されて肝に戻ります（腸肝循環）．大部分は再びビリルビンとなりますが，その一部は大循環にも出て，腎から尿中に排泄されます．つまり，ウロビリノーゲンは，抱合型ビリルビンが小腸で腸内細菌によって還元され，吸収されて尿に排泄されることで検出されます．

肝実質障害時には，胆汁中へ排泄されなかった多量のウロビリノーゲンが，大循環中に溜まり，尿中ウロビリノーゲンが増加します．また，溶血性貧血のように赤血球破壊が亢進しているときにはビリルビン生成が増加するため，尿中ウロビリノーゲンも増量します．

一方，胆道閉塞がある場合はビリルビンが腸に排泄されないため，ウロビリノーゲンは生成されず尿中ウロビリノーゲンは低下します．

Assist Navi 尿潜血反応が陽性になる疾患

尿潜血反応が陽性（血尿）になる疾患を表にまとめます．

原因		尿潜血反応が陽性になる疾患
腎前性		出血性素因，抗凝固療法，播種性血管内凝固症候群（DIC），血小板減少症
腎性	腎炎	急性糸球体腎炎，慢性糸球体腎炎，ループス腎炎，間質性腎炎，腎盂腎炎
	その他	腎動脈瘤破裂，腎結核，腎結石，腎癌，腎血管腫，腎静脈血栓症，腎外傷，多発性囊胞腎，遊走腎，特発性腎出血
腎後性	腫瘍	腎盂の腫瘍，尿管の腫瘍，膀胱の腫瘍，前立腺の腫瘍，尿道の腫瘍
	その他	結石，炎症，外傷

Assist Navi　尿試験紙からわかること

▶尿比重
基準値：1.008〜1.025
- 増加している場合　脱水，蛋白尿，糖尿，造影剤やマンニトールの混入
- 低下している場合　腎不全，尿崩症，慢性腎盂炎，糸球体腎炎，腎盂腎炎，水腎症

【注意】尿比重は水分の摂取量や腎機能，抗利尿ホルモンの作用などの影響を受ける．また病的な状態では尿酸，糖，蛋白などの影響を受けることがある．

▶尿のpH
基準値：6.0程度（4.5〜8.0の間で変動）
- 酸性に傾ける要因　飢餓，下痢，低酸素血症，痛風
- アルカリ性に傾ける要因　尿路感染，嘔吐，カリウム塩（植物なども）の過剰摂取

▶尿蛋白
- 一時的に陽性　起立性蛋白尿，発熱や激しい運動や作業後の蛋白尿，尿路感染症
- 恒常的に陽性　糸球体腎炎，心不全，妊娠高血圧症候群，ネフローゼ

【注意】通常，尿には蛋白が混じらないが，腎から尿道までの経路に疾患や障害がある場合，尿蛋白が陽性となる．

▶尿糖
- 陽性で考えられる要因　腎性糖尿，ストレス糖尿，糖尿病，Fanconi症候群，重金属による腎障害，ミエローマ腎，妊娠，生後10〜14日以内の新生児

▶尿ケトン体
- 陽性で考えられる要因　飢餓状態（絶食時のケトーシス），糖尿病（ケトアシドーシス），発熱，下痢，嘔吐，高脂肪食の摂取，糖原病

▶尿潜血反応
- ヘモグロビン陽性で考えられる要因　糸球体腎炎，腎結核，腎癌，前立腺癌，特発性腎出血，白血病，膀胱癌，膀胱炎，間質性腎炎，尿路結石，ヘモグロビン尿，性器出血の混入
- ミオグロビン陽性で考えられる要因　横紋筋融解症，筋炎

▶白血球反応
- 陽性で考えられる要因　腎盂腎炎，腎癌，前立腺炎，前立腺癌，尿路結核，尿路結石，尿道炎，膀胱炎，膀胱癌

▶亜硝酸反応
- 陽性で考えられる要因　尿路感染

▶尿中ビリルビン
- 陽性で考えられる要因　ウイルス性肝炎，胆道閉塞性黄疸，薬物性肝炎，肝内胆汁うっ滞

▶尿中ウロビリノーゲン
- 増加している場合　肝炎，肝細胞障害，肝硬変，便秘，溶血性病変
- 減少している場合　閉塞性黄疸

D-17 尿検査による評価 ― 尿沈渣

▶レファレンス
・標準泌尿⑧：p.50
・新臨内科⑨：p.965

D-18 尿沈渣

Fig. 尿沈渣の異常例

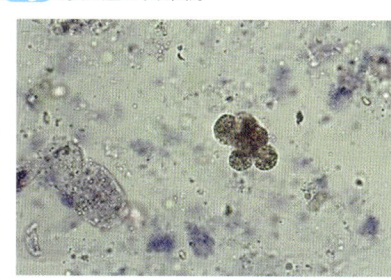

ネフローゼ症候群で見られる尿沈渣
脂肪円柱（写真左），卵円形脂肪体（写真中央）
〔国試 104-E67〕

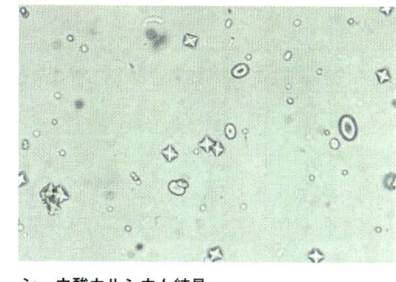

シュウ酸カルシウム結晶
無色の封筒状八面体，亜鈴状，楕円形
〔国試 98-I33〕

尿沈渣は尿を遠心分離機にかけ，沈澱した赤血球や白血球，尿酸結晶，細胞，細菌などの固形成分の量や種類を 400 倍の倍率で検鏡する検査で，顕微鏡的に確認できる尿沈渣成分によって，疾患を推測することができます．尿沈渣は尿蛋白や尿潜血などのスクリーニング検査で「陽性」と判定された場合に行われ，新鮮尿で行います．

D-19 白血球（膿尿）

400 倍で検鏡し，白血球が顕微鏡の 1 視野のなかに 4 個以上ある場合を膿尿といい，尿路感染が疑われます．

尿路感染症の場合，増加した白血球のほかに原因となった細菌を顕微鏡下に確認できることがあります．しかし，白血球は増加しているものの特に原因菌が観察されないこともあり，これを無菌性膿尿といいます．この無菌性膿尿で尿培養陰性の場合，結核菌，嫌気性菌，クラミジア，カンジダ，ウイルス感染（アデノウイルス，ポリオーマウイルス，サイトメガロウイルス）や，薬剤（抗菌薬，NSAIDs）でよくおきる急性尿細管間質性腎炎，移植腎の急性拒絶反応，尿路腫瘍，間質性膀胱炎などが考えられます．

また，細菌尿・膿尿が認められても，全く症状がないものを無症候性細菌尿と呼びます．女性に多く，高齢や糖尿病があるとさらにおきやすくなります．無症候性細菌尿は妊娠中などの例外を除き治療不要です．

Fig. 膿尿の光顕所見

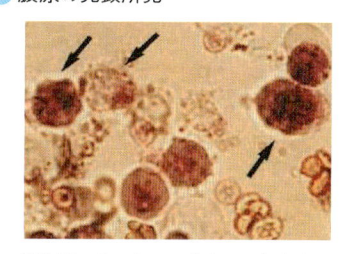

尿沈渣の Sternheimer 染色で，好中球を矢印で示す．
〔第 45 回臨床検査技師国家試験より〕

One More Navi
中間尿の定量培養で細菌が 10 万/mL 以上みられれば尿路感染である（ばい菌で充満（10 万）と覚える）．

One More Navi
女性の自然尿の場合，尿中の白血球が増加した原因として外尿道口付近の白血球が混入した可能性もある．この場合は無菌的に導尿を行うと膿尿を否定することができる．また，腟分泌物の混入により扁平上皮細胞の増加を伴う白血球増加がみられることがあり，尿路感染とは限らない．

D-20 赤血球（血尿）

健常人でも，尿中にはわずかに赤血球が排泄されるため，400 倍で検鏡し，赤血球が 1 視野に 3〜5 個以上の場合を血尿としています．

一過性で蛋白尿を認めず，血尿のみを認める場合は，尿路系の疾患ではなく感染

Fig. 赤血球の光顕所見

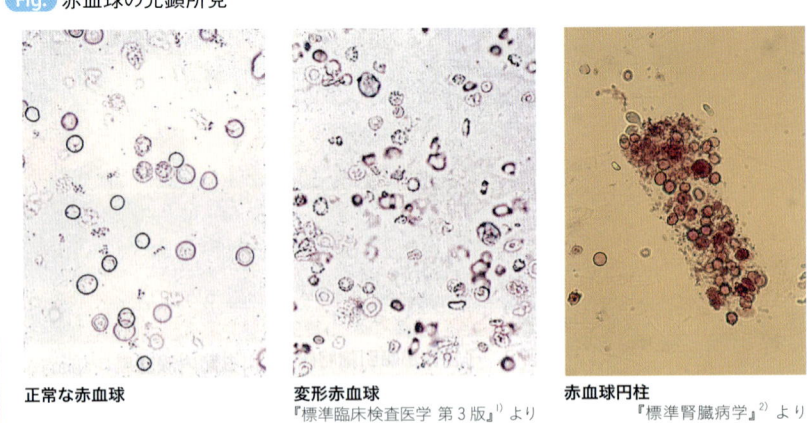

正常な赤血球　　変形赤血球　　赤血球円柱
　　　　　　　『標準臨床検査医学 第3版』[1]より　『標準腎臓病学』[2]より

One More Navi

尿路の悪性腫瘍は，無症候性で一時的な肉眼的血尿をきたすことが多い．40歳以上で一度でも無症候性の肉眼的血尿があれば，尿細胞診，膀胱鏡を含めた泌尿器科的精査を勧める．

膀胱癌のリスクファクターは，喫煙，ベンゼン曝露，長期鎮痛薬の使用，サイクロフォスファミドの使用など．抗凝固療法のみでも出血がみられることもあるが，他の出血の原因の検索を怠るべきではない．

症，過度の運動，月経血混入などが原因として考えられます．持続する血尿では，尿路系のあらゆる疾患の可能性がありますので，診断のためには，糸球体性か非糸球体性かを鑑別することが重要となります．

　尿沈渣で，赤血球の変形率が70%以上，有棘赤血球が5%以上，あるいは赤血球円柱の出現が認められる場合は糸球体性血尿を疑います．正常の赤血球形態でも，糸球体性血尿であることはありますが，腎機能，遺伝性の有無，蛋白尿の程度などにより鑑別します．

　非糸球体性血尿の場合，赤血球形態は正常で原因疾患も多彩であり，しばしば原因を同定できないことがありますが，尿路感染症や結石症であることが少なくありません．

D-21　尿円柱

Fig. 尿円柱の成因

Henle係蹄上行脚におけるTamm-Horsfallムコ蛋白の分泌
↓
pH，浸透圧変化により尿細管で蛋白凝集
↓
糸球体・尿細管病変において蛋白凝集時に中に含まれるもの
　赤血球　白血球　尿細管上皮脱落　ネフローゼ症候群などによる脂肪変性細胞など
↓
赤血球円柱　白血球円柱　上皮円柱　脂肪円柱
↓
顆粒円柱（粗大顆粒）
↓
顆粒円柱（微細顆粒）
↓
ロウ様円柱

正常 → 硝子円柱

顆粒円柱　『標準腎臓病学』[2]より

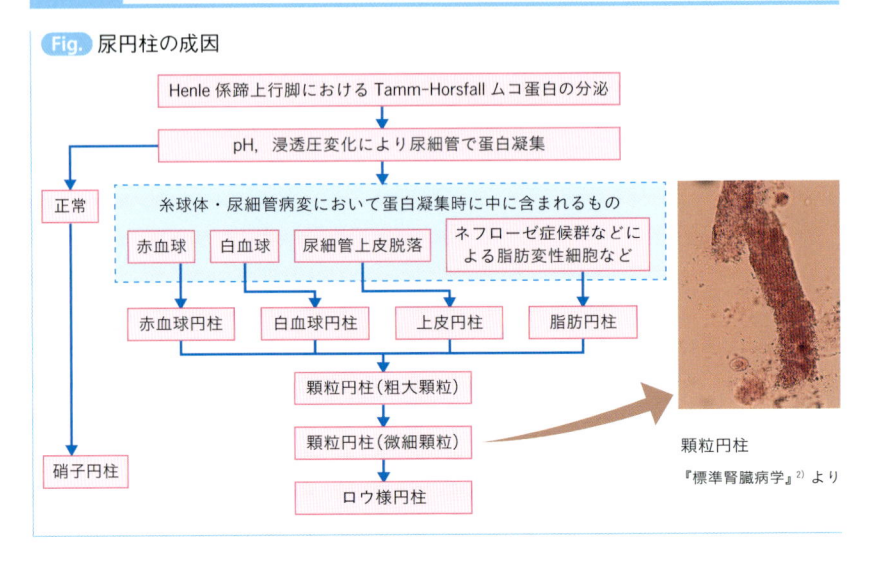

　顕微鏡で観測できる尿円柱（urinary cast）とは，遠位尿細管，集合管でTamm-Horsfallムコ蛋白（Henle上行脚の尿細管上皮で生成分泌される）が重合ゲル化したものです．アルブミン濃度上昇，浸透圧上昇，pH低下などにより，ガラス基質となり，細胞などが封入されて円柱を形成します．したがって，ネフロンにその封入物が出現する病変があることを示しています．

顆粒円柱は，尿細管上皮や赤血球などの封入物由来の顆粒と考えられます．急性腎不全をおこす尿細管壊死では上皮円柱を含んだ細胞性円柱や顆粒円柱（muddy brown 尿）がみられます．

一方，慢性腎不全では，細かい顆粒の顆粒円柱や細胞成分を円柱に含まない幅広の硝子円柱，ロウ様円柱が多くみられます．

One More Navi
硝子円柱自体は健常者でもよく見られるものだが，幅の広い硝子円柱（幅広円柱）は慢性腎不全を示唆するもので，病的意義がある．

Assist Navi　尿沈渣の異常がみられる疾患

尿沈渣では，顕微鏡的に赤血球，白血球，上皮細胞，円柱，種々の結晶，細菌や真菌などを検出することができます．これらが認められた場合に疑われる疾患について表にまとめます．

尿沈渣成分	尿沈渣標本	疾患・病態
赤血球		糸球体腎炎，腎結石，尿路結石，尿路感染，抗凝固療法，出血傾向 尿路腫瘍，炎症（間質性膀胱炎，間質性腎炎，前立腺炎）
白血球		尿路感染症，間質性腎炎，ループス腎炎，腟炎 移植後の急性拒絶反応
上皮細胞		尿細管上皮：腎盂腎炎，急性尿細管壊死，移植腎の急性拒絶反応 移行上皮：腫瘍，尿路感染症
円柱	例）硝子白血球円柱	硝子円柱：糸球体腎炎，ネフローゼ症候群，慢性腎不全，正常 赤血球円柱：糸球体腎炎，ループス腎炎，腎梗塞 白血球円柱：ループス腎炎，間質性腎炎 脂肪円柱：ネフローゼ症候群 顆粒円柱：ネフローゼ症候群，糸球体腎炎，慢性腎不全，間質性腎炎
結晶		尿酸（黄褐色菱形），シュウ酸塩（正八面体），リン酸塩（柱状）：腎結石，尿路結石 シスチン（正六角形板状）：シスチン尿症
細菌，真菌		尿路感染症，腟炎

D-22 画像診断

▶レファレンス
・標準泌尿⑧：p.67-84

D-23 腎エコー

Fig. 腎エコー像

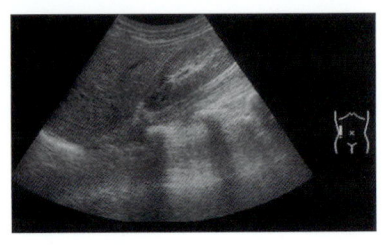

右腎エコー正常像
写真の右上に写っているのが腎臓．腎盂部分が白く腎中心部エコーがみられる．

〔国試98-A28〕

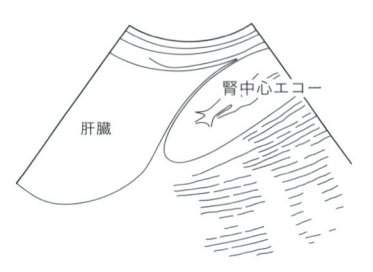

腎エコーは腎・膀胱をよく描出できます．しかし，正常の太さの尿管を描出することは困難です．腎盂にあたる中央部分は脂肪のために白く見えます（腎中心エコー）．一方，腎臓の髄質は黒く見えます．皮質はやや明るい黒で，肝臓とほぼ同じ輝度です．腎臓の大きさは成人で長径が10～11 cmあれば正常です．

腎エコーでは，尿路閉塞，尿路結石，腎嚢胞，腎腫瘍の観察ができます．特に尿路閉塞によって腎盂が拡大した水腎症の所見は腎後性急性腎不全の診断に有用です．ただし，尿管全体にわたる閉塞（後腹膜線維症など）や尿路閉塞早期，極度の脱水の合併では，水腎症の所見が目立たないこともあるため注意が必要です．

一般に，慢性腎不全では腎萎縮の所見が見られます．なお，慢性腎不全のうち，糖尿病，アミロイドーシス，多発性嚢胞腎は例外的に腎萎縮がみられません．

直径4 cm以上の単純性腎嚢胞は悪性の可能性があるので，CTやMRIでの精査が望まれます．

One More Navi

腎萎縮では，腎長径が9 cm以下，腎皮質厚の減少，腎辺縁の不整，腎皮質エコー輝度の上昇といったエコー所見がみられる．
慢性腎不全のうち糸球体腎炎ではエコーは高輝度にはならないが，間質が障害されるものは実質が高輝度となる．

D-24 腹部単純X線撮影（KUB）

腹部単純X線撮影は腎疾患だけではなく，腹部疾患のスクリーニング検査として必須の検査です．腹部単純X線で確認ができる臓器（腎臓；Kidney，尿管；Ureter，膀胱；Bladder）の頭文字をとってKUBともいいます．

腎臓は背臥位正面で撮像するとそら豆形で第11胸椎上縁～第3腰椎下縁の間にあり，10～14 cmの長径で右は肝臓に押し下げられてやや低位置になっています．

尿管結石が排石されるかどうかの経過観察にはCTより被曝の少ないKUBが有用です．

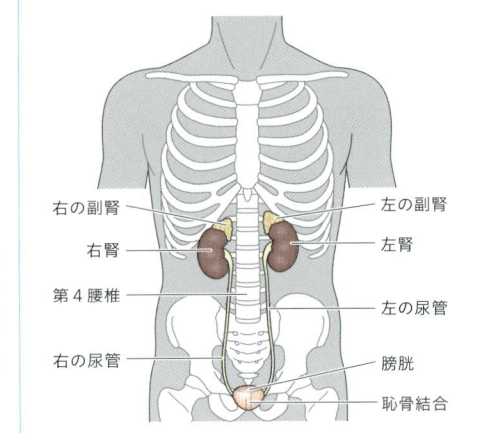

Fig. KUBで確認可能な臓器

右の副腎／左の副腎／右腎／左腎／第4腰椎／左の尿管／右の尿管／膀胱／恥骨結合

Assist Navi 🧭 腎エコーで診断が可能な腎疾患 〔日本医師会編：腹部エコーのABC 第2版より〕[3]

D 腎機能の評価

	診断が可能な疾患とエコー像		エコー像の特徴
単純性腎嚢胞		腎中心エコー／肝臓／囊胞／後方エコー増強	・腫瘤内部が無エコーで均一 ・嚢胞に特徴的な後方エコーの増強あり
多発性腎嚢胞		＊：囊胞／左腎／後方エコー増強	・大小さまざまな嚢胞性病変を両側腎全体で認める ・腎全体の腫大 ・腎実質の菲薄化 ・腎の形態が保たれないことも多い ・後方エコーの増強
腎結石		腎中心エコー／結石／音響陰影	・結石からの強い反射を呈するエコー像 ・結石後方に音響陰影（acoustic shadow） ・水腎症を伴うことが多い
水腎症		菲薄化した腎実質／拡張した腎盂	・腎盂が腎中心エコーから解離し，拡張した腎盂像を呈する ⇒腎盂内に尿が貯留するため
腎細胞癌		肝／右腎／腎癌	・腎実質内の腫瘤像 ・全体的にやや高エコーで不均一 ・腎輪郭の拡大・変形 ・中心部エコー像の断裂・圧排・消失 ・腫瘍内部で壊死や出血をおこすと低エコー，石灰化で高エコーを示す
腎盂腫瘍		腫瘍／左腎／水腎杯／腎中心エコー	・腎盂の拡張 ・腎中心エコー内のやや低エコー（腎実質とほぼ同じ輝度）として腫瘤が描出 ・腫瘍による圧排 ・水腎症や尿管腫瘍の合併

D-22
D-23
D-24

D-25 経静脈性腎盂造影法（排泄性腎盂造影法）

水様性ヨード造影剤を静脈に注入すると、腎から排泄されるので、腎盂、腎杯、尿管、膀胱、そして尿道までの全尿路像が得られます。このとき、腎機能が低下している患者では、腎臓で造影剤を濃縮できないため、造影剤がそのまま排出され、尿路造影がうまくいかなくなります。これを利用して腎機能が正常かどうかを判定することもできます。

撮影はヨード造影剤を静脈に注射して、5分後（腎臓を描出）、15分後（膀胱を描出）に撮影を行うIVP（intravenous pyelography）と、点滴で緩徐にヨード造影剤を注入し、10分後、30分後に撮影を行うDIP（drip infusion pyelography）という方法があります。これらは主に尿路結石、腎盂・尿管癌、膀胱癌の診断や血尿のスクリーニング検査に用いられます。造影した状態でCTを撮る（これをCTUといいます）と、より詳細に解析できます。膀胱まで達した後に排尿して立位撮影すると残尿の診断に役立ちます。

Fig. 経静脈性腎盂造影法

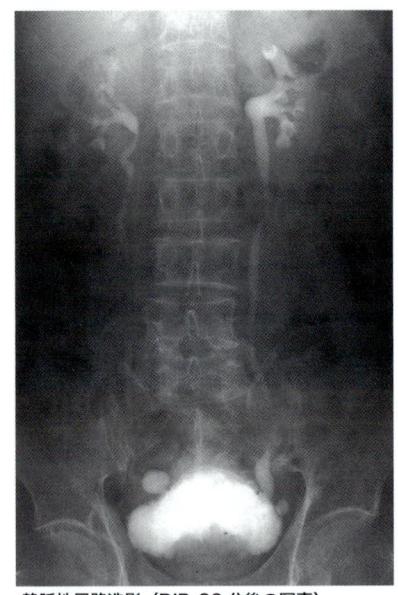

静脈性尿路造影（DIP, 30分後の写真）
前立腺肥大とそれによる膀胱憩室、膀胱肉柱形成をみとめるが、水腎症はない。
（国試96-A38）

なお、この検査を行う際にはヨードアレルギーの問診は不可欠です。ヨードアレルギーは注射後に、吐き気、蕁麻疹などが出たり（3%）、まれに血圧が下がり、喘息発作、アナフィラキシーショックに至るもの（0.03%）で、ヨードがIgEを介さずにヒスタミン分泌や補体を活性化するために引きおこされます。また遅発性副作用といい、検査後1時間から数日経ってから皮膚に発疹が出ることもあります。

急性腎障害の項目で述べる造影剤腎症の発症の予防も重要です。

One More Navi
ヨードアレルギーの有無を調べるために患者に1mLのヨード造影剤を静注するテストは意味がないだけでなく、アナフィラキシーショックをおこす危険がある。

D-26 腎CT

Fig. 腎CTの正常像

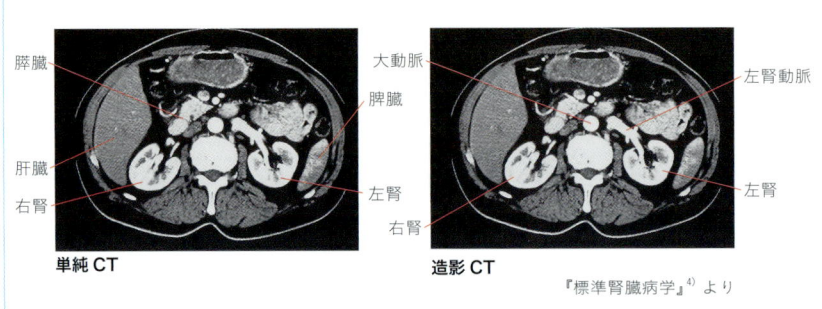

単純CT（膵臓、肝臓、右腎）
造影CT（大動脈、脾臓、左腎動脈、右腎、左腎）

『標準腎臓病学』4)より

腎CT（computed tomography）検査は、患者の苦痛が少なく、診断評価の高い画像が得られるため、腎臓、副腎、膀胱、後腹膜腔などの泌尿器系の疾患の診断に

広く利用されています．

腎嚢胞や多発性嚢胞腎では，病変部がはっきりわかり，確定診断をつけることができます．そのほか，腎癌，腎結石，水腎症，副腎腫瘍，尿管結石，膀胱腫瘍などの診断に有効です．

単純 CT では造影剤を用いないので尿路結石・石灰化が描出されます．造影 CT は造影剤を静脈に注入して撮影することで，腫瘍性病変が描出できます．造影剤静注後，早期相と遅延相を撮影します．なお，造影 CT は GFR が 60 mL/分/1.73 m^2 以下の場合，急性腎不全をおこす危険があるため勧められません．

> **One More Navi**
> 早期層（注入 15～30 秒後）では動静脈奇形や膿瘍腔壁のリングなどの動脈病変を，遅延層（注入 80 秒以降）では癌や膿瘍腔周辺の炎症などの臓器病変をみる．

▶CTの種類と特徴

単純 CT：臓器の位置，形態，石灰化，ガスの有無，出血，腹水などを検出．

造影 CT：造影剤を使用して CT の撮影を行う．病変の検出，質的診断，進展度診断に有用．造影剤アレルギーの患者や腎不全患者では経静脈性造影は禁忌．

dynamic CT：経静脈性造影剤を急速注入して撮影．微細な病変の描出が可能．また，連続スキャンで，血管性腎実質造影→尿細管性腎実質造影→腎盂造影の順に 3 相の腎実質を描出可能．

ヘリカル CT：連続的なスライスデータを得ることが可能．また，スライスデータの三次元立体画像で病変部を立体的に把握できる．

D-27 MRI

Fig. 腎MRI横断像（正常像）

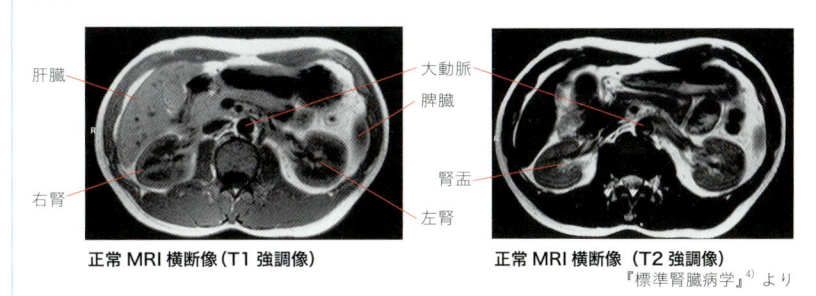

正常 MRI 横断像（T1 強調像） ／ 正常 MRI 横断像（T2 強調像）
（肝臓，大動脈，脾臓，腎盂，右腎，左腎）
『標準腎臓病学』[4] より

Fig. 腎MRI冠状断像（正常像）

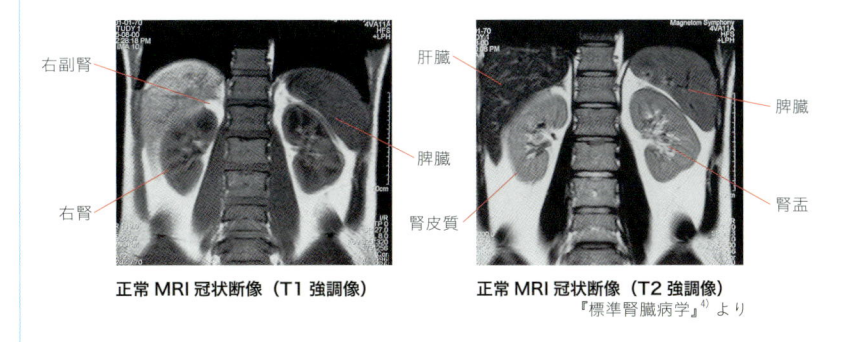

正常 MRI 冠状断像（T1 強調像） ／ 正常 MRI 冠状断像（T2 強調像）
（右副腎，肝臓，脾臓，脾臓，腎盂，右腎，腎皮質，腎盂）
『標準腎臓病学』[4] より

核磁気共鳴画像（magnetic resonance imaging；MRI）は軟部組織の分解能に優れています．造影剤を使用しないで腎杯，腎盂，尿管，膀胱を描出できます（MR urography）．また，妊娠中でも検査が可能という利点もあります（ただし，妊娠初期は避けなければなりません）．

造影剤を使用して血管を描出することも可能です（MRA：MR血管造影）。先に述べたとおり造影CTはGFRが60 mL/分/1.73 m² 以下の場合、急性腎不全を引きおこすリスクがあるため勧められません。それに代わるものとして、臨床では**ガドリニウム造影MRI**が勧められてきました。しかし、ガドリニウム造影MRIもGFRが40 mL/分/1.73 m² 以下の場合には**腎性全身性線維症**（nephrogenic systemic fibrosis；NSF）が発症しやすいことが最近明らかになってきたため、末期腎不全には使えません。

> **One More Navi**
> 腎性全身性線維症では皮膚、筋肉、心臓、肝臓、肺などの線維化がガドリニウム投与後数日から数か月後におこる。致死例もあり、注意を要する。

D-28 核医学検査

Fig. 腎シンチグラフィ

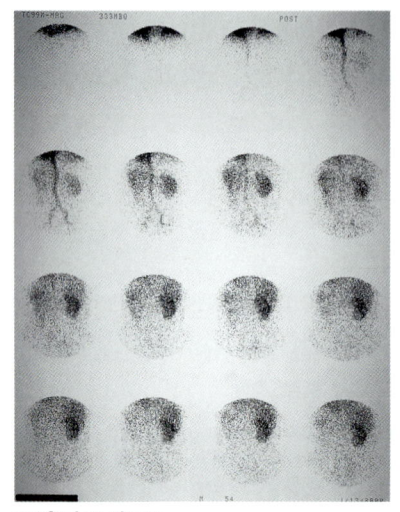

perfusion phase
本症例は左腎の灌流がなく、機能していないことがわかる。右腎は正常（背部から撮影）。

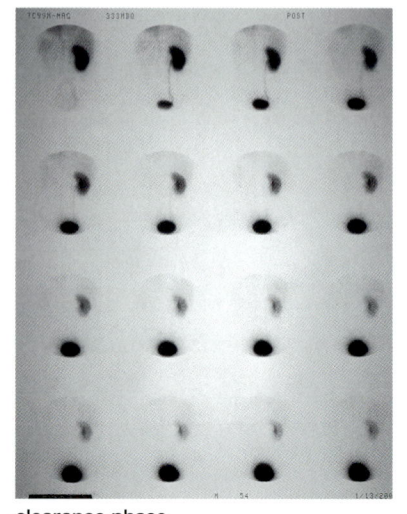

clearance phase
左右の腎臓のGFRの動的なイメージをつかめる。本症例は左腎の排泄に問題があることが、テクネシウムのはけの悪さからわかる。

『標準腎臓病学』[4]より

腎臓に取り込まれる放射性物質（テクネシウム）を注射して背部から撮影し、腎臓の形と機能をみる検査です。

腎レノグラフィは左右それぞれの腎臓の機能を調べる検査です。^{99m}Tc-DTPA（ジエチレントリアミン五酢酸）は速やかに糸球体で濾過されるので左右の腎臓のGFRや動的イメージもわかります。

^{99m}**Tc-DMSA（ジメルカプトコハク酸テクネシウム）腎シンチグラフィ**は尿細管に取り込まれて蓄積し、ゆっくり排泄される^{99m}Tc-DMSAの性質を利用して腎血流量を反映した腎臓の形態がわかります。また、^{99m}Tc-MAG3（メルカプトアセチルグリシルグリシルグリシン）は^{99m}Tc-DTPAと^{99m}Tc-DMSAの両方の性質を持っており、1990年代からよく使われています。

これらの検査は腎奇形、腎腫瘍、腎外傷、腎性高血圧症、尿路閉塞などの診断に使用されます。また、腎移植後の経過観察にも行われます。なお、**ガリウムシンチグラフィ**は腫瘍や炎症に集積し、膠原病や薬剤性、移植後の拒絶反応での急性間質性腎炎で、48時間後に腎臓への取り込みが増強することから、糸球体病変との鑑別に用いられることもあります。

> **One More Navi**
> **核医学診療の安全性**：核医学検査1回あたりの被曝量は、0.2〜8 mSvで、X線検査と大きな違いはない。ただ、ガリウムシンチのように半減期が約3日と長めで細胞内に蓄積するものはあまり使われない。

Assist Navi 🧭 腎CTとMRIの比較

腎疾患	CT		MRI
単純性腎嚢胞	境界明瞭な円形〜卵円形の腫瘤 増強効果はみられない		T1強調像：均一な低信号 T2強調像：著しい高信号
多発性腎嚢胞	高度の腎腫大，多数の嚢胞 肝臓や膵臓などの嚢胞性変化 嚢胞出血，腎結石を伴う 写真（単純CT）：多数の嚢胞によって両腎が腫大．腎実質は圧迫され，萎縮している	（画像） 〔国試 95-G41〕	CTと同様の所見 冠状断，矢状断での全体像の評価が有用
腎結石	単純CT：高濃度構造物として結石を描出 ⇒ただし，結石が断面から外れる可能性があるため，ヘリカルCTのほうが有用		結石の診断的有用性は低い ⇒結石は無信号となり同定しにくい
腎梗塞	造影CT：腎動脈の閉塞部位を描出 慢性期には病変部の萎縮，病変部に一致した腎表面の陥凹がみられる 写真（造影CT）：左腎梗塞によって左腎が造影されない	（画像） 〔国試 104-I 53〕	皮質境界部の不明瞭化 ⇒T1，T2強調像で低信号化
急性腎盂腎炎	造影CTが診断に有用 腎実質造影で腎乳頭から被膜側に広がる楔形の境界不明瞭な低吸収域，皮髄境界の不明瞭化，腎腫大，腎盂・腎杯の壁肥厚，腎洞の消失 写真（造影CT）：右腎盂の拡大，不均一に造影される病変部，ところどころに虚血が認められる	（画像） 〔国試 104-A 36〕	CTと同様の所見
腎膿瘍	境界明瞭な不整な壁を有する低吸収域 造影CT：膿瘍壁陰影の増強，Gerota筋膜の肥厚，腎周囲脂肪組織の不整		T1強調像：不均一な低信号 T2強調像：不均一な高信号
腎結核	腎萎縮・変形，皮質の菲薄化，巣状の低吸収域，腎盂閉塞，石灰化，腎結石，腎盂尿管壁の肥厚		T1，T2強調像で低信号
腎細胞癌	単純CT：低吸収域 造影CT：早期相で等〜高吸収像 遅延相で低吸収像		T1強調像：低信号 T2強調像：高信号 ⇒偽被膜を有して膨脹性に発育する腎細胞癌の診断にT2強調像が有用
嚢胞性腎癌	単純性腎嚢胞に比して嚢胞壁の肥厚，不整，一部，結節状で，時に石灰化を認める		
腎血管筋脂肪腫	単純CT：内部に脂肪を有する不均一な腫瘤 造影CT：一般的には富血管性．脂肪成分が多い腫瘤は乏血管性		脂肪を含む腫瘤として描出

D-29 腎生検

▶レファレンス
・標準泌尿⑧：p.89

One More Navi
腎生検は原因不明の急性腎不全にも行われることがある．

One More Navi
バイオプシーガンは一瞬で組織を取ることができる針（18 G）を用いた生検用の道具で，挫滅による出血が少なく，腎生検のみならず前立腺生検でも使われる．しかし，アミロイド腎のように止血しにくいのもあり，術後8時間後でも出血がおこりうる．

One More Navi
アミロイドーシスのような全身疾患では比較的安全な皮膚や直腸・胃の生検で診断が可能である．また，すでに進行した慢性糸球体腎炎が疑われる場合は，診断的価値がないため腎生検は行わない．

One More Navi
ループス腎炎は腎病変が多彩なので0.5 g/日程度の蛋白尿でも腎生検で治療方針を決定することがある．

D-30 腎生検

腎生検とは，エコーガイド下に背中から穿刺針を刺し，腎臓の組織を採取して組織学的（光学顕微鏡，電子顕微鏡，免疫染色）に調べる検査です．手術室で，全身麻酔のもとで腎組織を採取する開放腎生検や腹腔鏡下腎生検も稀に行われます．

腎生検からは，腎疾患の病型とその重症度に関する情報が得られます．適応は糸球体疾患が疑われる時がほとんどです．特に，ネフローゼ症候群，急性糸球体腎炎，移植腎の腎不全や間質性腎炎との鑑別が対象になります．

腎生検に伴う合併症としては，腎皮膜下あるいは後腹膜の血腫，肉眼的血尿などで，稀に輸血や腎動脈塞栓術，腎摘が必要になることもあります．

腎生検の禁忌は，出血傾向（凝固異常，血小板減少），重症高血圧（出血しやすい），腎および腎周囲の感染（周辺に菌をまきちらす），水腎症（皮質が萎縮），多発性囊胞腎，腎萎縮です．単腎も検査後の出血がコントロールできずに，腎摘になると検査の意味がないので禁忌です．どうしても必要な場合は，腹腔鏡下で観察しながら経皮腎生検を行い，止血を確認することで腎摘を回避します．

D-31 腎生検標本の見方

Fig. 腎生検で確認可能な糸球体の構造

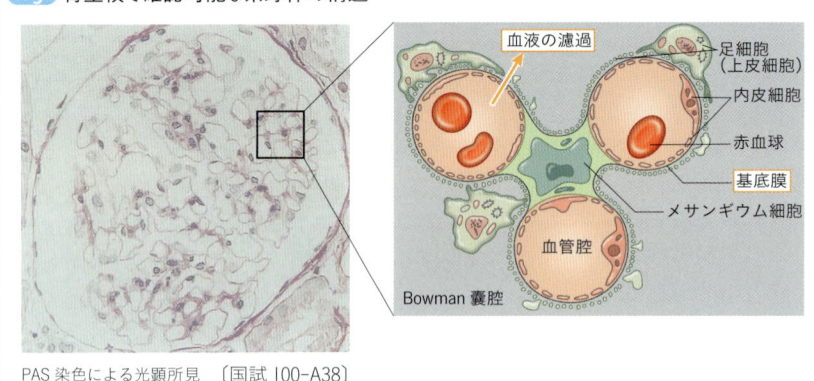

PAS染色による光顕所見 〔国試100-A38〕

腎生検光顕診断に必要な基本的染色法（hematoxylin eosin；HE）は，浸潤細胞の種類（好酸球など）を見るために用います．PAS（periodic acid Schiff）染色は基底膜がくっきりと染まるので，腎生検診断ではこの染色が中心です．PAM（periodic acid methenamine silver）染色はコラーゲンが黒く染まるため，基底膜がよりくっきりと染まります（膜性増殖性腎炎の二重基底膜などの診断に有用）．

診断では，腎実質の構成要素である糸球体，尿細管，間質，血管の病変の観察を行います．特に，腎炎では糸球体の構造と構成細胞〔内皮細胞（endothelial cell），基底膜（basement membrane），ポドサイト（上皮細胞，足突起細胞；epithelial cell, podocyte），メサンギウム細胞（mesangial cell），メサンギウム領域，Bowman囊，Bowman囊上皮細胞〕の病変の観察が重要です．

蛍光抗体法は補体や免疫グロブリンの沈着を観察する場合に行い，蛍光顕微鏡を用いて標本上の蛍光物質を観察します．

また，電子顕微鏡は数万倍の拡大が可能な顕微鏡で，上皮細胞のポドサイトの融合，高電子密度沈着物（dense deposit）や細線維（アミロイド線維など）の有無と

局在，基底膜の厚さなどを観察する場合に用いられます．電子顕微鏡では，まず基底膜を同定し，ポドサイトが見られるほうがBowman腔で，基底膜を挟んで反対側が毛細血管腔です．メサンギウム基質は基底膜と同じ密度（electron density）です．

Assist Navi　PAS染色と電子顕微鏡での糸球体基底膜の見え方

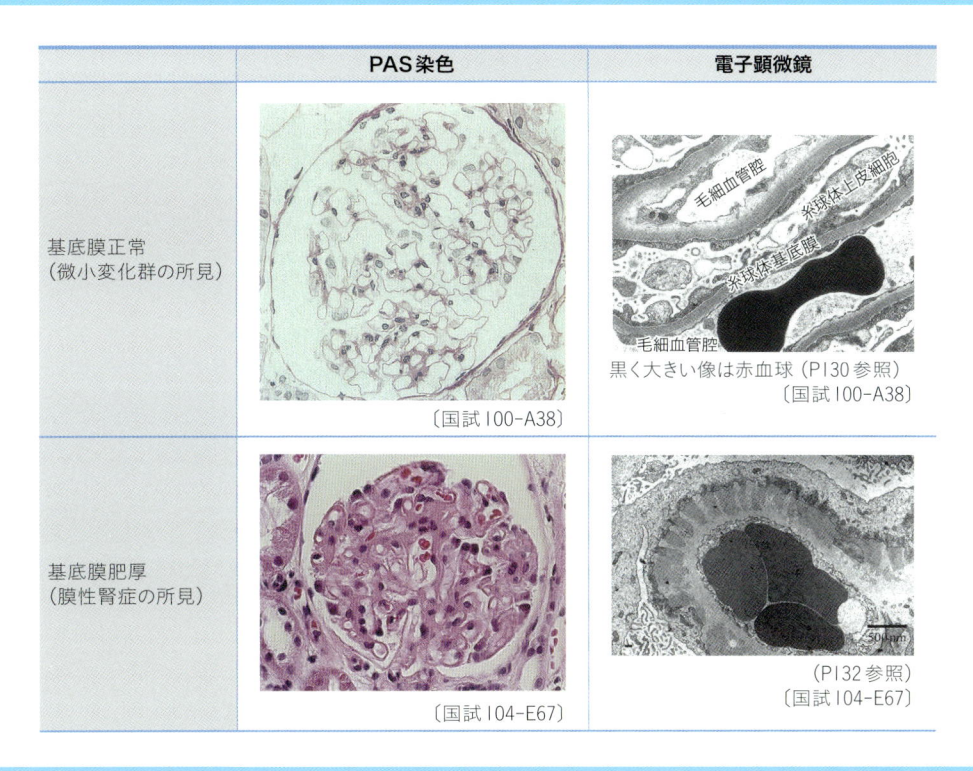

	PAS染色	電子顕微鏡
基底膜正常（微小変化群の所見）	〔国試100-A38〕	毛細血管腔／糸球体上皮細胞／糸球体基底膜／毛細血管腔　黒く大きい像は赤血球（P130参照）〔国試100-A38〕
基底膜肥厚（膜性腎症の所見）	〔国試104-E67〕	（P132参照）〔国試104-E67〕

E

腎疾患の徴候

Preview

E-01 乏尿・無尿
▶尿量 400 mL/日以下は乏尿，100 mL/日以下は無尿

E-02 多尿
▶尿量 3,000 mL/日以上は多尿

E-03 頻尿
▶頻繁に我慢できない尿意を催す頻尿

E-04 排尿痛
▶排尿痛の一般的な原因は尿路感染と結石

E-05 血尿
▶持続する血尿に要注意

E-06 蛋白尿
▶150 mg/日を超える蛋白尿が持続する場合は，腎疾患のサイン

E-07 浮腫
▶膠質浸透圧が下がると組織間液が静脈に戻れずに浮腫がおこる

E-08 脱水
▶脱水には3つのタイプがある！

E-09 高血圧
▶腎疾患は高血圧の原因で，高血圧は腎疾患悪化のリスクファクター．詳しくは「H章 高血圧症」を参照

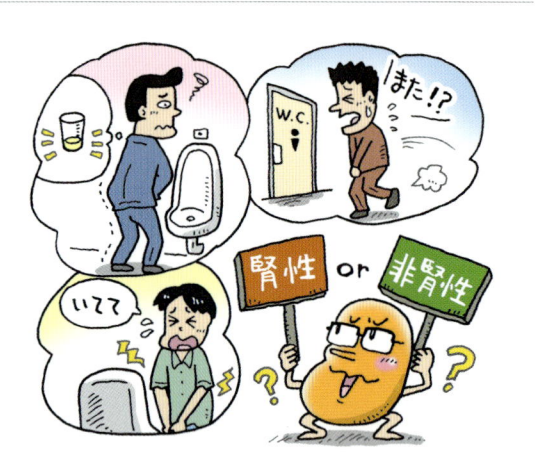

Navi 1 尿量の著しい変化には注意が必要

尿量が著しく変化する場合，その原因が腎臓にあるか否かを特定する必要があります．

▶ E-01 ～ E-02 で，乏尿・無尿，多尿の病態とその原因となる疾患，腎疾患と他の要因との鑑別のポイントを見ていきましょう．

Navi 2 糸球体性か，非糸球体性か？

持続する血尿は尿路系のあらゆる疾患の可能性があり，原因が糸球体の異常によるものかどうかを判断する必要があります．

▶ E-05 で，血尿を来す疾患と糸球体性血尿の特徴について知っておきましょう．

Navi 3 蛋白尿も持続性が重要

蛋白尿が出たとしても一過性のものは病的意味はありません．しかし，持続する場合は，その原因を詳しく探索する必要があります．

▶ E-06 で，血尿を来す疾患と糸球体性血尿の特徴について知っておきましょう．

Navi 4 高張性脱水，低張性脱水，等張性脱水

体液量の減少を指す脱水は，そのタイプによって症状が異なります．

▶ E-08 で，脱水状態となる病態を理解し，それぞれの特徴的な症状を確認しておきましょう．

E-01 乏尿・無尿

▶レファレンス
- 内科診断②：p.600-607
- ハリソン④：p.285
- 新臨内科⑨：p.954

One More Navi
尿濃縮力の低下した状態（多尿の項参照）では、1日400 mL以上の尿量でも老廃物を排出できないため、血中BUN、クレアチニンが上昇する（腎不全）.

病態 尿は随意尿と不可避尿に分けられます。不可避尿とは、体内の老廃物を溶かすのに最低限必要な尿のことを指します。一般的な食事を摂取している場合、1日に体内で産生される600 mOsmの溶質を尿中に排泄する必要があり、1日最低400 mLの尿を出さないと、身体に老廃物が貯まって腎不全となります。この尿量400 mL以下の状態を乏尿といい、さらに尿量が減少し、100 mL/日以下となった状態を無尿といいます。無尿の患者では、腎疾患のほかに尿路閉塞による尿閉が疑われますので、腎エコーでその可能性を否定する必要があります。

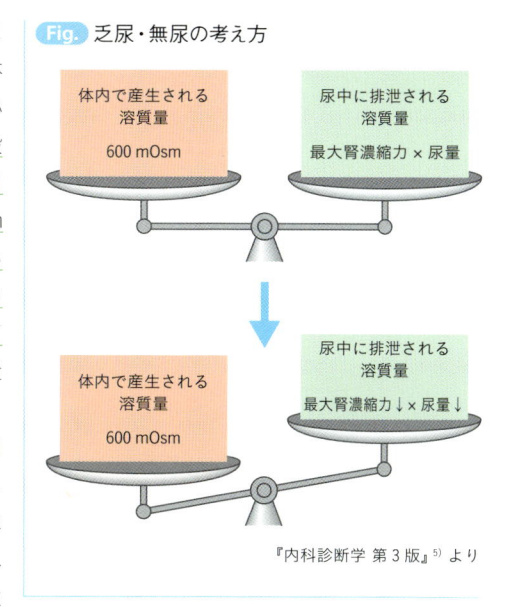

原因 乏尿となる原因は、腎前性、腎性、腎後性の3群に分類することができます。鑑別診断を行う場合には、まずこの3群を念頭に置いて、診断を進める必要があります。

Fig. 乏尿・無尿の考え方

体内で産生される溶質量 600 mOsm ／ 尿中に排泄される溶質量 最大腎濃縮力 × 尿量

体内で産生される溶質量 600 mOsm ／ 尿中に排泄される溶質量 最大腎濃縮力↓ × 尿量↓

『内科診断学 第3版』[5]より

Assist Navi 乏尿をきたす原因と疾患

乏尿の原因		乏尿をきたす疾患
腎前性乏尿	腎血管の閉塞	腎動脈血栓症、腎動脈塞栓症、腎静脈血栓症
	細胞外液量の低下	脱水、手術、熱傷、嘔吐、下痢、利尿薬の投与、出血など
	有効動脈血容量の低下	末梢血管の拡張、心機能不全（心不全、心タンポナーデ、肺梗塞、心筋梗塞）、低アルブミン血症（ネフローゼ症候群、低栄養）、腹水など
	腎血管抵抗の上昇	肝腎症候群、麻酔、手術、造影剤
腎性乏尿	糸球体病変（急性病変）	急性糸球体腎炎、半月体形成腎炎、Goodpasture症候群、全身性エリテマトーデス、溶連菌感染後糸球体腎炎、急速進行性腎炎症候群、膜性増殖性腎炎など
	糸球体病変（慢性病変）	慢性腎炎症候群
	細血管性病変	血管炎、血栓性血小板減少性紫斑病（TTP）、溶血性尿毒症症候群（HUS）、全身性エリテマトーデス
	尿細管病変	尿細管腔閉塞、急性尿細管壊死
	間質性病変	白血病、リンパ腫、サルコイドーシス 急性間質性腎炎
腎後性乏尿	両側尿管閉塞	結晶、凝血塊、結石、壊死塊、浮腫、乳頭塊 腫瘍、後腹膜線維化、結紮、血管走行異常
	膀胱障害	腫瘍、結石、神経因性膀胱、抗コリン薬で収縮不全
	尿道閉塞	先天性形態異常、前立腺肥大症

E-02 多尿

▶レファレンス
- ハリソン③：p.281
- 新臨内科⑨：p.954

Fig. 尿崩症の検査と確定診断

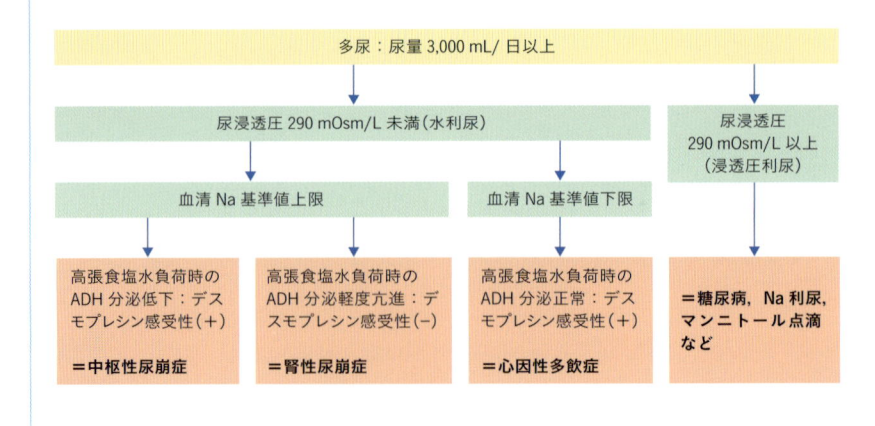

```
多尿：尿量 3,000 mL/日以上
   │
   ├──────────────────────────────┬───────────────────┐
   ↓                              ↓                   ↓
尿浸透圧 290 mOsm/L 未満（水利尿）        尿浸透圧
                                              290 mOsm/L 以上
                                              （浸透圧利尿）
   ↓                ↓              ↓
血清 Na 基準値上限    血清 Na 基準値下限

高張食塩水負荷時の   高張食塩水負荷時の   高張食塩水負荷時の   ＝糖尿病，Na 利尿，
ADH 分泌低下：デス   ADH 分泌軽度亢進：   ADH 分泌正常：デス    マンニトール点滴
モプレシン感受性(+)  デスモプレシン感受性(-)  モプレシン感受性(+)   など

＝中枢性尿崩症      ＝腎性尿崩症        ＝心因性多飲症
```

One More Navi

胎盤にはバソプレシンとオキシトシンを分解する酵素（vasopressinase）があり，下垂体は代償的にバソプレシンを多めに分泌している．そのため妊娠中や分娩後には尿量や水代謝の異常がおきやすい．また，生理のある女性はバソプレシンの分泌が多く，低 Na 血症になりやすい．

One More Navi

バソプレシンは通常夜間に増加して尿量を減らすが，多尿の患者は夜間も排尿のために頻回におきて睡眠が障害されることもある．

病態 尿量が 3,000 mL/日以上の場合を多尿といいます．

原因 多尿の原因が，浸透圧利尿（尿糖，マンニトール，尿素などの溶質が過剰になって尿量が増加する）であれば，尿の浸透圧は血清の 300 mOsm（尿比重 1.010）より高値になります．これに対して水利尿がおきる心因性飲水や尿崩症の場合は，尿の浸透圧は 150 mOsm 以下と低値になります．中枢性尿崩症は突然発症することが多く，腎性尿崩症はゆっくり進行します．中枢性か腎性かの鑑別はバソプレシン（あるいはデスモプレシン）への反応で判断します．また，後天性腎性尿崩症の原因として多いのは，薬剤（炭酸リチウム）の服用や低 K 血症，高 Ca 血症です．

Assist Navi 多尿をきたす疾患

多尿の種類		原因となる疾患など
水利尿	中枢性尿崩症 原因：ADHの合成低下	・遺伝性：通常は常染色体優性遺伝 ・特発性 ・症候性：外傷，脳腫瘍（鞍上胚芽腫，頭蓋咽頭腫，下垂体腺腫），癌脳転移（肺癌，乳癌，白血病），脳炎，サルコイドーシスなど
	腎性尿崩症 原因：バソプレシン抵抗性多尿	・遺伝性：通常は伴性劣性遺伝 ・後天性：低 K 血症，高 Ca 血症，Fanconi症候群，水腎症，骨髄腫，アミロイドーシス，囊胞腎，鎌状赤血球貧血症，薬剤（リチウム，デメチルクロルテトラサイクリン塩酸塩）
	心因性多尿症	・統合失調症
浸透圧利尿	溶質負荷	浸透圧利尿薬（マンニトール，ソルビトール，グリセロール，血管造影剤），糖尿病，尿素（急性腎不全回復期，高蛋白食，尿管閉鎖後利尿）
	塩化ナトリウム吸収障害	腎不全，利尿薬，間質性腎炎（腎盂腎炎）

E-03 頻尿

▶レファレンス
・内科診断②：p.595-599
・新臨内科⑨：p.954

One More Navi
心房細動では心房からNa利尿ホルモンANPが分泌されて尿量が増加して頻尿になることがある．うっ血性心不全でも昼間に溜まった下肢の水が夜間に仰臥位となることで心臓に返ってきて，ANP分泌や腎臓血流量の増加をもたらすため，夜間頻尿になりやすい．

病態 膀胱は尿が300 mL溜まると尿意を我慢できなくなります．

しかし，この量に満たないうちに尿意を我慢できなくなり，排尿回数が異常に多くなったものを頻尿といいます．

原因 頻尿の原因としては，膀胱への刺激（膀胱炎），膀胱の感覚が少し高まってしまう過活動膀胱（overactive bladder；OAB）や，1日尿量が2,000 mL以上の多飲多尿（水分多飲，糖尿病，尿崩症），または残尿（前立腺肥大症，神経因性膀胱，脊髄損傷，子宮脱），膀胱容量の減少（萎縮膀胱）などが考えられます．

回数が多くても生活全般に支障がなければ治療の必要はありませんが，原因特定や症状が慢性化，重篤化することを避けるために早期診断が勧められます．

Tab. 頻尿をきたす疾患

膀胱粘膜刺激
・急性膀胱炎, 急性前立腺炎, 膀胱結石
・膀胱異物, 尿管下端結石, 膀胱腫瘍
・慢性閉塞性肺疾患, 過換気症候群
膀胱容量の減少
・前立腺肥大, 膀胱頸部硬化症, 神経因性膀胱
・間質性膀胱炎, 妊娠子宮, 異所性尿管瘤
多飲多尿
・糖尿病, 尿崩症
就寝時多尿
・心不全, 慢性腎不全, 加齢
心因性頻尿

関連項目

▶過活動膀胱

過活動膀胱は膀胱の不随意収縮による尿意切迫感を伴う排尿障害．神経因性と非神経因性がある．「急に我慢できない尿意がおこり，尿が漏れてしまうことがある」といった症状を示す．40歳以上の男女の8人に1人に過活動膀胱の症状がある．抗コリン薬が治療に利用されるが，ムスカリン受容体遮断による副作用には注意が必要．

▶間質性膀胱炎

普通の膀胱炎と違い，粘膜だけでなく筋層などにまで及ぶ膀胱壁全体の炎症．女性に多く，半数がアレルギー疾患を基礎に有する．膀胱部痛または尿意切迫時に伴う痛みがあり，膀胱内腔に点状出血があるも血尿は必発ではない．

国試出題症例
[国試101-D22]

●77歳の男性．夜間の頻尿を主訴に来院した．就寝後に4, 5回トイレに行く．既往歴に高血圧があり，服薬治療を受けている．前立腺は軽度肥大しているが硬結を触れない．尿所見：蛋白（−），糖（−），潜血（−），尿沈渣に赤血球，白血球を認めない．
⇒夜間に3回以上排尿におきるようだと前立腺肥大が疑われる．このケースでは，1日の飲水と排尿との時刻と量とを記録するよう指導する．

E-04 排尿痛

▶レファレンス
・内科診断②：p.590-594

病態 排尿痛とは排尿時に痛みや不快感があることを指し，一般的には尿路感染や結石でおこります．尿道炎，膀胱炎，尿路結石症，前立腺炎，前立腺肥大症などが排尿痛の原因疾患としてあげられます．

原因 膀胱内に結石があると排尿時の痛みや血尿などがみられます．排尿の出始めに痛みを感じる疾患には前立腺炎，尿道炎，淋菌感染症，性器クラミジア感染症があります．排尿が終わるころに痛む疾患には急性膀胱炎，尿管結石，腎盂腎炎があります．排尿の間ずっと痛む疾患には間質性膀胱炎，腎盂腎炎，尿道狭窄があります．

Fig. 排尿痛の分類

全排尿痛
初期排尿痛
終末期排尿痛

排尿の開始　　　　　終了

残尿感とは排尿しても膀胱にまだ尿が残っている感じをいいます．実際は尿が残っていなくても不快感，痛み，頻尿を伴う場合は膀胱炎が考えられます．排尿困難をきたす疾患で，尿を全部出しきれずに膀胱に残る尿を残尿といい，100 mL 以上で尿路感染症や腎機能障害（膀胱尿管逆流）を引きおこします．

One More Navi
残尿量（排尿後すぐに経腹的膀胱超音波で測定）は通常ではほぼ 0 mL だが，50 mL 未満は許容範囲．

国試出題症例
[国試102-D56]

● 58歳の女性．排尿時痛を主訴に来院した．2日前から頻尿，残尿感および排尿時痛を認めた．発熱はなかった．普段は腹圧を用いて排尿をしていたが，明らかな残尿感は自覚していなかった．10年前から糖尿病を指摘されていたが未治療であった．体温 36.5℃．腹部は平坦，軟で，下腹部の圧痛はない．尿所見：蛋白 1+，糖 2+，沈渣に赤血球 5〜10/1視野，白血球 5〜10/1視野．血液所見：空腹時血糖 186 mg/dL，HbA1c 9.0%（基準 4.3〜5.8）．
⇒発熱のない膿尿から膀胱炎と診断．糖尿病からくる神経因性膀胱による残尿を確認

[国試98-D38]

● 35歳の男性．悪寒戦慄を伴う 39℃ の発熱，頻尿および排尿時痛のため来院した．3日前から排尿時痛と会陰部不快感とがあったが放置していた．
⇒急性前立腺炎が疑われる

E-05 血尿

▶レファレンス
・内科診断②：p.608-612
・ハリソン④：p.286
・新臨内科⑨：p.955, 963

病態 一過性で蛋白尿を認めず，血尿のみを認める場合は，尿路系の疾患よりは感染症や過度の運動，月経血混入などを考えます．持続する血尿では，尿路系のあらゆる疾患の可能性がありますので，診断のためには糸球体性か非糸球体性かを鑑別することが重要です．

診断 糸球体性血尿では，尿沈渣で赤血球の変形率が 70% 以上，有棘赤血球が 5% 以上，あるいは赤血球円柱の出現が認められます．正常の赤血球形態でも，糸球体性血尿であることがありますが，腎機能，遺伝性の有無や蛋白尿の程度などにより鑑別します．

非糸球体性血尿の場合，赤血球形態は正常で，原因疾患は多彩であり，しばしば同定できないことがあります．しかし，原因として尿路感染症や結石症が存在する

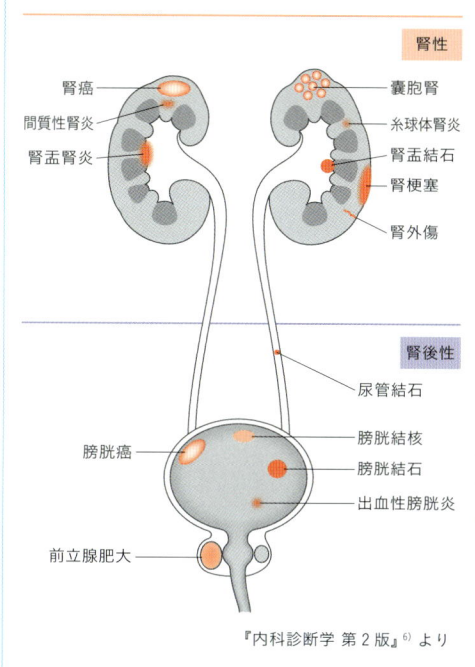

Fig. 血尿の原因疾患（部位による分類）

腎性
- 腎癌
- 間質性腎炎
- 腎盂腎炎
- 嚢胞腎
- 糸球体腎炎
- 腎盂結石
- 腎梗塞
- 腎外傷

腎後性
- 尿管結石
- 膀胱結核
- 膀胱癌
- 膀胱結石
- 出血性膀胱炎
- 前立腺肥大

『内科診断学 第2版』6)より

Tab. 血尿をきたす疾患

顕微鏡的血尿	頻度(%)	肉眼的血尿	頻度(%)
原因不明	43	尿路感染症	33
前立腺肥大症	13	膀胱癌	15
尿路結石症	5	前立腺肥大症	13
尿路感染症	4.3	尿路結石	11
膀胱癌	4	原因不明	8.4
腎疾患	2.2	腎癌	3.6
腎癌	0.5	前立腺癌	2.4
前立腺癌	0.5	尿管癌	0.8
尿管癌	0.2	その他	0.6
その他の癌	0.2		

ことが少なくありません．

尿路の悪性腫瘍は無症候性で，一時的な肉眼的血尿をきたすことが多いので，40歳以上で一度でも無症候性の肉眼的血尿があれば，尿細胞診，膀胱鏡を含めた泌尿器科的精査が勧められます．膀胱癌のリスクファクターは，喫煙，ベンゼン曝露，長期鎮痛薬の使用，シクロホスファミド使用などです．抗凝固療法のみでも出血がみられることもありますが，他の出血の原因の検索を怠るべきではありません．

E-06 蛋白尿

▶レファレンス
- ハリソン④：p.285
- 新臨内科⑨：p.962

病態 蛋白尿の量を正確に把握するためには，1日蓄尿を行って蛋白尿の定量をします．正常では1日に尿で排泄される蛋白は150 mg以下（このうちアルブミンは30 mg以下）です．これを超える量の蛋白が排出される場合は多くの場合で，腎疾患が疑われます．

診断 まず，蛋白尿は持続性に認められる場合に病的意義があります．したがって，日を変えて少なくとも2回検尿する必要があります（再現性の確認）．一過性の蛋白尿は，過激な運動，発熱，ストレスなどにより引きおこされますが，予後は良好で精査は不要です．また，外来時尿が陽性であっても，早朝第一尿が陰性の持続性蛋白尿の場合は体位性蛋白尿の疑いがあります．体位性蛋白尿は立位で腎臓が下がり，腎静脈が引き延ばされて，腎うっ血がおきることが原因と考えられ，これも良性です．こうした生理的蛋白尿については除外診断をします．

持続的に150 mg/日を超える量の尿蛋白が出る場合は，病的蛋白尿と判断し，診察を進めます．3.5 g/gCr（3.5 g/日）以上の蛋白尿は，ネフローゼ症候群の疑いがあります．糸球体病変以外ではこれほどの蛋白尿はみられません．一方，0.5 g/日以上，3.5 g/日以下の尿蛋白では糸球体病変のほか，尿細管病変，腎血管性病変も考える必要があります．蛋白尿があると腎不全が進行しやすく，特に1,000 mg/

One More Navi
起立性蛋白尿の場合，就寝前に排泄して起床したばかりの尿を調べると臥床していたため蛋白（−）になる．早朝尿は濃縮されているので微量の蛋白尿も検出しやすい．

One More Navi
臨床では蓄尿でいちいち蛋白尿を定量化するのは煩雑なため，尿中Cr量で補正したmg/mgCrが，mg/日の代わりによく用いられる．

One More Navi

腎炎による蛋白尿でも入院して安静にすると減少することがある.

One More Navi

ネフローゼ症候群：
①尿蛋白≧3.5 g/日(持続的)
②血清総蛋白量≦6.0 g/dL 以下または血清アルブミン値≦3.0 g/dL
③血清総コレステロール値≧250 mg/dL
④浮腫
以上の4大症状を呈する症候群（ただし，③④は必須条件ではない）．

One More Navi

全身性エリテマトーデス（SLE）は尿異常と腎炎との相関性に乏しいため，1日500 mg以上の蛋白尿があれば腎生検を考慮する．

Fig. 蛋白尿の診断

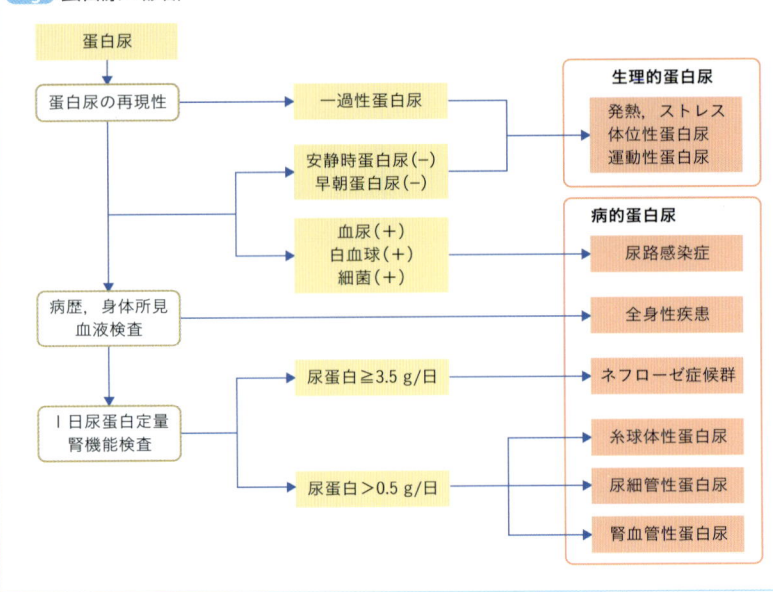

```
蛋白尿
  ↓
蛋白尿の再現性 ──→ 一過性蛋白尿 ──┐
  ↓                              │  生理的蛋白尿
  ├──→ 安静時蛋白尿(−)            ├─→ 発熱，ストレス
  │     早朝蛋白尿(−)              │   体位性蛋白尿
  │                               │   運動性蛋白尿
  ├──→ 血尿(+)                    │
  │     白血球(+)                  │  病的蛋白尿
  │     細菌(+)        ──────────→  尿路感染症
  ↓
病歴，身体所見
血液検査            ──────────────→  全身性疾患
  ↓
1日尿蛋白定量 ──→ 尿蛋白≧3.5 g/日 ─→ ネフローゼ症候群
腎機能検査
              ──→ 尿蛋白＞0.5 g/日 ─→ 糸球体性蛋白尿
                                    → 尿細管性蛋白尿
                                    → 腎血管性蛋白尿
```

日以上の蛋白尿がある場合は進行の危険が高くなります．

なお，尿中に漏れ出すアルブミンの量が30〜300 mg/日の場合を<u>微量アルブミン尿</u>とよび，㋊<u>心血管系疾患や末梢動脈疾患，腎疾患進行のサインとして重要ですが，尿試験紙では検出が難しいため，より高感度な検出法による測定が必要となります．</u>

E-07 浮腫

▶レファレンス
・内科診断②：p.518-522
・ハリソン④：p.245-249

Fig. 浮腫をおこす要因と血圧，膠質浸透圧の関係

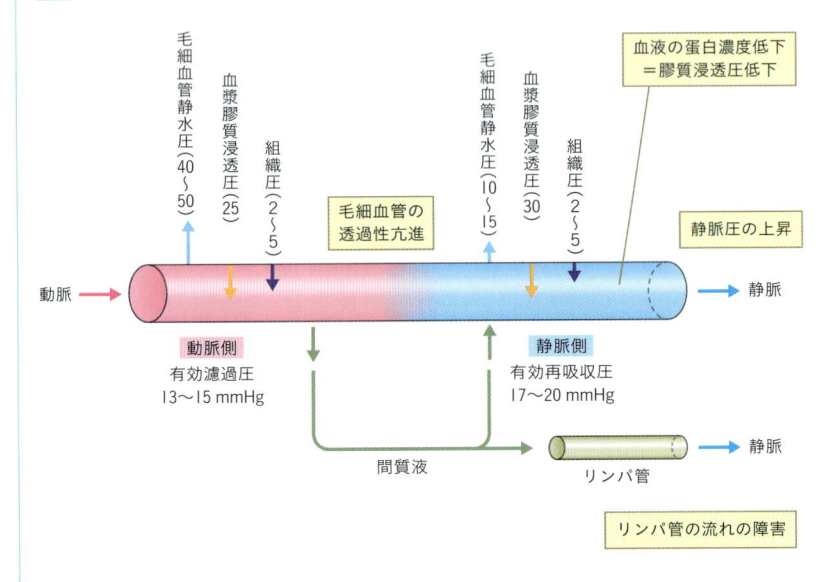

毛細血管静水圧(40〜50)
血漿膠質浸透圧(25)
組織圧(2〜5)
毛細血管の透過性亢進
毛細血管静水圧(10〜15)
血漿膠質浸透圧(30)
組織圧(2〜5)
血液の蛋白濃度低下＝膠質浸透圧低下
静脈圧の上昇

動脈 → 動脈側 有効濾過圧 13〜15 mmHg　静脈側 有効再吸収圧 17〜20 mmHg → 静脈

間質液 → リンパ管 → 静脈

リンパ管の流れの障害

One More Navi

血管中のマイナスの電荷の蛋白質と電気平衡を維持するために陽イオン（Na）が増加する．この増加したNa濃度勾配のため間質から血管内へ水が引きつけられることをDonnan（ドナン）効果という．Donnan効果はアルブミン濃度が増加すると曲線的に増大する．なお生体内でのアルブミンの半減期は約17日．

病態　浮腫は蛋白尿とよく一緒にみられます．浮腫が生じるメカニズムを見てみましょう．

㋊<u>水を組織に押し出す力は血管内の水圧（血圧）で，水を血管内に引き込む力は血管内の膠質浸透圧の作用です</u>．毛細血管の動脈側は血圧が高いため，水を押し出

> **One More Navi**
> 浮腫では食事の塩分制限を3～6 g/日にするが、食塩1 gはNa 17 mEqに相当するので尿中のNa量から食事の塩分が推定できる。また浮腫の経過は体重でモニターできる。

> **One More Navi**
> **Starlingの法則**：毛細血管壁を通じての水分の移動方向と移動速度は、毛細血管内外の静水圧、膠質浸透圧、濾過膜としての管壁の性質に依存するという法則。
> ・血漿→組織への水分の移動
> ⇒静水圧＞膠質浸透圧＋組織圧 のときにおこる。
> ・組織→血漿への水分の移動
> ⇒静水圧＜膠質浸透圧＋組織圧 のときにおこる。

> **One More Navi**
> 眼瞼は皮下組織が少なく、全身性浮腫の初期にむくみやすい。

す力が引き込む力を上回り、水は血管外に押し出されます。しかし、血液が毛細血管を流れていくうちに血圧は徐々に低下し、静脈に達すると今度は水を引き込む力（膠質浸透圧）のほうが強くなって、水は血管内に戻ります。

膠質浸透圧は、血管内外のアルブミンの濃度差によって生み出されます（血管内にはアルブミンが多く存在していますが、組織間液には微量のアルブミンしか存在しません）。組織間液中の余分の水はリンパ管によっても回収されます（Starlingの法則）。

こうした働きのバランスが崩れ、静脈側の組織間液の戻りが悪くなった時に浮腫がおこります。この調節の障害をおこす原因は、静脈圧の上昇、血液の蛋白（アルブミン）濃度の低下、毛細血管の透過性の亢進、リンパ液の流れの障害などがあります。

分類 甲状腺機能低下症（粘液水腫），血管浮腫，リンパ浮腫（フィラリア症）は，圧痕を残さない non-pitting edema（非圧痕性浮腫）であり，このほかは全て pitting edema（圧痕性浮腫）です．さらに，浮腫は身体の一部だけにおこる局所性浮腫と，全身がむくむ全身性浮腫とに分けられます．全身性浮腫の場合は大きく分けて，心臓，肝臓，腎臓の疾患が原因になります．

関連項目

▶ **心性浮腫**

心系（肺循環）の収縮力が低下すると、大静脈にうっ血がおきて、静脈圧上昇に伴い水が組織に染み出して浮腫がおきます。立位では足に、仰臥位では背中にと、重力の方向から現れ、徐々に全身に広がります。

▶ **腎性浮腫**

糸球体濾過が減少して、身体にNaが溜まり、尿量が減り、顔に浮腫がおこります。また、蛋白尿のために血中アルブミンが低下して膠質浸透圧が低下してくると、全身性の浮腫がおこります。

Assist Navi 浮腫の分類

浮腫の分類		主な疾患と好発部位	検査所見		浮腫の原因
			血清アルブミン	蛋白尿	
全身性	心性浮腫	うっ血性心不全：下腿, 手背, 体の下垂部, 胸水 ⇒夕方になるにつれ浮腫が著しくなる.	正常～低下	−～+	毛細血管血圧↑
	腎性浮腫	急性腎炎：顔面, 眼瞼部	低下	+	毛細血管透過性↑
		ネフローゼ症候群：全身性, 胸・腹水 ⇒顔面, 四肢に高度の浮腫	著明低下	+++	膠質浸透圧↓(血管内) 組織圧↓
		腎不全：全身性, 胸・腹水	正常～低下	−～++	毛細血管血圧↑
	肝性浮腫	肝硬変：腹水が著明	低下	−～+	膠質浸透圧↓(血管内) リンパ流障害
	内分泌性浮腫	甲状腺機能低下症：非圧痕性, 下腿～全身	正常	−	膠質浸透圧↑(血管外)
	特発性浮腫	下肢, 足首	正常	−	毛細血管透過性↑
局所性	静脈浮腫	静脈血栓症, 静脈瘤：下肢	正常	−	毛細血管血圧↑
	リンパ浮腫	フィラリア症：非圧痕性	正常	−	リンパ流障害

▶肝性浮腫

　肝機能の低下のためにアルブミン合成が低下し，膠質浸透圧が低下してくると，腹水や浮腫がおきます．

E-08　脱水

▶レファレンス
- 内科診断②：p.490-495
- 新臨内科⑨：p.959

One More Navi

ツルゴール（turgor）とは皮膚の張りのことで体幹上部での評価が最良．軽度（5%）の細胞外液量減少では，皮膚ツルゴール低下が唯一の徴候となる．

One More Navi

脱水を見きわめる手法：脱水を診断するためには，喉の渇き，便秘，尿量減少などはもちろん，脇下の乾燥，不機嫌かどうかなどのほかに，「ツルゴールの低下」も調べる．

ツルゴールの低下：手の甲を軽くつまみ，つまんだ皮膚のもどりをみる．2秒でももどらない場合は低張性脱水を疑う．

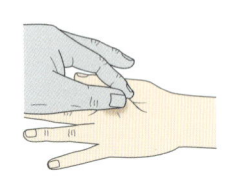

　身体から体液が失われると，体液量減少（hypovolemia）になります．一般にいわれている脱水は，血漿浸透圧の変化から，高張性脱水，低張性脱水，等張性脱水の3つに分類されます．しかし，実際の臨床では，多くの場合で高張性と低張性の混合型を呈します．

▶高張性脱水（水分喪失＞Na喪失）

病態　主に水が失われる脱水が，高張性脱水（dehydration）です．たとえば，汗をかいたときに水を飲まなければ高張性脱水になります．

症状　高張性脱水では循環血液量にはあまり変化がおこらないため，血圧の低下や頻脈などはおこらず，倦怠感もあまり強くは感じませんが，強い口渇を自覚します．

▶低張性脱水（水分喪失＜Na喪失）

病態　主にNa^+が失われる脱水が低張性脱水です．この場合は浸透圧の低い血管内から浸透圧が高い細胞へと水が移動し，ますます血管内容量が減少する可能性があります（血管内脱水）．汗をかいた後に水分だけ補給すると，低張性脱水になります．

症状　低張性脱水は循環血液量が低下することから，血圧低下，立ちくらみ，頻脈といった症状が強く見られ，患者は強い倦怠感を訴えます．

▶等張性脱水

　体液がそのまま失われる脱水で等張性脱水（体液喪失 volume depletion）です．たとえば，下痢の場合にはほぼ体液に等しい浸透圧の腸液が失われるため，等張性脱水がおこります．

E-09　高血圧

▶レファレンス
- 内科診断②：p.471-481
- ハリソン④：p.1772-1786

病態　高血圧による自覚症状は血圧がかなり高くなるまで現れず，180/110 mmHg以上でも頭痛，めまい，倦怠感，肩こり，耳鳴りなどで重症感はありません．これが高血圧を「サイレント・キラー」と呼ぶ所以です．

　腎疾患があると高血圧を合併しやすくなり，これを腎実質性高血圧といいます．腎実質性高血圧は二次性高血圧の大半を占めています．高血圧に先行して腎疾患がある場合や腎以外の高血圧性心血管疾患の合併がない場合に疑われます．これは腎機能低下で体液が増加するため，利尿薬によく反応します．

診断・治療　問診では，家族歴やライフスタイルのリスクファクター（肥満，糖尿病，脂質異常症，喫煙，飲酒，運動不足，ストレス）を確認します．診察では，二次性高血圧を見落とさないようにすることと，血管雑音や眼底検査も含めた心血管系の障害の有無を確認します．検査では，微量アルブミン尿が心血管系のリ

スクになることから，その有無を確認することが勧められます．

通常の降圧目標は，ⓟ腎疾患がなければ 140/90 mmHg 以下になるように治療し，ⓟ腎疾患または糖尿病を合併した高血圧では 130/80 mmHg 以下となるように血圧をコントロールします．

高血圧については▶H-01 から詳しく取り上げます．

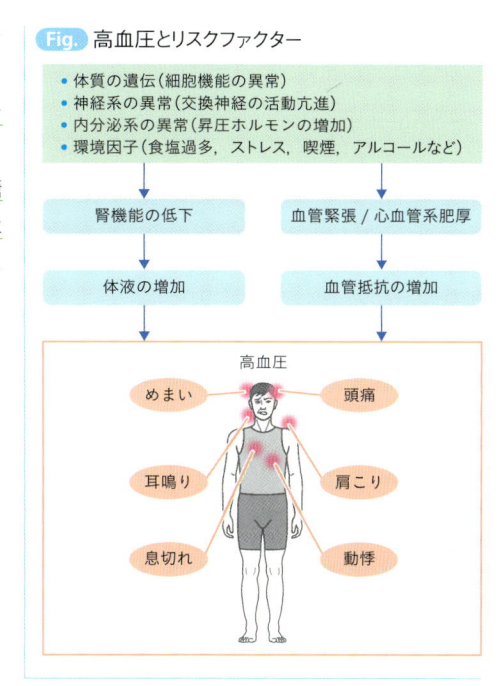

Fig. 高血圧とリスクファクター

- 体質の遺伝（細胞機能の異常）
- 神経系の異常（交換神経の活動亢進）
- 内分泌系の異常（昇圧ホルモンの増加）
- 環境因子（食塩過多，ストレス，喫煙，アルコールなど）

↓ ↓
腎機能の低下 / 血管緊張 / 心血管系肥厚
↓ ↓
体液の増加 / 血管抵抗の増加

高血圧
- めまい
- 頭痛
- 耳鳴り
- 肩こり
- 息切れ
- 動悸

Assist Navi 脱水の症状と治療

症状		高張性脱水（水分喪失＞Na 喪失）	低張性脱水（水分喪失＜Na 喪失）
倦怠感		＋	＋＋＋
神経系	口渇	＋＋＋	－
	頭痛・悪心	－	＋＋＋
	けいれん	－	＋＋
	精神・意識状態	興奮→昏睡	嗜眠→昏睡
循環器	立ちくらみ	－	＋＋
	血圧	不変	低下
	脈拍	不変	頻脈
皮膚	ツルゴール	良	低下
	感触	温・柔	冷・粗
体温		上昇	不定
血液	ヘマクリット（Ht）	不変	上昇
	血液量	不変	減少
	血液尿素窒素（BUN）	不変〜軽度上昇	上昇
	血清 Na 濃度	上昇	低下
尿	尿量減少	＋＋＋	＋
	尿濃縮	高度	軽度
	尿中 Na 濃度	高濃度	低濃度
治療		水（低張液）	生理食塩水（等張液）

F

電解質異常

Preview

F-01	水の調節
F-02	浸透圧と張度
F-03	浸透圧・血圧の調節
F-04	水の出納

F-05	血清ナトリウム (Na) の調節

F-06	低Na血症
F-07	「Na喪失＞水の喪失」の低Na血症
F-08	「水の過剰」が原因の低Na血症
F-09	「Na過剰＜水の過剰」の低Na血症
F-10	低Na血症の治療
F-11	血漿浸透圧と低Na血症

F-12	高Na血症

F-13	血清カリウム (K) の調節
F-14	低K血症
F-15	高K血症

F-16	血清カルシウム (Ca) の調節
F-17	高Ca血症
F-18	低Ca血症

F-19	血清リン (P) の調節
F-20	低P血症
F-21	高P血症

F-22	血清マグネシウム (Mg) の調節

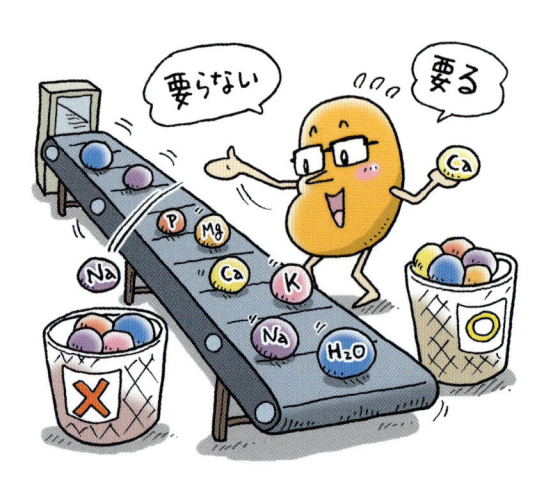

Navi 1 水とNaのバランスを保つメカニズム

体重の60％を占める水はNaの増減と大きなかかわりがあります．

▶ F-02 〜 F-03 で，浸透圧と体内の水の動き，その調節について考えます．また，▶ F-04 で体内での水の出納と，そのバランスを見ていきましょう．

Navi 2 細胞外液で働くメインの浸透圧物質

Na^+は張度をつくることができる重要な溶質で，血漿浸透圧を規定しています．

▶ F-05 で，体内で血清Na^+濃度がどのように調整されているのかを見ていきます．また，▶ F-06 〜 F-11 で低Na血症の病態と治療について詳しく見ていきます．

Navi 3 静止膜電位の維持に重要な役割を果たすK^+

生体内でK^+のバランスが崩れると，神経筋症状や不整脈などがおこり，場合によっては重篤な状態に陥る危険性があります．

▶ F-13 で，血清K濃度の調節機構について学び，▶ F-14 〜 F-15 で，血清Kのバランスが崩れた状態（低K血症，高K血症）とその治療や対応について，考えていきましょう．

Navi 4 骨，腎，腸管の三臓器で調節されるCa^{2+}

生体の血清Ca濃度は，骨，腎，腸管の三臓器によって調節されており，Ca代謝は副甲状腺ホルモンや活性型ビタミンD，カルシトニンなどの内分泌系によって制御されています．

▶ F-16 〜 F-18 でCa代謝の仕組みとともに高Ca血症，低Ca血症の病態と治療法について考えます．

F-01 水の調節

▶レファレンス
- 標準生理⑦：p.714-718
- ハリソン④：p.1982

One More Navi
電解質を学ぶ際には，まず水とNa⁺，そしてK⁺の関係を押さえておくとよい．細胞内液と細胞外液のイオン組成は対照的で，Na⁺は浸透圧物質として細胞外液に多く存在しているのに対し，K⁺は細胞内液に多く存在し，静止膜電位の維持に寄与している．両者は細胞膜上の輸送体によってバランスが保たれている．

F-02 浸透圧と張度

Fig. 体液の分布

- 骨・その他 25%
- 細胞内液 40%
- 脂肪 15%
- 細胞外液 20%
  - 組織間液 15%
  - 血漿 5%
- 体液 60%

Fig. 張度を作り出す溶質

A：張度（－）　尿素，エタノール　細胞内液／細胞外液

B：張度（＋）　Na⁺，グルコース　細胞内液／細胞外液

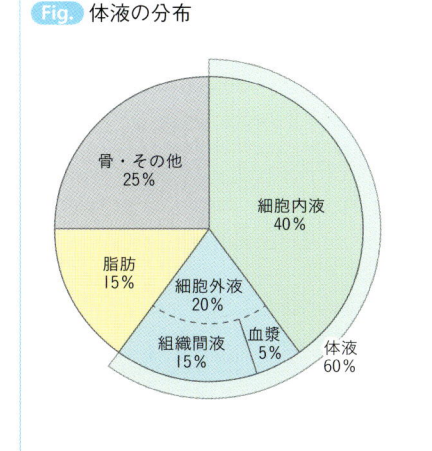

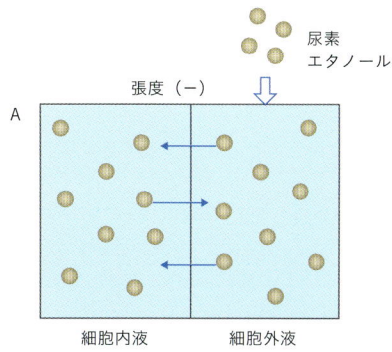

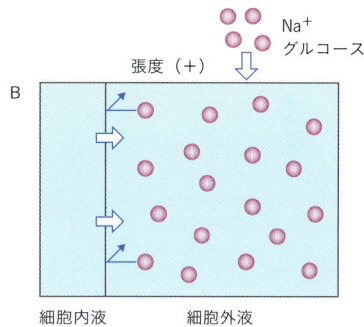

体重の60％は水分で成り立っており，その内訳は細胞内液が40％，細胞外液が20％となっています．

細胞外液の水分のうち，血液量は8％を占め，成人の血液量はおよそ5Lです．血液全体の20％は動脈にあり，これが血圧を維持するのに必要な有効動脈血容量にあたります．補液などによる1日の水分必要量は30 mL/kgですが，発熱時は1℃上昇あたり15％増加します．

血漿の浸透圧は溶液1 kgあたりの溶質の数で表わされ，基準値は285〜295 mOsm/kgH₂Oです．血漿浸透圧は血清ナトリウム（Na），血糖（BG），血中尿素窒素（BUN）から算出することができます．

$$血漿浸透圧 = 2Na + \frac{BG}{18} + \frac{BUN}{2.8}$$

この式の第2，3項の割り算は，mg/dLで測定されたBGとBUNの値を，分子量で割って電解質濃度の単位である「mEq/L」に換算するためのものです．

すべての溶質は浸透圧を発生させますが，グルコースやNa⁺のように，チャネルや輸送体で運ばれなければ細胞膜を自由に通れない溶質は，細胞内だけでなく細胞外でも有効な浸透圧を発揮できます．このような溶質によって細胞外に作り出される浸透圧を張度（tonicity）といいます．

これとは逆に尿素窒素（UN），エタノール，メタノール，エチレングリコールも浸透圧は生じますが，細胞膜を自由に透過できるため細胞内外に水を移動させることはできません（張度には影響しません）．したがって，これらの濃度が変化しても，血漿の水の動きがないので，血清Na値は変化しません．

One More Navi
浸透圧ギャップ：右の計算式から求めた数値と実際の測定値との間の差を浸透圧ギャップという．正常ではこの差は10以下であるが，差が10より大きいときは未知の浸透圧物質（エチレングリコールやメタノールの中毒など）が蓄積している可能性がある．また，高グロブリン血症や多発性骨髄腫などが原因で血清中の蛋白質が増加している場合，高脂血症によって脂質が増加している場合，あるいは血清中の水分含量が減少している場合にも，浸透圧ギャップは増加する．

F-03 浸透圧・血圧の調節

Fig. 浸透圧・血圧の調節機序

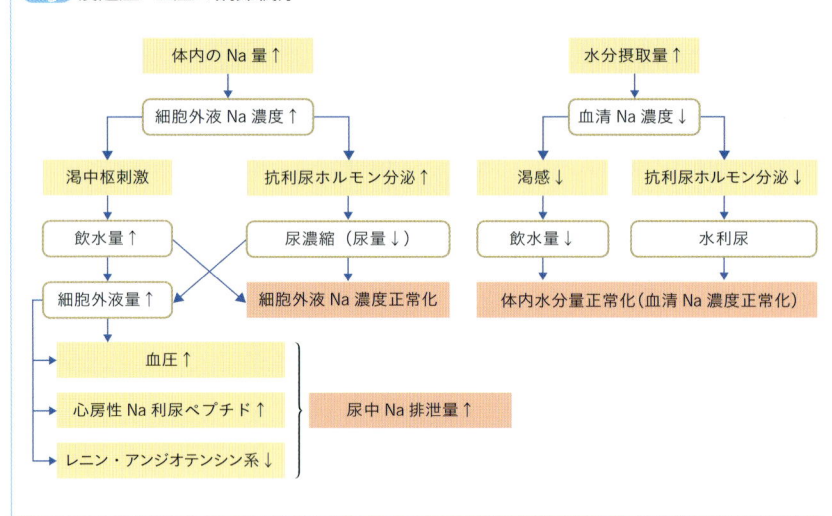

```
体内のNa量↑                              水分摂取量↑
    ↓                                       ↓
細胞外液Na濃度↑                         血清Na濃度↓
    ↓         ↓                         ↓          ↓
渇中枢刺激   抗利尿ホルモン分泌↑      渇感↓    抗利尿ホルモン分泌↓
    ↓         ↓                         ↓          ↓
飲水量↑    尿濃縮（尿量↓）           飲水量↓      水利尿
    ↓         ↓
細胞外液量↑  細胞外液Na濃度正常化    体内水分量正常化（血清Na濃度正常化）
    ↓
  血圧↑
  心房性Na利尿ペプチド↑  →  尿中Na排泄量↑
  レニン・アンジオテンシン系↓
```

体内で水が欠乏したり，Naが増加したりすると，血漿浸透圧（すなわちNa濃度）は上昇します．これが視床下部にある浸透圧受容体で感知され，視床下部の渇中枢が「のどの渇き（渇感）」を自覚させ，飲水行動を促します．また，下垂体後葉から抗利尿ホルモン（ADH）が分泌され，腎臓での水の再吸収が促進されます．これによって細胞外液量が増加し，細胞外液Na濃度は正常化されます．

次に，増加した細胞外液量をもとに戻す仕組みが働きます．細胞外液が増加すると腎でのレニンの分泌が抑制され，アルドステロンの産生が減少します．また，細胞外液の増加は血圧上昇や心房性Na利尿ペプチドの分泌亢進を引きおこします．これらの刺激は，尿中へのNa排泄を促し，最終的にNaバランスを正常化します．

腎からの水，Naの排泄量の調整はADHによる腎尿濃縮と希釈によって行われ，尿浸透圧は50～1,400 mOsm/kgH$_2$Oの範囲で変化します．ADHが分泌される刺激としては浸透圧上昇のほか，体液量減少，痛みのストレス，薬剤（抗癌剤のビンクリスチン硫酸塩など）があげられます．

F-04 水の出納

健康な人の水の摂取量と排泄量は均衡が保たれており，電解質も正常な状態では体内に常に一定量が存在するように調節されています．

水は図で示したとおり，飲水によって摂取されるほか，食物中に含まれる水分や代謝水などによって生体に供給されます．代謝水とは体内で脂質や糖質などの栄養素が燃焼することによって発生する水（体重kg当たり5 mL/日）のことをいいます．

一方，水は不感蒸泄や尿，便として体外に排出されています．不感蒸泄とは呼気中に含まれる水蒸気と，皮膚からの水分の蒸散によっても失われる水のことで，体重kg当たり15 mL/日程度の水が不感蒸泄によって喪失されます．

また，健康人では1日に約1,500 mLの尿が排泄されます．なお，1日の尿量が400 mL以下の状態を乏尿といい，身体に老廃物が蓄積して腎不全に陥る危険があります．

1日に必要とされる輸液量は，このような水の出納を念頭に置いて決定されます．

One More Navi

血漿浸透圧の上昇は，脳内のレニン・アンジオテンシン系を介して口渇を引きおこす．高齢患者ではアンジオテンシンII産生障害のために口渇機構，ADH放出，腎濃縮能の障害が生じやすい．特に温暖な気候では口渇反応が低下しやすい．

One More Navi

浸透圧によるADH分泌は鋭敏・少量だが，低血圧によるADH分泌は低感度・大量という違いがある．

One More Navi

代謝水（酸化水）は水素の酸化で生じる．100 kcalのエネルギー生成に10～15 mLの代謝水が生じる．糖質100 gで55 mL，脂質100 gで107 mL，蛋白質100 gで41 mL生じるので，ラクダはこぶに効率のよい脂肪をためている．

One More Navi

イタリアの生理学者であるSantorio Sanctorius（1561-1636）が「竿秤」に乗る方法で初めて「不感蒸泄」（insensible perspiration）を計量した．不感蒸泄は，体温が1℃上がるごとに15％増え，気温が30℃から1℃上がるごとに15～20％増える．

One More Navi

ラクダが長時間，砂漠を歩けるのも，クジラが海水中で飲水せずに生きられるのも，代謝水のおかげである．

One More Navi

ヒトは絶食しても1か月は生きられるのに，絶水では1週間しか生きられない．これは不感蒸泄により失われる水が約800 mLあり，さらに代謝老廃物を排泄するのに必要な不可避尿が400 mL必要であるためで，1日に計1,200 mLもの水を代謝水で補給することは不可能である．

不感蒸泄によって失われる水と，代謝水によって産生される水の量は一定なので（不感蒸泄－代謝水＝体重kg当たり10 mL/日），点滴だけの患者では，尿量にこの補充量（体重70 kgの患者で700 mL）を追加すれば，1日に必要な輸液量となります．

Fig. 水の出納

- 水の摂取
  - 飲水量　1,000 mL
  - 食物　　1,200 mL
  - 代謝水　　300 mL
  - 1日量　2,500 mL

- 水の排泄
  - 肺（不感蒸泄）　400 mL
  - 皮膚（不感蒸泄）400 mL
  - 腎（尿）　　1,500 mL
  - 腸（便）　　　200 mL
  - 1日量　　　2,500 mL

F-05 血清ナトリウム（Na）の調節

▶レファレンス
- 標準生理⑦：p.744-747
- ハリソン③：p.1809
- 新臨内科⑨：p.967

Fig. 血清Na濃度を変える要因

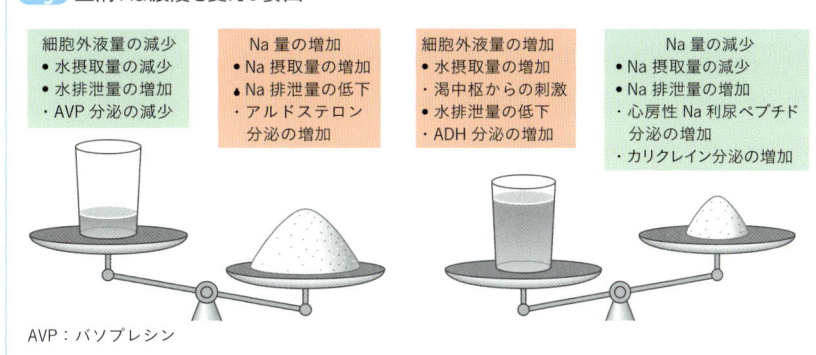

細胞外液量の減少	Na量の増加	細胞外液量の増加	Na量の減少
・水摂取量の減少 ・水排泄量の増加 ・AVP分泌の減少	・Na摂取量の増加 ・Na排泄量の低下 ・アルドステロン分泌の増加	・水摂取量の増加 ・渇中枢からの刺激 ・水排泄量の低下 ・ADH分泌の増加	・Na摂取量の減少 ・Na排泄量の増加 ・心房性Na利尿ペプチド分泌の増加 ・カリクレイン分泌の増加

AVP：バソプレシン

One More Navi

血清Na濃度が±2%の狭い範囲に保たれているのは，細胞容積の変化（特に脳）を抑えるためである．

One More Navi

細胞膜にあるNa-K ATPase（Naポンプ）のために細胞外の陽イオンはNa，細胞内の陽イオンはKになっている．

One More Navi

血液電解質の基準範囲
Na：136～144 mEq/L
K：3.5～5.0 mEq/L
Cl：98～109 mEq/L
Ca：8.5～10.2 mg/dL
P：2.5～4.5 mg/dL
Mg：1.8～2.6 mg/dL
浸透圧：285～295 mOsm/kgH$_2$O

　ナトリウム（Na）は，細胞外液のメインの浸透圧物質であり，血漿浸透圧を規定しています．Naが上昇すると血漿浸透圧は上昇します．そして，Naが過剰になれば，組織中に水がたまり浮腫がおこります．またNaが過剰な状態は，循環血液量を増加させ，高血圧の引き金になります．したがって，浮腫がある高血圧患者には，Naを投与しないのが原則です（浮腫があっても，低血圧の場合は別です）．

　さて，糸球体で濾過されたNa$^+$は60～70％が近位尿細管で再吸収され，20～25％がHenle係蹄で，そして残りが遠位尿細管と集合管で再吸収されて，最終的に尿中排泄Naは糸球体濾過量の1％程度となります．このように，尿中Na排泄は，糸球体濾過と尿細管でのNaの再吸収により調節されています．この調節には，糸球体濾過値とレニン・アンジオテンシン・アルドステロン系（RAA系）の作用が重要な働きをしています．たとえば，Naが不足すると，浸透圧で水を組織内に保てなくなり脱水がおこりますが，この場合は，RAA系が活性化して，腎臓でNa再吸収が盛んになり，尿量の減少，発汗の減少がおきます．

　血中のNa濃度は，飲水と腎臓からの水輸送（水代謝）によって狭い範囲にコン

One More Navi
カリクレイン・キニン系で遊離されるブラジキニンには，血圧を降下させる作用があり，RAA 系で産生されるアンジオテンシン II と拮抗して Na 排泄促進作用がある．

トロールされています．この水代謝の異常が生じると，血中の Na 濃度が変化することになります．

血清 Na 濃度の基準値は 136～144 mEq/L です．

F-06 低 Na 血症

▶レファレンス
・ハリソン④：p.291-295
・新臨内科⑨：p.967-969
・内科診断②：p.1021

One More Navi
血清 Na 濃度は Na 摂取と水利尿のバランスで決まる．

One More Navi
高齢者の約 20% が低 Na 血症であり，通常は血清 Na 濃度が 120 mEq/L 未満に低下してから臨床徴候（二日酔いに似る）が出現する．軽度でも転倒と骨折のリスクの増加，さらに死亡リスクの増加（心不全や肝硬変）にもつながる．

One More Navi
月経のある女性はバソプレシン分泌が多く（プロゲステロン作用か？），マラソンや術後の水分補給で低 Na 血症になりやすい．高齢女性ではサイアザイド系利尿薬で低 Na 血症になりやすい．

One More Navi
2007 年にカリフォルニア州で FM ラジオ局が主催した「水大飲み大会」に出場した 28 歳の女性が大会終了後「水中毒」で死亡した事例がある．

病態 体液中の溶質より相対的に水が過剰な状態で血清 Na 濃度が 135 mEq/L 以下である場合を低 Na 血症（hyponatremia）といいます．血清 Na 濃度が 120 mEq/L 以下となると重症です．

症状 症状は吐き気と疲労感から始まって，頭痛，全身倦怠，筋けいれん，意識障害，昏睡と進んでいきます．

外来でよくみられる慢性低 Na 血症は，2 日以上続くゆっくりとした Na 濃度低下によって引きおこされます．神経学的症状は一般に軽微で脳の大きさも正常です．一方，入院患者でよくみられる，2 日以内におきる急激な Na 濃度の低下を急性低 Na 血症といい神経症状を伴いやすく，脳浮腫もみられます．

原因 外来でよくみられる低 Na 血症は，大量飲水（1 L/時以上），下痢，嘔吐，中枢神経感染，過度の運動，高齢，肝不全，腎不全，心不全，薬物使用などが原因のものです．マラソンなどの激しいスポーツ中の過剰飲水でおきる低 Na 血症は死に至ることもあります．

また，薬剤性の低 Na 血症の原因として最も多いものがサイアザイド系利尿薬です．投与開始 2 週以内に発症し，高齢女性，非ステロイド性消炎鎮痛薬（NSAIDs）や抗うつ薬の SSRI（選択的セロトニン再取り込み阻害薬）の併用でおきやすい傾向があります．

手術を受けた患者の場合，術後数日は手術によるストレスでバソプレシン（ADH）の分泌が続いていることと，術後の低張性輸液（5% グルコースなど）が組み合わさり急性低 Na 血症がおきやすい状態となっています．また，バソプレシンの作用はプロスタグランジン E_2（PGE_2）で抑制されるので，NSAIDs を使用して PGE_2 の産生を抑制すると，バソプレシンが効きすぎて低 Na 血症はさらに悪化します．大腸内視鏡の前処置でも急性低 Na 血症がおきやすいことに注意が必要です．

低 Na 血症は血液中の Na の濃度が下がることによって引きおこされます．その原因としては，まず単純に次の 2 つのことが考えられます．1 つは①Na^+ が何らかの理由により欠乏（喪失）してしまったこと．もう 1 つは②血中の水分（細胞外液量）が過剰になってしまっていることです．①②のどちらか一方，あるいは両方が同時におこれば，血中の Na 濃度が薄まることは明らかです．また，①②以外にも，③水が喪失されているよりも多くの Na が喪失された場合，④ Na の増加を上回る水が血中に溢れてしまう場合で，血中の Na 濃度は低下します．

低 Na 血症がおこるパターンはいくつかありますが，そのそれぞれについて特徴的な病因や症状を呈するため，低 Na 血症は体内の総 Na 量との関係を軸に，以下の 3 つに分類されます．

F-07 「Na喪失＞水の喪失」の低Na血症

体内の総Na量が低下し，それに伴って水も失われるのがこのタイプの低Na血症です．この場合，Naの喪失と同時に細胞外液量も減少していきます（水の喪失）．そしてこれに伴って<u>血圧低下</u>や<u>頻脈</u>がみられるようになります．

<u>Na喪失の原因としては下痢や嘔吐，利尿薬の過剰投与，脳性塩類喪失症候群（くも膜下出血後におきやすい），鉱質コルチコイド不足</u>などが考えられます．

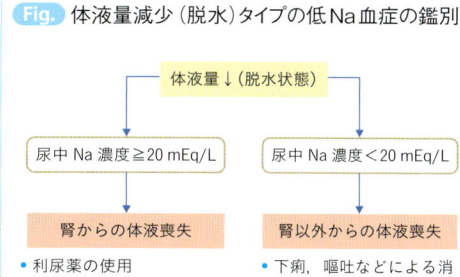

原因が腎臓にある場合（利尿薬の使用，鉱質コルチコイド不足，Na喪失性腎症など），Naはどんどん尿に排泄され尿中のNa濃度は上昇します．一方，腎臓以外に原因がある場合（下痢，嘔吐）は他の代償機構によって尿中のNa濃度は低下します．

Fig. 体液量減少（脱水）タイプの低Na血症の鑑別

体液量↓（脱水状態）
- 尿中Na濃度≧20 mEq/L → 腎からの体液喪失
  - 利尿薬の使用
  - 鉱質コルチコイド不足
  - Na喪失性腎症
  - 浸透圧利尿
  - 脳性塩類喪失症候群 など
- 尿中Na濃度＜20 mEq/L → 腎以外からの体液喪失
  - 下痢，嘔吐などによる消化管からの体液喪失
  - 熱傷などによる皮膚からの体液喪失
  - 腹腔などのthird spaceへの体液喪失

One More Navi
脳性塩類喪失症候群（cerebral salt wasting syndrome；CSWS）では何らかのNa利尿機序（多くは頭蓋内疾患に合併，ANPやBNPの関与も）により，著しいNa$^+$および水の喪失がおきる疾患で，通常体液量が減少し，多量のNa利尿を呈する．

One More Navi
third space：手術などの侵襲と生体炎症反応から毛細血管の透過性亢進が生じ，毛細血管から細胞間質への体液移動が亢進して局所に浮腫が生じ，貯留した細胞外液（機能しない）の区分のこと（腹腔や胸腔など）．first spaceは血管内，second spaceは間質である．

Assist Navi 低Na血症の分類

低Na血症の分類	病態	原因として考えられること
Na喪失＞水の喪失 （▶F-07）	体内の総Na量が低下し，同時に水（H$_2$O）が失われる．<u>体液量が減少（脱水）した低Na血症</u>．	・下痢・嘔吐，熱傷では腎以外から喪失 ・利尿薬の過剰投与・Na喪失性腎症・脳性塩類喪失症候群・鉱質コルチコイド不足では腎喪失
水の過剰 （▶F-08）	体内の総Na量は不変だが，水（H$_2$O）が過剰に貯えられることによって引きおこされる．<u>体液量が正常（純粋な水過剰）な低Na血症</u>．	・ADH分泌過剰・糖質コルチコイド欠乏・甲状腺機能低下症 などによる水利尿障害 ・多飲
Na過剰＜水の過剰 （▶F-09）	体内の総Na量が増加する一方，それを上回る大量の水（H$_2$O）が細胞外液に溢れることで引きおこされる低Na血症．	・心不全・ネフローゼ症候群・肝硬変などでは集合管で再吸収が亢進（ADH分泌↑） ・腎不全ではGFR低下による

すなわち，尿中 Na 濃度が 20 mEq/L 以上ならば原因は腎性の Na 喪失であり，尿中 Na 濃度が 20 mEq/L より低ければ原因は腎外性の Na 喪失と判断します．

国試出題症例
[国試 97-D49]

● 78 歳の女性．意識障害のため救急車で搬入された．感冒罹患を契機に 5 日前から食欲が低下し，ほとんど食事が摂れなかった．昨夕近医でブドウ糖の大量輸液を受けたところ，明け方，意識低下に家族が気付いた．最近，視野が狭くなり，新聞が読みづらいと訴えていたという．脈拍 64/分，整．血圧 102/64 mmHg．浮腫も脱水もない．血清生化学所見：空腹時血糖 117 mg/dL，総蛋白 6.5 g/dL，アルブミン 4.1 g/dL，尿素窒素 6 mg/dL，クレアチニン 0.4 mg/dL，尿酸 2.2 mg/dL，Na 105 mEq/L，K 4.3 mEq/L．血清浸透圧 206 mOsm/L（基準 275〜288），尿浸透圧 366 mOsm/L（基準 50〜1,300）．頭部 CT で下垂体部に径 25 mm の腫瘤を認める．
⇒下垂体腫瘍のために副腎皮質刺激ホルモン（adrenocorticotropic hormone；ACTH）分泌が低下した続発性副腎機能低下症

F-08　「水の過剰」が原因の低 Na 血症

体内の総 Na 量は変わらず，水が過剰に貯えられるタイプの低 Na 血症です．

抗利尿ホルモン（ADH）分泌異常症〔ニコチン，カルバマゼピン，クロルプロパミドなどの薬剤でおこる薬剤性の場合と，抗利尿ホルモン不適切分泌症候群（SIADH）などにより ADH の分泌が亢進する場合がある〕，糖質コルチコイド欠乏（Addison 病，下垂体前葉機能低下症），甲状腺機能低下症が原因でおこります．

Na 喪失がないにもかかわらず，身体が Na 喪失時に行うように水分を貯えようとし，結果として血中の Na 濃度が薄くなってしまいます．これに伴って，細胞外液量は増加しますが，それを身体所見などで判断することはできず浮腫もみられません．

また，飲水過剰（多飲）がある場合，尿浸透圧は 100 mOsm 以下となります．もし，尿浸透圧 200 mOsm 以上（尿中 Na 濃度が 20 mEq/L 以上）であるならば飲水過剰がないか，尿希釈障害（ADH 過剰を含む）の可能性があります．

Fig. 体液量が正常なタイプの低 Na 血症の鑑別

体液量正常（純粋な水過剰）
- reset osmostat
  - 尿中 Na 濃度は摂取量により一定しない
  - 本態性低 Na 血症
  - 妊娠など
- 尿中 Na 濃度≧20 mEq/L
  ADH 血中レベル↑
  or
  ADH 反応性↑など
  - 抗利尿ホルモン（ADH）分泌異常症
    - 抗利尿ホルモン不適合分泌症候群（SIADH）
      - 腫瘍
      - 肺疾患
      - 中枢神経疾患
    - 薬剤性
      - ニコチン
      - カルバマゼピン
      - クロルプロパミドなど
  - 糖質コルチコイド欠乏
    - Addison 病
    - 下垂体前葉機能低下症
  - 甲状腺機能低下

One More Navi

SIADH では体液量は全体としては増加するが，Na^+ の再吸収を伴わないため，再吸収された水は細胞外液および細胞内液に分布するため，顕性の浮腫を伴うことは稀である．

One More Navi

ADH 分泌刺激は血清浸透圧上昇，血圧低下，有効循環血漿量低下，薬剤（カルバマゼピン，ビンクリスチン，シクロホスファミド，ハロペリドール，アミトリプチリン，SSRI，クロフィブラート，クロルプロパミド）．ADH の尿細管への作用増強はクロルプロパミド，カルバマゼピン，シクロホスファミド，NSAIDs．ADH 様作用をもつのはオキシトシンとデスモプレシン酢酸塩がある．

One More Navi

reset osmostat：浸透圧受容体の re-setting，ADH の分泌の浸透圧閾値が正常より低い値で reset されている状態．水分制限しても血清 Na 濃度が上昇しないときに reset osmostat を疑う．

国試出題症例
[国試100-F51]

- 68歳の男性．3か月前からの咳嗽を主訴に来院した．最近，喀痰に鮮血が混じることがある．喫煙40本/日を45年間．身長160 cm，体重52 kg．脈拍80/分，整．血圧128/72 mmHg．血液所見：赤血球350万，Hb 11.0 g/dL，Ht 33%，血小板32万．
血清生化学所見：総蛋白6.2 g/dL，アルブミン3.8 g/dL，尿素窒素16 mg/dL，クレアチニン0.9 mg/dL，Na 124 mEq/L，K 4.0 mEq/L，Cl 88 mEq/L，Ca 8.4 mg/dL，TSH 0.6 μU/mL（基準0.2～4.0），コルチゾール8.7 μg/dL（基準5.2～12.6）．胸部X線写真で右上肺野に腫瘤陰影を認める．
⇒ SIADH（異所性ADH産生，おそらく肺癌）：体液増加で尿酸，血漿レニン，アルドステロン，浸透圧は低下するが尿浸透圧は高値．

F-09 「Na過剰＜水の過剰」の低Na血症

体内の総Na量は増加しているにもかかわらず，それを上回る水が血中に溢れるタイプの低Na血症です．

心不全，腎不全，ネフローゼ症候群，肝硬変などが原因でおこる低Na血症です．これらの疾患によって身体を巡っている循環血液量が低下すると，視床下部はADHを分泌し，集合管での水とNa⁺の再吸収を促進して尿からの流出を避けるように働きます．これによって総Na量と水が増加し，希釈性に血中のNa濃度が下がるのがこのタイプの特徴です．さらに，RAA系亢進やANP分泌増加も加わります．また，このタイプの低Na血症では，体液量の増加に伴う浮腫や腹水，胸水がみられます．

Fig. 体液量増加タイプの低Na血症の鑑別

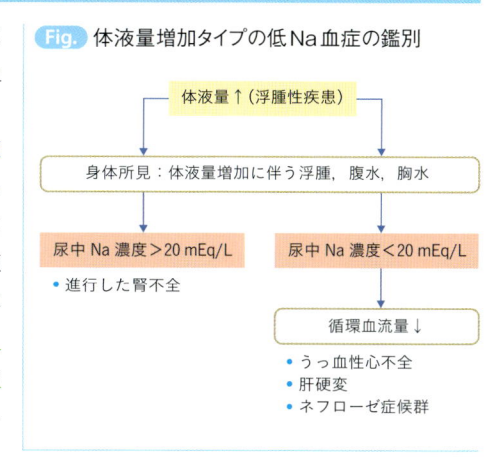

体液量↑（浮腫性疾患）
↓
身体所見：体液量増加に伴う浮腫，腹水，胸水
- 尿中Na濃度＞20 mEq/L：進行した腎不全
- 尿中Na濃度＜20 mEq/L → 循環血流量↓
  - うっ血性心不全
  - 肝硬変
  - ネフローゼ症候群

One More Navi
低Na血症の肺癌（小細胞癌）患者で血清ANPが上昇した症例ではADHだけでなくANPも低Na血症の発症に関連している可能性が考えられている．

One More Navi
橋中心髄鞘融解（症）：急性に出現する橋中心部の対称性の脱髄病変．低Na血症の急速な補正で引きおこされ，不可逆的な中枢神経系の障害を生じる．急速に補正しすぎた場合には5%グルコースやDDAVP投与などで補正を遅らせる．MRIでは橋中心部辺縁の鮮明な円形病変が認められる（T1：低信号，T2：高信号）．発症後にMRIで病変が明らかになることもある．

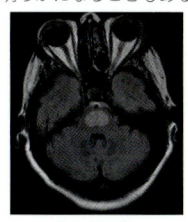

T2強調像

F-10 低Na血症の治療

「Na喪失＞水の喪失」タイプの低Na血症は，生理食塩水（0.9% NaCl）で，有効循環血漿量に補正します．一方，「水の過剰」と「Na過剰＜水の過剰」のタイプの低Na血症は，無症状の場合は水分制限と原因治療をします．

この場合，補正速度が重要で，発症速度と対応させて低Na血症を改善させるのが原則です．ゆっくりおきた低Na血症を急激に治療すると，水が細胞内から細胞外に移動して，細胞縮小による脱髄〔橋中心髄鞘融解（central pontine myelinolysis）〕をおこす危険があります．特に脱髄は女性でおこりやすいことから，女性ホルモンの関与が疑われます．

慢性低Na血症の改善速度は0.5 mEq/L/時，10 mEq/L/日以下とします．

これに対して，急激に（2日以内）発症した低Na血症では，細胞内浸透圧がまだ十分低下していないので，高張食塩水とフロセミドの併用ですみやかに治療することが望まれます．

なお，水利尿（電解質を含まない水分の排泄）を促進する経口バソプレシンV₂受容体拮抗薬（モザバプタン塩酸塩）は，異所性抗利尿ホルモン産生腫瘍による

> **One More Navi**
>
> 低 Na 血症の急性と慢性の区別は持続時間（2 日）で行う．これは細胞内浸透圧物質（オスモライト：ミオイノシトールなど）が 2 日で失われるからである．急性で脳浮腫が顕著な場合（昏睡，けいれん）は速やかな補正で脳ヘルニアを回避するが，慢性の場合でも同様である．

> **One More Navi**
>
> **6 の法則**：慢性低 Na 血症の補正は 1 日 6 mEq/L 上昇させ，重症の場合は初めの 6 時間に 1 日分の 6 mEq/L を上昇させ，その後は上昇させずに翌日，次の 6 mEq/L 上昇させていくという方法．生食や 3%NaCl 点滴で上昇させるが，細胞内の浸透圧物質の蓄積に数日要するので，重症例ややせた患者では慎重に補正速度を順守する．

> **One More Navi**
>
> モザバプタン塩酸塩の適応は腫瘍由来の SIADH のみで，1 週間しか服用が認められていない．より強力なトルバプタンはループ利尿薬でも体液貯留する心不全にも服用可能．

> **One More Navi**
>
> 浮腫の存在は診断しやすいが，脱水の有無の診断が難しい．尿素の尿中排泄（FE_{urea}）低下や，腹部エコーで測定して下大静脈径が小さいようなら脱水があると判断する．

SIADH が原因で発症する低 Na 血症の改善に効果があるとされています．

F-11 血漿浸透圧と低 Na 血症

大部分の低 Na 血症は血漿の低浸透圧を伴います．しかし，低 Na 血症は必ずしも低浸透圧と同義語ではない点には注意が必要です．

たとえば，血糖値が 100 mg/dL 上昇すると，浸透圧を正常に保つために血清 Na 濃度は 1.6 mEq/L 低下します．そして，高血糖やマンニトール・尿素負荷で高濃度の浸透圧物質が血中に存在する場合，細胞内から細胞外へと水の移動がおこり低 Na 血症の状態となりますが，血漿浸透圧は高値を示します．この場合，浸透圧ギャップは陽性となります．

また，浸透圧は正常であるのに，見かけ上，低 Na 血症を呈することもあります．これは著明な高脂血症・高蛋白血症がある場合に血中に含まれる水分の割合が減り，測定されるイオン濃度が実際よりも低くなってしまうもので，偽性低 Na 血症と呼ばれています．

Assist Navi 低 Na 血症への治療

けいれんなど緊急補正をする場合は 3% NaCl 100 mL 静注する．

低 Na 血症の分類	尿中 Na 濃度	主な疾患	治療法
Na 喪失＞水の喪失	尿中 Na 濃度 ≧ 20 mEq/L	利尿薬の投与 鉱質コルチコイド不足 浸透圧利尿 Na 喪失性腎症 脳性塩類喪失症候群	**等張液による補正** 生理食塩水で有効循環血漿量に補正する． 2 日以上たったものはゆっくり補正（10 mEq/日以下）
	尿中 Na 濃度 ＜ 20 mEq/L	下痢・嘔吐 熱傷	
水の過剰	尿中 Na 濃度 ≧ 20 mEq/L	ADH 分泌異常症 ・SIADH ・薬剤性 糖質コルチコイド欠乏 甲状腺機能低下症	**水制限** 2 日以上たったものはゆっくり補正（10 mEq/日以下）
Na 過剰＜水の過剰	尿中 Na 濃度 ≧ 20 mEq/L	腎不全	
	尿中 Na 濃度 ＜ 20 mEq/L	心不全 肝硬変 ネフローゼ症候群	

F-12 高Na血症

▶レファレンス
- ハリソン④：p.295-297
- 新臨内科⑨：p.970
- 内科診断②：p.1022

病態 血清Na濃度が145 mEq/L以上の状態を高Na血症（hypernatremia）と呼び，160 mEq/L以上は重症です。

症状 血漿浸透圧が上昇しており，細胞内脱水になり，錯乱，昏迷，昏睡など意識障害に至る種々の症状を呈します。しかし，低Na血症よりはるかに稀です。

原因 低Na血症とは逆に，血液中のNaの濃度が上がることによって引きおこされます。

原因としては，①飲水が不十分であること（Naと水の喪失），②水の喪失が著しいこと，③Naが過剰に負荷されていること，の3つが考えられます。

多尿（3,000 mL/日以上の尿量）の原因が，浸透圧利尿（尿糖，マンニトール，尿素などの溶質が過剰になって尿量が増加する）であれば，尿の浸透圧は血清の290 mOsmより高値になります。心因性飲水や尿崩症の場合は，尿の浸透圧は低値になります。中枢性尿崩症は突然発症することが多く，腎性尿崩症はゆっくり進行します。

治療 高浸透圧に対抗して，細胞は細胞内に浸透圧物質を蓄積しているので，急激な高Na血症の補正は細胞内に水が入って，脳浮腫をおこす危険があります。改善速度は，0.5 mEq/L/時間，10 mEq/L/日以下で，1日に半分以下を補正するようにゆっくり補正します。Na利尿のためには，低張液投与とともに，ただちにループ利尿薬を使うべきです。

One More Navi
高浸透圧環境下では浸透圧調節物質（オスモライト）を蓄積して細胞内浸透圧を上昇させ，細胞容積を保つ。一方，無機イオンのほか，アミノ酸，メチルアミン，ポリオールなどの有機低分子が生体細胞の体積調節に重要な役割を果たしていることが明らかとなり，これらは有機オスモライトと呼ばれる。

Assist Navi 高Na血症の分類

高Na血症の分類	病態	原因として考えられること
Naと水の喪失	認知症などで口渇を自覚しない場合や運動障害で飲水行動ができない場合，あるいは小児で自由に飲水できない場合など，飲水が不十分な場合におこる高Na血症。	腎からの喪失 ・浸透圧利尿（マンニトール，グルコース，利尿薬など） 腎以外からの喪失 ・発汗 ・下剤の使用
水の喪失	発汗や消化管などからの腎外性喪失と，尿崩症などによる腎性喪失などによって引きおこされる高Na血症。	腎からの喪失 ・腎性尿崩症 ・中枢性尿崩症 腎以外からの喪失 ・発汗 ・消化管からの水の喪失 ・不感蒸泄の亢進
Na負荷	稀ではあるが，鉱質コルチコイド過剰や重炭酸輸液などが原因でおこる高Na血症。	・原発性アルドステロン症 ・Cushing症候群 ・高Na輸液

F-13 血清カリウム (K) の調節

▶レファレンス
- 標準生理⑦：p.748-752
- ハリソン④：p.297-305
- 新臨内科⑨：p.971-975
- 内科診断②：p.1022-1023

One More Navi
Naより血中濃度がはるかに薄いKは糸球体濾過量が少ないのですべて近位尿細管で再吸収されてしまう。尿中Kは遠位尿細管以降のKチャネルからの分泌で、アルドステロン制御のROMKチャネルと尿流量感受性のmaxi-Kチャネルがある。

One More Navi
動物細胞の細胞内K濃度は40 mEq/Lだが、植物細胞では200 mEq/Lと高濃度である。したがって、食事のK制限（1日40 mEq以下）は果物や野菜の制限が必要で、野菜は煮てから食べ、煮汁は飲まないように指導する。

One More Navi
1回の食事中のK量は細胞外液全体のK量70 mEq程度であり、細胞外K濃度が上昇してから下げるのでは遅い（高K血症で死ぬ）。このため、人体には血清K濃度の上昇を予知して下げるメカニズムがある。たとえば腸でK吸収が増加すれば、インスリンが細胞内にKを押し込むよう働く。また、消化管ホルモンが腎臓からKを排泄させる。逆に絶食時に血清K濃度を下げないメカニズム（腎排泄や筋肉への取り込み抑制）もある。

One More Navi
細胞内外のKの移動が血清K濃度の恒常性に重要で、細胞代謝とK輸送がリンクしている（運動時や虚血時）。たとえば、運動時に筋肉から出たKは局所の血管を拡張させて血流を増加させる。

One More Navi
骨格筋はKを蓄積しており細胞内Kは変動しやすい。一方、別のNaポンプをもつ心筋では細胞内Kは安定しているため、心筋（心電図）の変化は筋肉の変化より遅れることが多い。

細胞内外のカリウム（K）濃度には大きな差があります。これは静止膜電位の維持にK勾配が重要であり、Kが生体膜機能に重要な役割を果たしているからです。細胞膜のNa/K ATPase（Na/K交換輸送体）は、エネルギー（ATP）を消費して、細胞内から細胞外へNa排出して細胞外から細胞内へK取り込みます。これにより生体内のKは98％が細胞内に存在します。そのため、細胞内には大きなK緩衝系があることになり、血中K濃度を安定化させているともいえます。したがって、血中K濃度は変化しにくく、血中1 mEq/L変化させるためには、100～200 mEqの細胞内Kが細胞外へ移動する必要があります。

一方、急性に血中K濃度を変化させ、細胞内外のKの分布を調節する因子として、インスリン、酸塩基平衡、カテコールアミンがあります。

インスリンはKを細胞外から細胞内へ移行させる作用があり、血中のK濃度の変化に伴って分泌されます。

また、血中の酸が増加（アシドーシス）すると過剰の細胞外Hが細胞に入って、代わりに細胞内からKが細胞外に移動するので、pHが0.1低下すると、血中のK濃度は0.6 mEq/L上昇します。

カテコールアミンは、α作用で細胞内から細胞外へのKの放出、β作用で細胞内へのKの取り込みを行いますが、生体への影響はβ優位です。

Kの90％以上は尿に排泄されます。腎でのK排泄の促進因子として重要な役割を果たしているのがアルドステロンです。アルドステロンは副腎皮質刺激ホルモン（ACTH）、アンジオテンシンⅡによる分泌刺激とともに、高K血症によっても分泌が刺激され、集合管から尿中へのK^+とH^+の分泌を促します。また、K負荷（尿細管細胞機能直接変化）、遠位尿細管の管腔内電気的陰性度上昇、遠位尿細管の尿流速度上昇などもK排泄の促進要因として機能しています。

血清K濃度の基準値は3.5～5.0 mEq/Lです。

Fig. K濃度の調節系

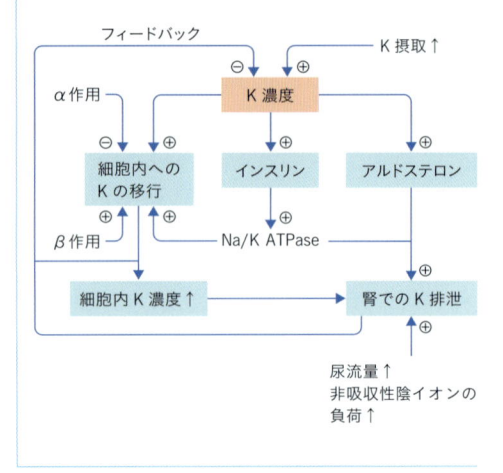

F-14 低K血症

病態 血中K濃度3.5 mEq/L以下を低K血症（hypokalemia）といいます。2.5 mEq/L以下で筋力低下や麻痺がおきはじめ、2.0 mEq/L以下では重篤な症状（横紋筋融解）や不整脈（心室細動）による死亡もあります。

症状 血清Kが低下すると、細胞内外のK勾配が大きくなってK^+（プラスイオン）が細胞内から細胞外へと出やすくなるため細胞内電位のマイナスがさらに深くなります。すると、プラスに向かう脱分極が細胞を興奮させるというメカニズムが働きにくくなり、細胞が興奮しにくくなります。その結果、骨格筋の脱力や平滑筋の運動低下による便秘、周期性四肢麻痺（甲状腺機能亢進に合併しやすい）、呼吸筋麻痺といった神経筋症状を呈します（呼吸筋麻痺での死亡例もあります）。

One More Navi

低K血症では細胞内のKを失わないようにKチャネルが閉じ、膜電位が不安定になる。Kチャネルが閉じると心筋の再分極過程が長引くのでQT延長ぎみになり、U波と結合しやすい。

One More Navi

WDHA症候群：VIP産生腫瘍による症候群のこと。VIPとは血管作動性腸管ポリペプチドのことを指すが、これが胃液分泌を抑制する一方で、小腸分泌を刺激することからおきる。1日に1L以上から10Lほどの尿のような薄い水様便（下痢）が1か月以上も続く。

One More Navi

Zollinger-Ellison症候群：膵Langerhans島非β細胞腫瘍でガストリン異常分泌を伴う疾患。膵頭部に多い。初発消化性潰瘍部位は十二指腸。ガストリン過剰→下痢→低K血症となる。

また、心電図ではT波平坦化、ST低下、U波増強といった所見や不整脈が見られ、腎臓の集合管では抗利尿ホルモンの作用が減弱して尿濃縮障害も引きおこします。

診断 低K血症の原因としては、「全身のKが不足したことによるもの」と、「細胞内外のK分布変化によって低K血症が引きおこされるもの」の2つが考えられます。

●全身のK不足による低K血症

全身のKが不足して低K血症になる要因としては、Kの摂取不足か、K喪失が考えられます。Kの摂取不足は飢餓状態に陥るなどの要因がなければあまりおこらない事態です。したがって、どちらかといえばKの喪失のほうが臨床的に問題となります。

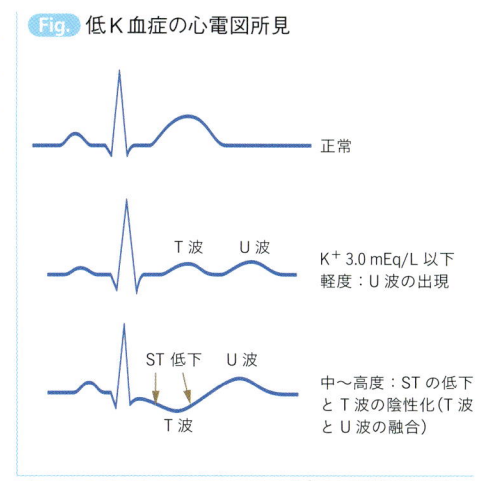

体液が減少してアルドステロンが上昇しても、正常であれば遠位尿細管管腔に到達するNaは減少しているため、遠位尿細管でのK分泌も減少して低K血症はおこりません。しかし、この安全機構が働かない病的状態でアルドステロンの上昇がおこると、低K血症になります。たとえば、遠位尿細管管腔へ到達するNaが増加する尿細管性アシドーシスや利尿薬投与では、Kの遠位尿細管での分泌が増加して低K血症になります。

Fig. 低K血症の心電図所見

正常

T波 U波　K^+ 3.0 mEq/L以下
　　　　　　軽度：U波の出現

ST低下 U波　中〜高度：STの低下とT波の陰性化（T波とU波の融合）
T波

Assist Navi 低K血症の鑑別

低K血症	病態		考えられる原因	鑑別のポイント
全身のK不足	Kの摂取不足		飢餓状態	尿中K濃度 ≦20 mEq/L
	Kの喪失	腎以外からの喪失	嘔吐, 下痢 WDHA症候群 絨毛腺腫 Zollinger-Ellison症候群	
		腎からの喪失	病的な原因や利尿薬の使用により遠位尿細管でのKの分泌↑	尿中K濃度 ≧40 mEq/L
K分布異常	細胞内外のK分布変化によって引きおこされる		Kの細胞内への移行を促進する要因 ・インスリン, カテコールアミン ・アルカローシス	

腎からのK喪失
　↓
鉱質コルチコイド過剰の有無
　あり　　　　　　なし
レニン活性　　　糖質コルチコイド過剰の有無
（高値）
・二次性アルドステロン症　　　あり　　　なし
（低値）
・原発性アルドステロン症　・Cushing症候群の一部　→ 腎機能異常によるK喪失
・Cushing症候群の一部　・11β水酸化酵素欠乏症　・尿細管性アシドーシス（I型, II型）
・異所性ACTH産生腫瘍　・17α水酸化酵素欠乏症　・Fanconi症候群
　　　　　　　　　　　　　　　　　　　　　　　・薬剤性腎障害
　　　　　　　　　　　　　　　　　　　　　　　・間質性腎炎
　　　　　　　　　　　　　　　　　　　　　　　・Liddle症候群など

その他
・甘草の大量摂取
・低Mg血症
・非吸収性陰イオンの大量投与

低K血症の要因が腎臓にある場合（尿からKが喪失される場合），尿中K濃度40 mEq/L以上になります．一方，腎以外の経路（消化管など）からKが喪失される場合では，尿中のK濃度は20 mEq/L以下となります．

● **細胞内外のK分布の変化による低K血症**

次に，細胞内外のK分布変化によって引きおこされる低K血症ですが，この場合，全身の総K量は正常であることもあります．

たとえば，ケトアシドーシスをインスリンで治療すると，アシドーシスで細胞外に出ていたKが，細胞内にシフトするため血中のK濃度が低下し，K補充が必要な状態となります．また，急性心筋梗塞でカテコールアミンが上昇しβ作用が亢進するとKが細胞内にシフトして低K血症がおこり，さらに不整脈がおきやすくなります．

治療 細胞内外へのシフトがなければ，血中K濃度1 mEq/L低下するごとに体内総K量の10％，すなわち200 mEqのK欠乏があると考えます．Kの補充には経口補充が安全で，150 mEq/日のペースでKCl液を分割して投与します（腎不全では投与する量を減らします）．KClを直接投与すると消化管粘膜障害をおこす危険があるので，マイクロカプセルなどの投与もあります．

低K血症の症状があり，緊急を要する場合はKを点滴します．この場合，静脈障害の危険があるので注入速度20 mEq/時以下，注入濃度40 mEq/L以下で行うのが原則です．また，局所的に高濃度のKにさらされると心臓停止の危険があるので中心静脈からの投与は禁忌です．

腎機能が正常ならK保持利尿薬（スピロノラクトン，トリアムテレン）もKの血中濃度を上昇させます．

> **One More Navi**
> 絨毛腫瘍（villous tumor）：表面がヴィロード（絨毛）のようになっているポリープ（腺腫）のことで，「良性」の病変．しかし癌化しやすい．Kを含んだ粘液を分泌するので，低K血症，下痢になる．

> **One More Navi**
> 維持輸液に使われる3号液（ソリタ-T3など）はK濃度が安全上限の半分の20 mEq/L．1時間で1本（500 mL）入れると安全注入速度の半分になる．
> 緊急時には心電図モニター下に中心静脈から点滴．

国試出題症例 [国試103-A45]

● 28歳の女性．1か月前からの立ちくらみを主訴に来院した．2年前から浮腫を訴え，近医で利尿薬の投与を受けていた．脈拍84/分，整．血圧92/54 mmHg．血液生化学所見：Na 142 mEq/L，K 2.1 mEq/L，Cl 92 mEq/L．
⇒利尿薬による副作用．脱水で代謝性アルカローシス（Cl低値はHCO₃上昇を示唆）があって低張尿．低K血症による筋力低下やU波の増高がありうる．

F-15 高K血症

病態 血清K濃度が5.0 mEq/L以上である場合を，高K血症（hyperkalemia）といいます．

症状 高K血症では静止膜電位が浅くなるので，脱分極（興奮）しやすくなります．神経筋症状としては，しびれ感，脱力感などがみられます．特に，心臓が影響を受けやすく，心電図ではT波増高（テント状T波），PR時間延長がみられ，P波消失や房室ブロック，QRS幅拡大を認めたら緊急治療を開始しないと心室細動や心停止から死に至ります．

Fig. 高K血症の心電図所見

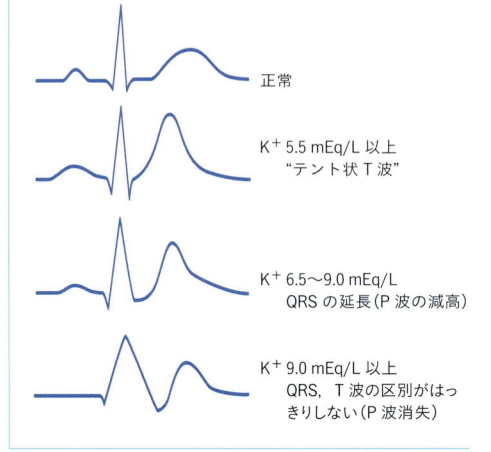

- 正常
- K⁺ 5.5 mEq/L以上 "テント状T波"
- K⁺ 6.5～9.0 mEq/L QRSの延長（P波の減高）
- K⁺ 9.0 mEq/L以上 QRS，T波の区別がはっきりしない（P波消失）

> **One More Navi**
> 心電図は細胞の血清Kへの影響をよく反映しているので，高K血症ではまず心電図をとって異常の有無をみる．異常がなければ高K血症でも緊急とはいえない．高K血症では心筋の興奮後の再分極時のKチャネル電流が大きくなり，興奮時間が短縮してQT時間短縮とテント状T波がおきる．

> **One More Navi**
> 糖尿病性腎症では高K血症になりやすいのでアンジオテンシン系を抑制する薬剤の投与は血清Kをモニターしながら使用する．

> **One More Navi**
> 右に記した3つの原因によって引きおこされる高K血症を"真の高K血症"と呼ぶ．その一方で，細胞内に大量に存在するKが採血時の溶血や，白血球（1万/μL以上），血小板（50万/μL以上）の著明な増加に伴って試験管内で細胞から溶出することがあり，これを偽性高K血症という．偽性高K血症は治療の対象外で，真の高K血症とは区別する必要がある．細胞からのKの放出は血球成分の凝固によって生じると考えられ，偽性高K血症の問題は，血漿採血，すなわちヘパリン採血を行えば回避することができる．

> **One More Navi**
> 低血糖発作の治療に使うグルカゴンはインスリン作用に拮抗するが，肝臓に作用して腎血流量とGFRを増やし，腎からのK排泄を増加させる．

これらの変化は，急性高K血症では血清K濃度が 5.5 mEq/L 以上で出現しますが，慢性高K血症の場合は 8 mEq/L でも見られないことがあります．

原因 高K血症の原因としては主に以下の3つが考えられます．

● **不適切量のKが急速負荷されたような場合**

特に腎不全があるケースで，Kが急激に負荷されると高K血症に陥る危険があります．

● **腎からのK排泄障害**

腎の糸球体濾過値（GFR）が低下すると，遠位尿細管管腔へのNaや水の供給が低下し，Kの遠位尿細管での分泌が抑制されることで高K血症をきたします．これはGFRが $10\ \text{mL/分}/1.73\ \text{m}^2$ 以下に低下している場合におこります．それ以上のGFRで高K血症が見られる場合は，食事でのK負荷やアルドステロン低下を疑います．

レニン・アンジオテンシン・アルドステロン（RAA）系を抑制する薬剤（ACE阻害薬/ARB，β遮断薬，スピロノラクトン）やNSAIDsでも高K血症がおきます．

● **細胞内へのK移行障害，あるいは細胞外へのKの移行**

横紋筋融解症では，Kが筋肉から血中に入って高K血症となります．また，代謝性アシドーシスでは増加した H^+ が細胞内に入り，この影響で細胞内から細胞外へと K^+ が出て高K血症を呈します．ただし，K^+ と一緒に動く陰イオンが Cl^- なら K^+ が細胞外へと速やかにシフトしますが，乳酸などの有機酸であると動きが鈍く，細胞外への K^+ の流出がおこらないこともあります．

細胞内電位の脱分極をおこす薬剤であるスキサメトニウム，ジゴキシンを使用した場合，細胞内からの K^+ の流出によって高K血症をきたすことがあります．また，β遮断薬を使用している場合やインスリン不足では，細胞内への K^+ の取り込みが抑制され血中のK濃度が上昇して高K血症をおこしやすくなります．

治療 急性の高K血症の場合，まずはCa投与によって，心筋へのK毒性に拮抗します．この効果は20〜30分持続します．しかし，Caの投与だけでは血中K濃度を下げられませんので，続いてグルコース，インスリン，アルカリ（HCO_3^-）を投与して，K^+ を細胞内へ移行させます．吸入 β_2 刺激薬（サルブタモール硫酸塩）投与も K^+ の細胞内へのシフトを促進させます．しかし，これらの治療法は一時的にしか有効ではなく，利尿がつかなければ陽イオン交換樹脂や透析療法が必要になります．

Assist Navi 高K血症の鑑別

高K血症	病態		考えられる原因
Kの急速負荷	患者へのKの急激な負荷が考えられる場合		組織挫滅（外傷），組織壊死（抗癌薬投与時など），消化管出血，保存血大量輸血，輸液の誤り，食事でのK負荷
腎からのK排泄障害	腎不全やその他の疾患，薬剤の使用などによってKの排泄障害が考えられる場合	GFR≦10 mL/分/1.73 m²	腎不全
		GFR＞10 mL/分/1.73 m²	K保持利尿薬，ACE阻害薬，ARBの使用 アルドステロン低下・Addison病
細胞内へのK移行障害と細胞外へのK移行	細胞内外のK分布変化によって引きおこされる	細胞内へのK移行障害	インスリン作用欠乏 β遮断薬の使用
		細胞外へのK移行	横紋筋融解症 アシドーシス 薬剤（スキサメトニウム，ジゴキシンなど）

One More Navi

サイアザイド系利尿薬とループ利尿薬はネフロンでの作用部位が違うので，併用すると強力な利尿作用（K排泄も）が得られる．腎機能が低下していても有効なことがある．

慢性高K血症では，原因になっている薬剤中止や食事のK制限を行います．GFRが30 mL/分/1.73 m² 以上ではサイアザイド系利尿薬を，それより低ければループ利尿薬を使うと尿中へのK排泄が増加します．
慢性腎臓病で代謝性アシドーシスがある場合は重曹で補正するとKを低下させられます．陽イオン交換樹脂も使われることがありますが，1gレジン：1mEqのK吸着と効率が悪いので大量に服用する必要があり，長期使用で腸管潰瘍の危険があります．

国試出題症例
[国試95-G50]

- 35歳の男性．全身倦怠感と体重減少とを訴えて来院した．全身の皮膚と口腔粘膜とに色素沈着を認める．脈拍88/分，整．血圧98/50 mmHg．血液生化学所見：Na 128 mEq/L，K 5.4 mEq/L．尿中17-OHCS 1.1 mg/日（基準3～8），尿中17-KS 1.2 mg/日（基準3～11）．
⇒Addison病による高K血症が疑われる．皮膚が黒いのはACTH過剰分泌に伴うMSH（メラノサイト刺激ホルモン）による皮膚色素沈着がおこるため．

F-16 血清カルシウム（Ca）の調節

▶レファレンス
- 標準生理⑦：p.753-754
- ハリソン④：p.305-308
- 新臨内科⑨：p.975-977
- 内科診断②：p.1024-1025

Fig. 血清Ca濃度の調節系

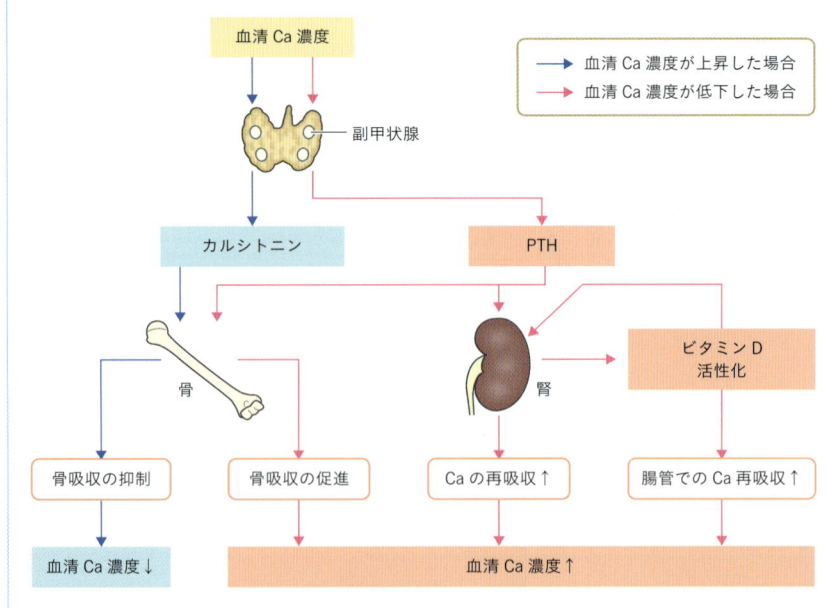

血清Ca濃度 → 副甲状腺 → カルシトニン／PTH
- カルシトニン → 骨吸収の抑制 → 血清Ca濃度↓
- PTH → 骨吸収の促進／Caの再吸収↑（腎）／ビタミンD活性化 → 腸管でのCa再吸収↑ → 血清Ca濃度↑

→ 血清Ca濃度が上昇した場合
→ 血清Ca濃度が低下した場合

40％はアルブミン蛋白と結合し，10％は無機リン酸やクエン酸と結合し，生理活性のあるイオン化カルシウム（Ca）は50％です．そのため，低アルブミン血症では，イオン化Caが正常でも，血清総Ca値は低くなります．そこで，血清アルブミンが基準値の4 mg/dLであるとしたら，血清総Ca値はいくらになるかという補正Ca値を計算します．

補正Ca値（mg/dL）＝血清総Ca値（mg/dL）＋4－血清アルブミン値（g/dL）

血清Ca濃度は，骨，腎，腸管の三臓器で調節されています．骨はCaを貯蔵する役割（緩衝系）として，腎では尿中へのCa排泄量調節，腸管ではCa吸収が行われ，この三者は長期的バランスの維持に重要です．血中Ca濃度を上昇させる副

One More Navi

Caイオン濃度の基準値は，1.2 mmol/Lで，Caは2価イオンであるため2.4 mEq/Lになる．

One More Navi
カルシトニンは破骨細胞の骨吸収を抑制する．Caの多い海水にすむウナギやサケなど魚類のカルシトニンはヒトよりも効果が強いので，サケカルシトニン，ウナギカルシトニンの合成誘導体（エルカトニン筋注製剤）が使われ，異種蛋白のために抗体が産生されるが薬剤の効果や副作用に関係しない．

One More Navi
PTHもPTHrPもPTH受容体を介して作用を発現するが，PTHはPTHrPよりも遅れて進化した．動物が海から上陸して血清Caの恒常性維持のために構造の簡便なPTHが出現し，すでに骨組織と腎臓に存在していたPTHrP受容体に結合して作用を発現するようになったと考えられる．

One More Navi
PTH/PTHrP受容体の7個のシステイン残基はカルシトニン（CT）受容体にもあり，系統発生上同じファミリーであることを示唆する．

One More Navi
2価イオンのCaやMgが血中で上昇すると，細胞膜表面の膜蛋白の糖鎖にくっついて陰イオンを中和するため，細胞外のマイナスイオンが弱くなる．このため細胞膜の内側のマイナスイオンが強くなり（過分極），心筋の再分極が速くおきやすくなってQT時間が短縮する．

One More Navi
家族性低Ca尿性高Ca血症は，常染色体優性遺伝し，尿Ca排泄率（FE_{Ca}）は1%以下となる．

One More Navi
ビスフォスフォネート点滴は効果発現に2日かかるが，カルシトニン筋注は数時間で効果が出る一方で，数週で効かなくなる．

甲状腺ホルモン（PTH）と活性型ビタミンD（1,25-$(OH)_2D_3$）は生理的に重要です．Caの血中濃度を低下させるカルシトニンは甲状腺から分泌されます．血清Ca濃度の基準値は8.5〜10 mg/dLです．

F-17 高Ca血症

病態 高Ca血症（hypercalcemia）は，骨からのCa放出過剰，腎でのCa再吸収過剰，腸管でのCa吸収過剰によっておきます．

悪性腫瘍ではPTHに似た副甲状腺ホルモン関連蛋白（parathyroid hormone-related peptide；PTHrP）が過剰に分泌されるほか，骨転移や多発性骨髄腫も骨融解を引きおこし，その結果，高Ca血症になります．サルコイドーシスでは肉芽腫内でマクロファージがビタミンD_3を活性化します．また，長期臥床で骨に重さがかかっていないと骨のCaが血液中に放出されます．家族性低Ca尿性高Ca血症では，Ca感受性受容体（Ca sensing receptor）異常のために，血清Ca濃度上昇でも，PTH分泌を抑制できません．Caの多量摂取やビタミンDの過量摂取も，消化管からのCa吸収を大幅に増加させてしまうため，高Ca血症になることがあります．

Tab. 高Ca血症の原因

原発性副甲状腺機能亢進症
・90%以上が腺腫によるもの

悪性腫瘍に伴うもの
・副甲状腺ホルモン関連蛋白（parathyroid hormone-related peptide；PTHrP）分泌
・骨転移による骨融解によるもの

その他
・ビタミンDの過剰摂取
・サルコイドーシスなどの肉芽腫
・甲状腺機能亢進症（骨回転の亢進）
・長期臥床，家族性低Ca尿性高Ca血症

Fig. 高Ca血症の心電図所見

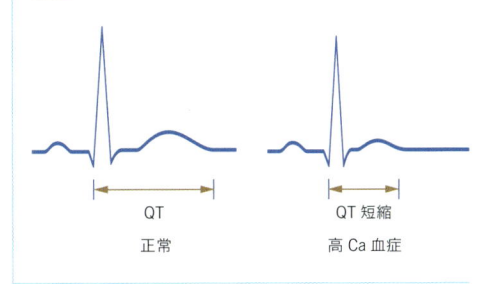

（正常：QT／高Ca血症：QT短縮）

症状 高Ca血症では，細胞膜電位が安定化して細胞の興奮性が低下するので，平滑筋を含む筋肉の動きが悪くなります．血清補正Caが12 mgを越えると，種々の症状が出現します．

初期には，便秘，吐き気，嘔吐，腹痛，食欲減退があります．集合管での抗利尿ホルモン作用が抑制されると尿濃縮障害がおきます．さらに多尿によるGFR低下もおきるとCaの尿中排泄が低下するため悪循環に陥ります．重度の高Ca血症では，錯乱，情動障害，意識混濁，幻覚，昏睡や筋力低下といった症状を呈し，最悪の場合，不整脈（心電図ではQT間隔が短縮するがブロックがおきやすい）によって死に至ることもあります．

治療 悪性腫瘍に伴う高Ca血症では，生理食塩水を投与して尿量2 L/日以上を確保します．腎機能障害があれば，ループ利尿薬を早期から投与します．また，従来のカルシトニンはすぐに効かなくなるため，ビスフォスフォネート（骨吸収抑制薬）も投与します．

国試出題症例

[国試97-A51]

● 49歳の男性．高Ca血症のため入院した．1か月前から食欲不振と全身倦怠感とが強くなったため近医を受診し，血清Ca 16.7 mg/dL，血清P 1.8 mg/dLが判明した．入院後，血清生化学検査でPTH 1,500 pg/mL（基準10〜60），超音波検査で甲状腺右下極に直径1.5 cmの腫瘤が描出された．入院後2日目から意識障害が出現し，時間・場所・人に対する見当識が失われている．血清Caは17.5 mg/dLに上昇していた．

⇒副甲状腺腫：生理食塩液の大量輸液，ループ利尿薬投与，ビスフォスフォネートの投与，カルシトニン投与を行う．

[国試102-G52]

● 59歳の女性．傾眠と背部痛とを主訴に来院した．5年前に左乳癌の摘出術を受けている．身長150 cm，体重51 kg．血圧150/88 mmHg．貧血と黄疸とを認めない．表在リンパ節の腫脹は認めない．血液生化学所見：尿素窒素30.0 mg/dL，クレアチニン1.6 mg/dL，尿酸6.0 mg/dL，Na 140 mEq/L，K 3.6 mEq/L，Cl 102 mEq/L．腹部超音波検査で腎に異常を認めない．血液生化学検査で必要な項目は？

⇒乳癌の骨転移による高Ca血症のほか，腎障害（腎石灰症）も疑われる．血清Caだけでなくイオン化Caを知る目的で血清アルブミンの検査も必要となる．

One More Navi

QT間隔（延長）0.46秒以上（T波の終点がRRの中点を越える）の原因：先天性QT延長症候群〔Romano-Ward症候群，Jervell and Lange-Nielsen症候群（先天性聾を伴う）〕，心筋梗塞，心筋炎，低Ca血症，低K血症，低Mg血症，甲状腺機能低下症，くも膜下出血または脳内出血，脳卒中，抗不整脈薬（ソタロール塩酸塩，アミオダロン塩酸塩），三環系抗うつ薬，マクロライド系抗菌薬．
Torsades de pointes（TdP）の心室頻拍を惹起することがある．

One More Navi

上腕部を血圧計のマンシェットを用いて，収縮期血圧より高い圧で3分間以上圧迫すると，神経が刺激され，下図のような手位（手首と手根指節関節の屈曲，指節間関節の伸展，親指の内転）を呈する．これをTrousseau徴候といい，低Ca血症で神経が刺激されやすくなるためにおこる．

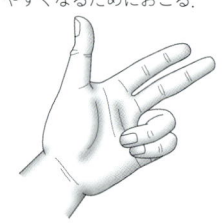

ただし低Ca血症のうち30%は陰性となるため，注意が必要．

F-18 低Ca血症

病態 血清Caの約40％はアルブミン蛋白と結合して存在しているため，低アルブミン血症では，見かけ上，低Ca血症になります．しかし，イオン化Caは正常です．補正Ca濃度が8.5 mg/dL以下を低Ca血症（hypocalcemia）といいます．

原因 慢性低Ca血症の原因となる疾患には，慢性腎不全，副甲状腺機能低下症，ビタミンD欠乏症があります．マグネシウム（Mg）欠乏ではPTH分泌抑制，PTHの骨や腎への作用不全が合併して，低Ca血症になります．

一方，急性・亜急性の低Ca血症の原因としてはアルカローシス，hungry bone症候群（副甲状腺機能亢進症手術後），急性膵炎（壊死の膵組織に血中のCa沈着）が考えられます．

症状 低Ca血症では，神経，筋肉の興奮が高まり，手足の先，口の周囲のしびれ，手指が動かない（テタニー発作），精神神経症状，消化器症状，低血圧，不整脈（QT延長が著明）がみられます．

治療 経口的にビタミンD製剤とCa製剤の投与を行います．

Tab.

低Ca血症の原因

慢性低Ca血症
- 副甲状腺ホルモン（PTH）の欠乏・作用不全
  副甲状腺ホルモン低下症
  Mg欠乏症（PTH分泌低下）
- ビタミンD作用の低下
  紫外線照射低下
  高度の肝障害によるビタミンD活性化の障害
  腎不全によるビタミンD活性化の障害
  くる病

急性・亜急性の低Ca血症
- アルカローシス
- hungry bone症候群（副甲状腺機能亢進症手術後）
- 急性膵炎（壊死の膵組織に血中のCa沈着）

Fig. 低Ca血症の心電図所見

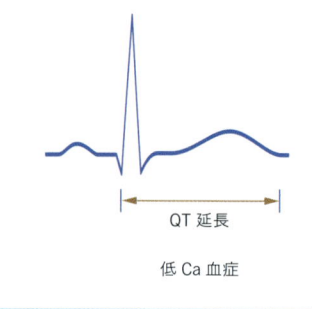

QT延長

低Ca血症

国試出題症例
[国試98-I36]

● 29歳の男性．手足のしびれ感と労作時の疲労感とを主訴に来院した．20歳のころ健康診断で血清Caの低値とPの高値とを指摘されたが，自覚症状なく放置していた．最近になって，手足のしびれ感，労作時の疲労感および頭痛が現れた．身長170 cm，体重80 kg．脈拍80/分，整．血圧130/80 mmHg．Trousseau徴候陽性．血清生化学所見：Na 142 mEq/L，K 4.0 mEq/L，Ca 5.8 mg/dL，P 6.0 mg/dL．その他の一般検査所見に異常を認めない．

⇒ 副甲状腺機能低下症

F-19 血清リン（P）の調節

▶レファレンス
・標準生理⑦：p.755-756
・新臨内科⑨：p.977-979

One More Navi
蛋白質1 gには15 mgのPが含まれるので，P制限には蛋白制限が有用である．

One More Navi
骨細胞で作られるFGF-23も強力なP低下ホルモンで，PTHの分泌やビタミンD活性化を抑制する．逆にPTHはビタミンD活性化やFGF-23分泌を刺激するので，Pの低下にはFGF-23が本質的に働く．

One More Navi
低P血症性くる病／骨軟化症の疾患惹起因子として知られてきたフォスファトニン (phosphatonin) としてFGF (fibroblast growth factor) 23が同定され，近位尿細管のIIa型Na-Pi共輸送体および25-OH-vitamin D-1α-OHaseの抑制因子であることが明らかとなった．

リン（P）の85％は骨に沈着しています．血清P濃度は，腸管からのP吸収，腎からのP排泄，細胞内外のP移動によって調節されています．糸球体濾過で，血清Pの90％が濾過されますが，80％は近位尿細管で再吸収されます．

低P食や副甲状腺ホルモン（PTH）低下で，P再吸収は増加します（逆に，高P食やPTH高値でP再吸収は減少します）．

主に，Pは細胞内に分布していてATPなどエネルギーのもとになっています．通常，血清Pはインスリンの作用で，グルコースとPが細胞内移動するため，食後に低下します．また，PTHは骨吸収を促し，近位尿細管でのP再吸収を抑制します．ビタミンDは腸管からのP吸収を促進します．

なお，PとCaの濃度は逆相関の関係にあります．したがって，Pの濃度が高まるとCaの濃度は下がり，逆にPの濃度が下がるとCaの濃度は高まります．正常時には，この両者が均衡を保っています．

血清P濃度の基準値は2.5〜4.5 mg/dLです．

Fig. 血清Pと血清Caの関係

F-20 低P血症

病態 血清P濃度 3 mg/dL以下は低P血症（hypophosphatemia）ですが，1.5 mg/dLまでは無症状です．

原因 低P血症の原因は腸管からのP吸収低下（吸収不良症候群，ビタミンD不足），腎からの喪失（尿細管障害，PTH過剰），Pの細胞内への移動（糖負荷，アル

One More Navi
P摂取過剰で、骨細胞からホルモン（FGF-23）が分泌され、腎遠位尿細管細胞膜に局在するklothoを介してFGF受容体に結合し、近位尿細管のNa依存性P輸送体の発現が抑制される．また、P欠乏状態では、血中FGF-23濃度が低下し、小腸および腎臓のP吸収が亢進する．

カローシス，アドレナリン，インスリン）があります．
糖尿病ケトアシドーシスでは，Kと同じくPが細胞内から細胞外へとシフトして，血清Pが正常でも実際は不足していることがよくあります．また，アルコール中毒では，Pの摂取不足となり低P血症がおきやすくなります．
症状 低P血症で症状をおこすことは稀です．筋力低下，倦怠感・脱力，心収縮力低下（心不全）・横紋筋融解（CK上昇），溶血，骨痛（骨軟化症による骨折），食欲不振・イレウス，けいれん・昏迷・昏睡などがおきます．
治療 症状のある場合にのみ，過剰投与を避けるため経口でPを補充します．静注でのP投与はCaと結晶化して組織に沈着するので，1.5 mg/dL以下のような場合に限られます．

One More Navi
ビタミンD投与で腸管からのCaだけでなくPの吸収も増加する．

One More Navi
経口リン酸ナトリウムによる大腸前処置法で急性腎不全，急性リン酸腎症（腎石灰沈着症）が現れることがある．

F-21 高P血症

病態 成人では血清P濃度が4.5 mg/dL以上に上昇した場合を高P血症（hyperphosphatemia）といいます．細胞外液のCaとPの積が55 (mg/dL)^{2}以上になると，骨や軟組織へのリン酸Ca塩の沈着をおこし，低Ca血症になることもあります．
原因 高P血症の原因としては，横紋筋融解や腫瘍融解（悪性腫瘍に対する化学療法）のように細胞内Pが血中に入る場合，腎からの排泄減少（GFR低下，副甲状腺機能低下症）があります．

F-22 血清マグネシウム（Mg）の調節

▶レファレンス
・標準生理⑦：p.754
・新臨内科⑨：p.979-980

マグネシウム（Mg）の60%は骨に，残りは筋肉などに分布します．90%以上は細胞内に分布して，種々の酵素活性を調節しています．また，MgはCaと共同して神経・筋の興奮に重要な役割もしています．

血清Mg濃度の基準値は1.8〜2.6 mg/dLで，30%蛋白結合，70%イオン化しています．Mgは主に腎臓から排泄されますが，その再吸収の半分以上はHenle係蹄で行われています．調節ホルモンがないので，血中Mg濃度は変動しやすくなっており，検査値が正常でも，Mg欠乏症のこともあります．

腎不全ではMgが蓄積します．逆に，利尿薬の副作用で低Mg血症がみられます．高Mg血症は4.0〜6.0 mEq/L以上で，筋力低下，昏睡などがみられます．低Mg血症は1.0 mEq/L以下で，低Mg

Fig. Mg^{2+}の輸送

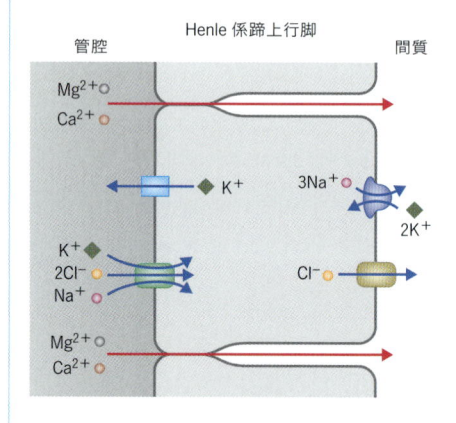

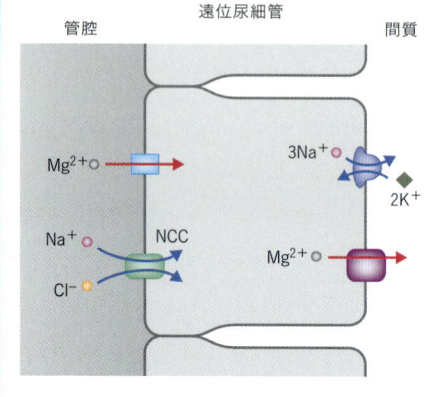

Henle係蹄上行脚

遠位尿細管

One More Navi
Gitelman症候群（▶G-14関連）では遠位尿細管のMg吸収障害のために低Mg血症になる．

One More Navi
家族性低Mg血症の患者において，新規MgチャネルTRPM6遺伝子に変異が見つかり，Mgの調節にTRPM6が深く関与する．TRPM6は腎臓の遠位尿細管上皮細胞に局在し，生体内と細胞内のMg濃度の調節に関与する．上皮成長因子EGFは，TRPM6の発現量を増加させ，免疫抑制薬のシクロスポリンやテムシロリムスは低下させます（低Mg血症になる）．

のために副甲状腺ホルモン（PTH）の分泌低下がおきて，低 Ca 血症を呈し，けいれん，テタニーなどがみられます．

国試出題症例
[国試100-F39]

- 46歳の男性．1週間前から続く下肢の脱力感と全身倦怠感とを主訴に来院した．生来健康で一人暮らしをしている．最近は飲酒量が増加し，日本酒を毎日5合飲んでいる．身長 170 cm，体重 63 kg．脈拍 72/分，整．血圧 138/84 mmHg．胸部と腹部とに異常はない．下腿に浮腫を認めない．尿所見：蛋白（−），糖（−），潜血（−），沈渣に異常はない．尿中 Na 排泄量 150 mEq/日，K 排泄量 52 mEq/日（基準 25〜60）．血清生化学所見：総蛋白 6.0 g/dL，アルブミン 3.5 g/dL，尿素窒素 13 mg/dL，クレアチニン 0.8 mg/dL，CK 180 単位（基準 10〜40），Na 135 mEq/L，K 2.8 mEq/L，Cl 90 mEq/L，Ca 7.0 mg/dL，Mg 1.5 mg/dL（基準 1.8〜2.5），アルドステロン 8 ng/dL（基準 5〜10），血漿レニン活性 1.5 ng/mL/時間（基準 1.2〜2.5）．

⇒食事性低 Mg 血症によって，血清 Ca（PTH 分泌低下のため）および血清 K の濃度低下（K チャネルの増加のため？）が疑われる．低 K 血症にもかかわらず尿中の K は正常なので腎からの K 排泄が亢進している．アルカローシスには，よく低 K 血症が合併するのでその可能性もある．治療では Mg，K を補充する．アルコール中毒患者では Mg 欠乏症は多いことに留意．

G

酸塩基異常

Preview

G-01	酸塩基平衡
G-02	pHと[H^+]の関係
G-03	H^+の代謝調節
G-04	酸の排泄
G-05	アシドーシスとアルカローシス
G-06	血漿アニオンギャップ

G-07	代謝性アシドーシス
G-08	尿細管性アシドーシス（RTA）
G-09	近位尿細管性アシドーシス（Ⅱ型RTA）
G-10	遠位尿細管性アシドーシス（Ⅰ型RTA）
G-11	遠位尿細管性アシドーシス（Ⅳ型RTA）

G-12	代謝性アルカローシス
G-13	NaClの単純な喪失による代謝性アルカローシス
G-14	NaClの再吸収障害による代謝性アルカローシス
G-15	有効動脈血容量正常の代謝性アルカローシス

G-16	呼吸性アシドーシス
G-17	呼吸性アルカローシス

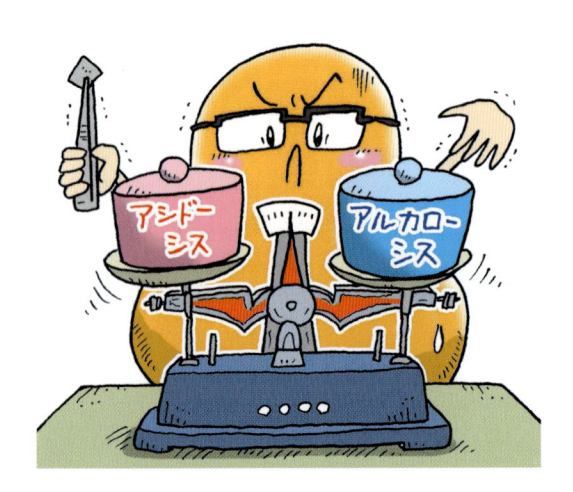

Navi 1 血漿のpHはHCO_3^-と$PaCO_2$の比で決まる

血漿のpHは7.34～7.44という狭い範囲で保たれており，これを酸塩基平衡と呼びます．

▶ G-01 ～ G-05 で酸塩基平衡の基本的な考え方と，体内の酸塩基平衡が保たれる仕組みについて見ていきます．また，▶ G-06 で酸塩基平衡の解析に必要な指標であるアニオンギャップについて述べていくことにします．

Navi 2 HCO_3^-濃度の増減でおこる酸塩基平衡異常

血中のHCO_3^-濃度が低下し，血漿pH値が下がった状態を代謝性アシドーシス．逆にHCO_3^-濃度が上昇し，pH値が上がった状態を代謝性アルカローシスと呼びます．

代謝性アシドーシスも代謝性アルカローシスも，腎機能に何らかの異常をきたす場合に引きおこされ，その原因によって，いくつかのタイプに分類できます．
▶ G-07 ～ G-15 でそれぞれの病態についてみていきましょう．

Navi 3 $PaCO_2$濃度の増減でおこる酸塩基平衡異常

血漿のpHは呼吸性にも異常をきたします．血中の$PaCO_2$濃度が上昇し，血漿pH値が下がった状態を呼吸性アシドーシス．逆に$PaCO_2$濃度が低下し，血漿pH値が上がった状態を呼吸性アルカローシスと呼びます．

▶ G-16 で呼吸性アシドーシス，▶ G-17 で呼吸性アルカローシスの病態と代償性の変化について考えていきます．

G-01 酸塩基平衡

▶レファレンス
・標準生理⑦：p.773-777
・ハリソン④：p.308-310
・新臨内科⑨：p.980-982

G-02 pHと[H⁺]の関係

HClやNH$_4^+$，CH$_3$COOHなどのようにH⁺を提供する物質を酸といい，逆にHCO$_3^-$やNH$_3$，CH$_3$COO⁻のようにH⁺を受け取る物質を塩基と呼びます．HCO$_3^-$は生体内でメインの塩基です．

さて，血漿のpHと血中の水素イオン濃度[H⁺]の関係は，常用対数で以下のような式として表すことができます．

$$pH = -\log [H^+] = \log \frac{1}{[H^+]}$$

この式からもわかるとおり，血漿のpHは血中の水素イオン濃度[H⁺]と逆相関します．すなわち，pHが低下すると血中のH⁺は増加します．その変化の割合は非常に大きく，たとえば，pHが7.4から7.1に0.3低下すると，[H⁺]は2倍に増加します．

Fig. 酸と塩基

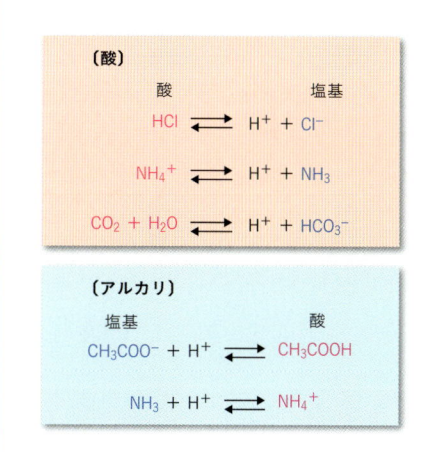

（酸）

酸		塩基
HCl	⇌	H⁺ + Cl⁻
NH$_4^+$	⇌	H⁺ + NH$_3$
CO$_2$ + H$_2$O	⇌	H⁺ + HCO$_3^-$

（アルカリ）

塩基		酸
CH$_3$COO⁻ + H⁺	⇌	CH$_3$COOH
NH$_3$ + H⁺	⇌	NH$_4^+$

One More Navi
pH（水素イオン指数（potential Hydrogen））：酸性・アルカリ性の程度を表し，液中の水素イオン濃度の逆数の常用対数で表す．「ペーハー」はドイツ語読みで，英語では「ピーエイチ」．

G-03 H⁺の代謝調節

Fig. [HCO$_3^-$]とPaCO$_2$の比で決まるpH

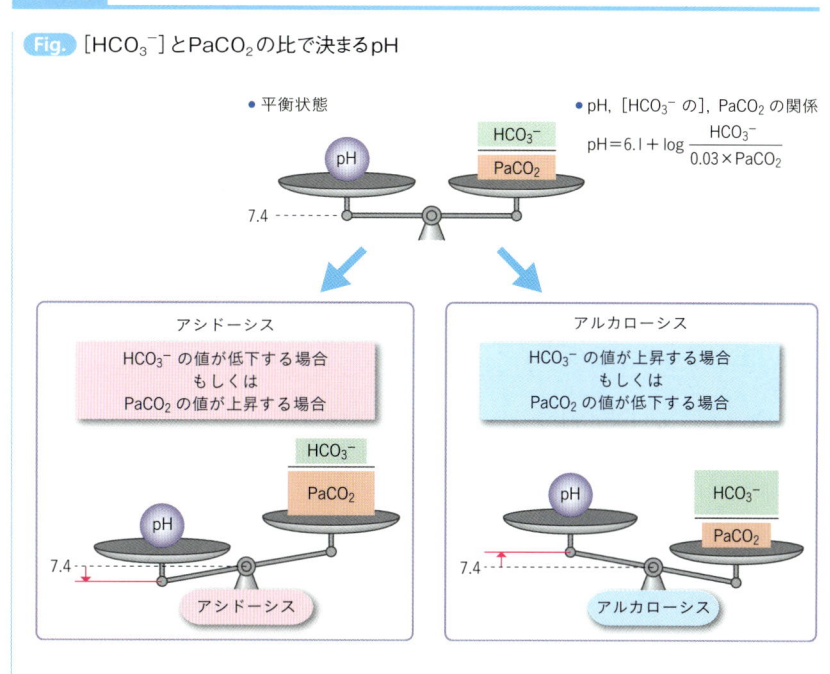

●平衡状態

●pH，[HCO$_3^-$]，PaCO$_2$の関係

$$pH = 6.1 + \log \frac{HCO_3^-}{0.03 \times PaCO_2}$$

アシドーシス：HCO$_3^-$の値が低下する場合 もしくは PaCO$_2$の値が上昇する場合

アルカローシス：HCO$_3^-$の値が上昇する場合 もしくは PaCO$_2$の値が低下する場合

血漿のpHは7.34～7.44という狭い範囲で調整されており（酸塩基平衡），この範囲では，生命機能を維持するために必要な酵素の活性が最大化されます．

血漿のpHを決定する要因として重要となるのが，重炭酸濃度（[HCO$_3^-$]）と二酸化炭素分圧（PaCO$_2$）です．

One More Navi
血漿のpHの基準値（7.35～7.45）は，血清Naの基準値（135～145 mEq/L）と一緒に記憶すると忘れにくい．

pH，[HCO₃⁻]，PaCO₂の関係を表したものが以下の式（Henderson–Hasselbalch の式）です。

$$pH = 6.1 + \log \frac{HCO_3^-}{0.03 \times PaCO_2}$$

この式から，pHは［HCO₃⁻］とPaCO₂の比で決まることがわかります．すなわち，血中の水素イオン濃度［H⁺］は，［HCO₃⁻］とPaCO₂の2つの因子が調整されているために40 nEq/L（pH 7.4）に維持されていることになります．

この2つの因子を調整しているのが肺（呼吸）と腎です．上記の式からも明らかですが，血漿のpHを一定に保つためには［HCO₃⁻］とPaCO₂の比を一定に保つことが必要です．このバランスを維持するために，生体は呼吸によってPaCO₂を，腎によって［HCO₃⁻］を調節しています．つまり，［HCO₃⁻］，PaCO₂のどちらかが変化した場合に，生体はそれと同じ方向でもう一方を変化させるように反応します．

もしこれが逆の方向に変化するとき（たとえば，［HCO₃⁻］が上昇しているのに，PaCO₂が低下する場合など）は，酸塩基平衡が崩れた病的状態と考えられます．

G-04 酸の排泄

体内では糖質，蛋白質，脂質が代謝され，1日に20,000 mEqの酸が産生されます．その大部分は肺からCO₂として排泄され，残りの100 mEqの不揮発性の酸が腎臓からリン酸塩やアンモニア（NH₄⁺）として排泄されます．これ以外に生じた酸や外部から負荷された酸は，腎臓で産生されたHCO₃⁻で中和されます（中和が行われた後で，HCO₃⁻が余った場合は，そのまま尿中に排泄されます）．

なお，呼吸によるPaCO₂の調節は，延髄の呼吸中枢および大動脈と頸動脈小体に存在する化学受容器で，PaCO₂，pHおよびPaO₂の変化に対応して換気量を調節することによって行われるため，通常15～30分で安定します．これに対して，腎臓での［HCO₃⁻］の調節はゆっくりと行われ，安定までに数日かかります．

One More Navi
1 Torr（トル）= 1 mmHg
       = 13.6 mmH₂O

One More Navi
植物は滴定酸が少なくクエン酸，Kなどアルカリに変化する物質を含むのでアルカリ食品といわれる．動物性食品は蛋白質が滴定酸を含むので酸性食品といわれる．

One More Navi
酸排泄の緩衝系としてリン酸とアンモニアがあるが，アンモニアはアシドーシス時に近位尿細管での産生が増加する．

One More Navi
酸素濃度の設定を変えて15分以上経ってから血液ガス検査を行わないと，PaCO₂は安定していない．

Fig. 尿細管での酸（H⁺）の排泄

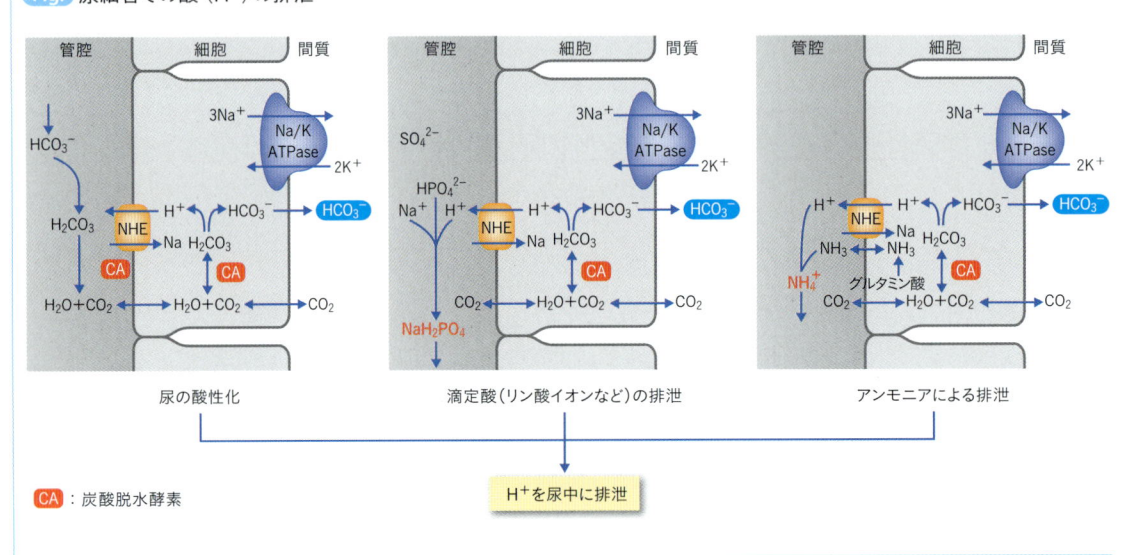

尿の酸性化　　　滴定酸（リン酸イオンなど）の排泄　　　アンモニアによる排泄

→ H⁺を尿中に排泄

CA：炭酸脱水酵素

G-05 アシドーシスとアルカローシス

Fig. 酸塩基平衡の異常と代償

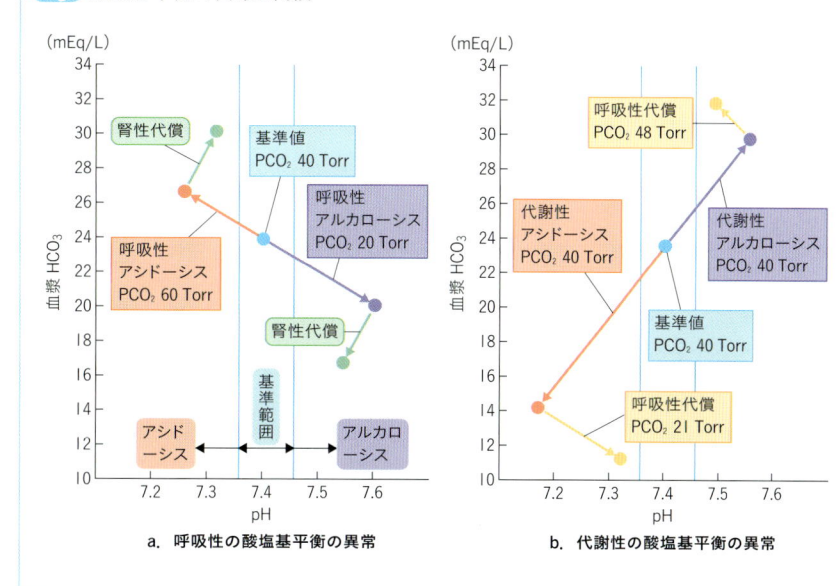

a. 呼吸性の酸塩基平衡の異常
b. 代謝性の酸塩基平衡の異常

One More Navi
基準値
pH：7.35〜7.45
PaCO$_2$：36〜44 Torr
HCO$_3^-$：24±2 mEq/L
AG：12±2 mEq/L
　（アルブミン正常時）
BE：±2.5 mEq/L

One More Navi
base excess（BE）：血液をpH 7.4に戻すのに必要な酸の量．BEの値が正（プラス）であれば血液のpHが高いことを表す．

血漿のpHが7.35以下になった場合を**アシドーシス**，7.45以上になった場合を**アルカローシス**と呼びます．生命を維持できる臨界値は下限が6.80〜7.20，上限が7.60〜7.80です．

先に述べたとおり，血漿のpHは［HCO$_3^-$］とPaCO$_2$の比によって調整されています．しかし，腎もしくは肺（呼吸）に問題がある場合，このバランスは崩れ，アシドーシスやアルカローシスといったpHの異常がみられるようになります．

腎の異常による酸塩基平衡の乱れを代謝性，肺の異常によるものを呼吸性とした場合，酸塩基平衡の異常は**代謝性アシドーシス**，**代謝性アルカローシス**，**呼吸性アシドーシス**，**呼吸性アルカローシス**の4つに分類することができます．

酸塩基平衡に異常を生じた場合，身体のpHを維持するために**代償**がおこります．代償は，呼吸性の酸塩基平衡異常がある場合は腎性におこり（**腎性代償**），逆に腎性に酸塩基平衡が乱れた場合は呼吸性におこります（**呼吸性代償**）．

代償は一面においてpHを安定させる役割を果たしていますが，結果として体内の酸塩基平衡の乱れを覆い隠してしまうことがあるため，注意する必要があります．

G-06 血漿アニオンギャップ

酸塩基平衡の解析に必要な指標に**血漿アニオンギャップ**（anion gap；AG）というものがあります．血漿中のプラスイオン（**カチオン**）とマイナスイオン（**アニオン**）の総量は本来等しいはずですが，臨床検査上，Cl$^-$とHCO$_3^-$以外のアニオンは測定されません．このため，主要なカチオンであるNa$^+$から測定可能でかつ主要な陰イオンであるCl$^-$とHCO$_3^-$の和を差し引いて，その**差が12 mEq/L（10〜14）**であれば正常とするのがAGの考え方です．

$$AG = Na^+ - (Cl^- + HCO_3^-)$$

上記の計算式から求められる数値は，検査上，未測定のアニオンの量を示しています．この**数値が12 mEq/Lよりも大きくなる場合**，血漿中に有機酸（硫酸，硝酸，リン酸，乳酸，ケトン体など）や陰性荷電のアルブミンなどの血漿蛋白が増えたこ

One More Navi
アニオン：負電荷をもつイオン．陰イオン．たとえば，塩素イオン（Cl$^-$），リン酸イオン（HPO$_4^{2-}$，H$_2$PO$_4^-$），重炭酸イオン（HCO$_3^-$）など．
カチオン：陽電荷をもつイオン．陽イオン．たとえばNa$^+$，K$^+$，Mg^{2+}，Ca^{2+}など．

Fig. 血漿アニオンギャップ

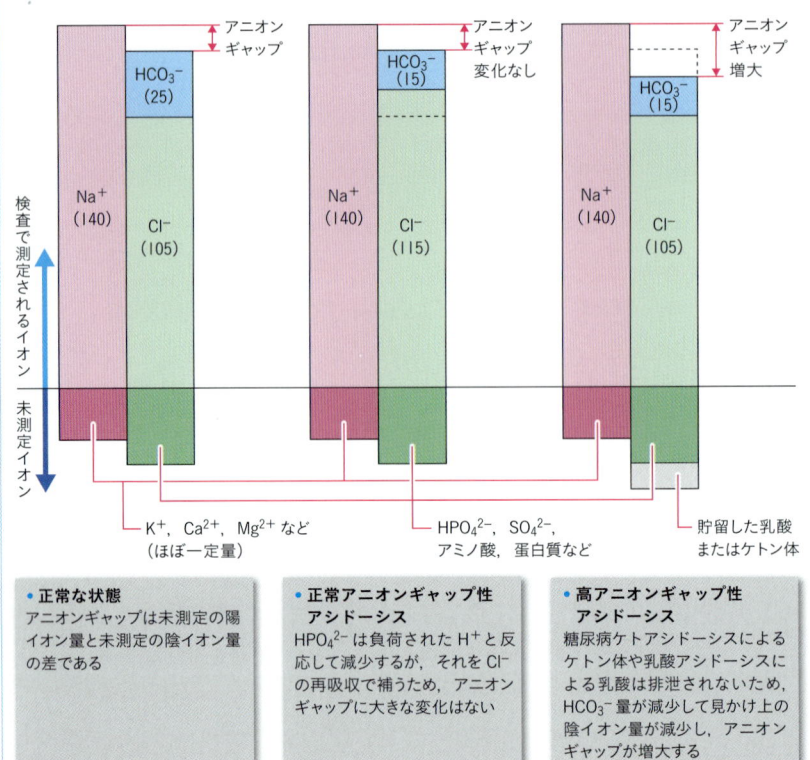

正常な状態	正常アニオンギャップ性アシドーシス	高アニオンギャップ性アシドーシス
アニオンギャップは未測定の陽イオン量と未測定の陰イオン量の差である	HPO_4^{2-} は負荷された H^+ と反応して減少するが、それを Cl^- の再吸収で補うため、アニオンギャップに大きな変化はない	糖尿病ケトアシドーシスによるケトン体や乳酸アシドーシスによる乳酸は排泄されないため、HCO_3^- 量が減少して見かけ上の陰イオン量が減少し、アニオンギャップが増大する

図中の値：
- 正常：Na^+(140)、Cl^-(105)、HCO_3^-(25)
- 正常アニオンギャップ性：Na^+(140)、Cl^-(115)、HCO_3^-(15)、アニオンギャップ変化なし
- 高アニオンギャップ性：Na^+(140)、Cl^-(105)、HCO_3^-(15)、アニオンギャップ増大

未測定イオン：K^+, Ca^{2+}, Mg^{2+} など（ほぼ一定量）、HPO_4^{2-}, SO_4^{2-}, アミノ酸、蛋白質など、貯留した乳酸またはケトン体

One More Navi
アニオンギャップが 25 以上のときは何らかの重要な原因があるはずなので検索が必要．それ以下の場合はケトン体や乳酸などの少量の蓄積でもおきる．

One More Navi
アニオンギャップの減少は代謝性アシドーシスとは無関係であるが，低アルブミン血症（陰イオンの減少），高ガンマグロブリン血症（陽イオンの増加）によって引きおこされる．アルブミン低値の影響は，アルブミンが 1 g/dL 低下するごとにアニオンギャップを 2.5 mEq/L 調整する．

One More Navi
アニオンギャップの本体のほとんどはアルブミンなので，正常アルブミン 4 g/dL×3=12（正常アニオンギャップ）と覚えておく．アルブミンが 2.5 g/dL のときの正常アニオンギャップは 7.5 になる．この場合アニオンギャップ 12 でも高アニオンギャップになる．

One More Navi
デルタギャップ：患者のアニオンギャップと正常のアニオンギャップとの差はデルタギャップと呼ばれる．デルタギャップを HCO_3^- の測定値に加えれば，代謝性アシドーシスになる前の HCO_3^- の値になる．これが正常より高値なら代謝性アルカローシスの合併（混合性障害）がある．

とが示唆されます．

　それでは，どのような場合に AG は増加する（血漿中に異常な酸が蓄積する）のでしょうか．結論から言うと，血中の HCO_3^- が低下したときに AG は増大します．また，後述しますが，代謝性アシドーシスでは血中の HCO_3^- が低下します．ただし，代謝性アシドーシスでも AG が正常なものと，高値を示すものの 2 つのパターンがあります．

▶正常 AG 性代謝性アシドーシスと高 AG 性代謝性アシドーシス

　代謝性アシドーシスでは血中の HCO_3^- が低下します．しかし，AG の数値が正常なままの代謝性アシドーシス（正常 AG 性代謝性アシドーシス）では，HCO_3^- が減少した分，測定可能なアニオンである Cl^- の再吸収が行われることから，結果として AG は増大せずに基準値が保たれます．

　他方，AG が高値となる代謝性アシドーシスの場合（高 AG 性代謝性アシドーシス）は状況が異なります．このケースでは HCO_3^- が低下する一方で，代謝異常によって発生した乳酸やケトン体などの有機酸や中毒性物質（サリチル酸，メタノール，エチレングリコール）が体内に蓄積されます．これらの物質は検査では測定されないため，見かけ上，AG が増大することになります．

関連項目

▶乳酸アシドーシス

　乳酸アシドーシス（lactic acidosis）には，循環不全，ショック，敗血症，低酸素，CO 中毒，重症貧血，過激な運動にともなっておきる type A と，遺伝性酵素欠損や薬剤，肝疾患，悪性腫瘍でおきる type B があります．ほとんど

は type A です．

薬剤としてはビグアナイド系血糖降下薬（メトホルミン塩酸塩，ブホルミン塩酸塩），サリチル酸，エチレングリコール，メタノールなどの使用がある場合，AG 高値の代謝性アシドーシスを引きおこす可能性があります．サリチル酸中毒初期では呼吸中枢への刺激によって呼吸性アルカローシスを合併することもあります．

乳酸アシドーシスは通常 L-乳酸によりますが，腸内細菌で産生される D-乳酸によって引きおこされることもあり，これを D-乳酸アシドーシスといいます．D-乳酸は L-乳酸とは違い測定できないため，乳酸値は見かけ上は正常となります．

D-乳酸はもともとウシでみつかりましたが，ヒトでも腸手術などで腸内細菌が異常増殖していると，稀にみられます．AG 高値の代謝性アシドーシスがあり，大量の炭水化物を摂取して意識障害をきたした患者では，この疾患を疑う必要があります．

▶代償は十分か

代謝性アシドーシスの代償としての $PaCO_2$ の低下，つまり過呼吸による呼吸性代謝が適正かどうかを判断する必要があります．

簡便に $PaCO_2$ による代償が適正かどうかを知るためには，pH の小数点以下の 2 桁値が代償された $PaCO_2$ にあたると考える方法があります．あるいは，HCO_3^- の値に 15 を足して $PaCO_2$ の値に一致すれば適正と判断する方法もあります．もし $PaCO_2$ がこれより大きければ代償が不十分で（当然 pH は酸性が強い），呼吸性アシドーシスも合併していると考えられます（たとえば薬剤による呼吸抑制）．逆に，$PaCO_2$ がこれより小さければ（pH はアルカリ方向にいくが，代償では pH 7.4 以上にはなりません），呼吸性アルカローシスを合併していると考えられます（たとえば痛みによる過呼吸）．

この方法は代謝性アルカローシスにも使えます（15 は正常の $PaCO_2$ と HCO_3^- の差 40 Torr − 25 mEq/L = 15）．

> **One More Navi**
> pH 7.34 の代謝性アシドーシスでは pH の小数点以下 2 桁である 34 Torr の $PaCO_2$ に呼吸性代償（過換気）のためになる．$PaCO_2$ の値が 34 より小さい場合は必要以上に過換気している呼吸性アルカローシスを合併しているし，大きい場合は呼吸性アシドーシスも合併していると判断される．同様に HCO_3^- が 14 mEq/L の代謝性アシドーシスの場合，呼吸性代償が機能していると 14 に 15 を加えた 29 Torr の $PaCO_2$ が期待される．

> **One More Navi**
> HCO_3^- から $PaCO_2$ を推定する方法（呼吸性代償が適切かどうか）としてウィンターの式 $PaCO_2 = 1.5[HCO_3^-] + 8 \pm 2$ もある．

G-07 代謝性アシドーシス

▶レファレンス
- ハリソン④：p.310-313
- 新臨内科⑨：p.982-985

病態 腎臓は酸塩基平衡を維持するため，糸球体で濾過された HCO_3^- を再吸収して，塩基の喪失を防いでいます．また，不発揮性の酸を尿中に排泄し，余分な酸の蓄積を回避しています．こうした仕組みが正常に働いていれば，HCO_3^- の低下はおこりません．しかし，何らかの原因によってこのメカニズムに支障が生じ，血中の HCO_3^- が低下すると，血漿 pH の値も下がり血液が酸性（血漿 pH ≦ 7.35）に傾きます．

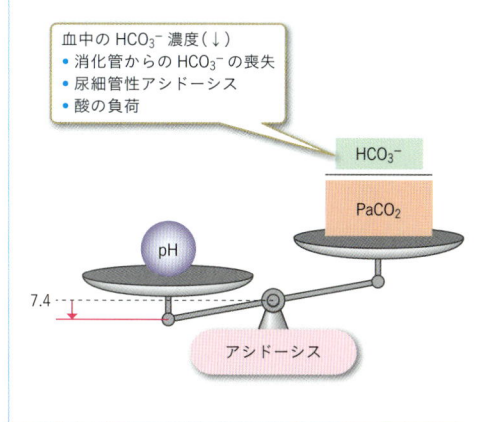

このように HCO_3^- が低下し，血漿 pH 値が下がった状態を**代謝性アシドーシス**（metabolic acidosis）と呼びます．

Fig. 代謝性アシドーシス

血中の HCO_3^- 濃度（↓）
- 消化管からの HCO_3^- の喪失
- 尿細管性アシドーシス
- 酸の負荷

> **One More Navi**
> 正常アニオンギャップのアシドーシスは，腸管や腎からの HCO_3^- の喪失か緩衝系不十分（リン酸，アンモニア）でおきる．

> **One More Navi**
> HCO_3^- が低下していても pH が不明な場合は，代謝性アシドーシスとは限らないので，血液ガス検査で pH 値を確認する必要がある．

One More Navi

腸液自体はアルカリ性だが胃酸を中和しながら進んでいくので，小腸内はpH=5.8～6.8と弱酸性環境である．下痢の初期はアルカリを失うが，次第にアルカリの喪失は減っていくので下痢があるからといって常に代謝性アシドーシスになるわけではない．

One More Navi

下痢による代謝性アシドーシスの場合には低K血症とアシドーシスの刺激で大量のアンモニアが腎臓で産生されて尿中に捨てられ，尿pHが6以上となることもある．これは尿細管性アシドーシス（RTA）〔▶G-08〕による尿の酸性化障害ではなく，アンモニア緩衝による尿pH上昇である．尿アンモニアの測定や尿アニオンギャップの値がマイナスとなることから，RTAと区別できる．

原因　それではどのような場合に血中のHCO₃⁻は減少するのでしょうか．その原因としては3つの代表的なパターンを考えることができます．

1つ目は，消化管からHCO₃⁻が流出してしまうというものです．下痢や瘻孔，消化管からのドレナージなどでHCO₃⁻を喪失した場合がこれにあたります．

2つ目に考えられるのが尿細管性アシドーシスです．詳しくは次頁以降で述べますが，尿細管性アシドーシスではHCO₃⁻の再吸収がうまくいかなかったり，酸の排泄障害があったりして，血中のHCO₃⁻の低下を招きます．

そして3つ目の原因として考えられるのが，酸の負荷です．薬剤の投与や代謝異常によって体内に余分な酸が負荷されると，これらを中和するために塩基であるHCO₃⁻が消費されます．この結果，血中のHCO₃⁻が不足し，代謝性アシドーシスが引きおこされます．

鑑別診断　代謝性アシドーシスが腎臓の障害によっておきているか，腎臓以外の原因（下痢など）によるものであるかを知ることは病態を理解するうえで重要となります．これらを区別するのには，尿中アンモニアが有用です．

腎外性の代謝性アシドーシスでは，血漿pHを補正するために腎臓から尿中に酸である大量のアンモニウムイオン（NH₄⁺）が排泄されます．一方，腎性の代謝性アシドーシスでは，酸の排泄に障害があるために尿中アンモニアは減少します．つまり，尿中に排泄されるアンモニアを測定すれば，両者の区別をつけることが可能となります．

しかし，臨床で尿中アンモニアをいちいち測定することは効率的ではありません．そこで尿中アニオンギャップ（尿AG）の計算を行います．これは尿中のNa⁺，K⁺とCl⁻の濃度を測定し，そのギャップを計算するものです．

$$尿\,AG = U_{Na} + U_K - U_{CL}$$

尿AGの基準値は30～50 mEq/Lです．腎外性のアシドーシスでは尿中にカチオンであるNH₄⁺が多くなり，電気的バランスをとるためにアニオンであるCl⁻が上昇します．このため，尿AGはマイナスの値になります．一方，腎性のアシドーシス（遠位尿細管アシドーシスなど）では尿中アンモニア減少に伴いCl⁻も減少するので尿中AGはプラスの値になります．

代償性の変化　pHを正常化するために，身体は呼吸によってCO₂を吐き出し，これによってPaCO₂を下げるように働きます（呼吸性代償）．ただし，過換気での代償はPaCO₂ = 15 Torrが下限です．

G-08　尿細管性アシドーシス（RTA）

病態　糸球体濾過値は正常，または軽度低下であるにもかかわらず，尿細管でのHCO₃⁻の再吸収障害や酸排泄障害のために正常AG性代謝性アシドーシスを呈する症候群を尿細管性アシドーシス（renal tubular acidosis；RTA）と呼びます．尿細管性アシドーシスは酸塩基の輸送に関連する輸送体やその調節因子の先天的，後天的異常でおこるものなので，腎不全に伴うアシドーシスはここには含まれません．

分類　尿細管性アシドーシスは，障害部位により近位尿細管性アシドーシス（Ⅱ型RTA）と遠位尿細管性アシドーシス（Ⅰ型RTA，Ⅳ型RTA）に分類されます．大部分はⅠ型RTAです．Ⅰ型RTA，Ⅱ型RTAともに低K血症を呈しますが，遠位尿細管アシドーシスのなかにアルドステロンの作用が不十分なためH⁺とK⁺の集合管での分泌が障害され，高K血症を呈するものがあり，これをⅣ型RTAとして分類します．

One More Navi

一般にアシドーシスは高K血症を伴い，アルカローシスは低K血症を伴う（代謝性アシドーシスではカチオンバランスの維持のため細胞内から細胞外にKが移動して，pHが0.1低下するごとに血清K濃度が0.6 mEq/L上昇）にもかかわらず，尿細管性アシドーシスではしばしば低K血症を伴うことが特徴である．

代謝性アシドーシスであっても，酸の排泄に関係する遠位尿細管の働きが正常であるならば，尿pHは5.5以下に低下します．しかし，遠位尿細管性アシドーシスの場合，酸の排泄障害（尿酸化障害）がおこるため尿pHは低下しません．

酸である塩化アンモニウムをさらに負荷（塩化アンモニウム負荷試験）しても，尿pHを5.5以下に下げられないのがⅠ型です．一方，強いアシドーシスのⅡ型では集合管は正常なので尿pHは5.5以下に下げられます．

G-09 近位尿細管性アシドーシス（Ⅱ型RTA）

病態 近位尿細管の細胞内では，炭酸脱水酵素（CAⅡ）の働きによって $H_2O + CO_2$ から H_2CO_3 が生成され，それが H^+ と HCO_3^- に解離します．そして，H^+ は Na/H 交換輸送体（NHE）で管腔側に分泌され，HCO_3^- は基底膜の Na-HCO_3 共輸送体で血管側に移動します．

Fig. 近位尿細管での H^+ の分泌と HCO_3^- の再吸収

管腔側に分泌された H^+ は糸球体で濾過された HCO_3^- と結合して H_2CO_3 となり，炭酸脱水酵素（CAⅣ）の作用によって $H_2O + CO_2$ となります．こうして生成された CO_2 は再び細胞内へと移動します．近位尿細管における H^+ の分泌と HCO_3^- の再吸収はこのようなサイクルで行われています．

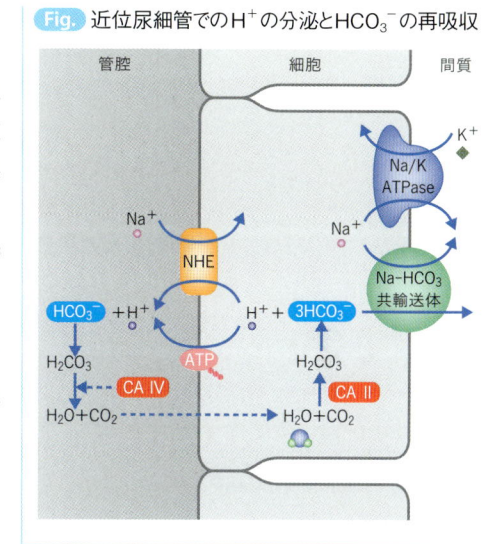

しかし，近位尿細管性アシドーシス（Ⅱ型RTA）は近位尿細管での HCO_3^- の再吸収が障害され，HCO_3^- が尿中に漏出してしまいます．その結果，血中の HCO_3^- が16 mEq/Lほどに低下して，正常AG性の代謝性アシドーシスになります．なお，血中 HCO_3^- 濃度の低下は，糸球体での HCO_3^- の濾過量が減少するにつれて尿中 HCO_3^- 漏出量も減少することから16 mEq/Lほどで下げ止まり，それ以降は下がらなくなります．

Ⅱ型RTAでは集合管で酸を尿中に排泄する能力（尿酸化能）は正常に働くため，

One More Navi

近位尿細管性アシドーシスでは集合管の尿pHを低くでき，集合管からのアンモニウム輸送体（RhBGとRhCG）で NH_4^+ の分泌に障害はない．このため尿中 NH_4^+ はある程度保たれ，尿アニオンギャップはマイナス方向に傾く．一方，尿中のアニオンである HCO_3^- が大量に漏れ，NH_4^+ とは無関係にアニオンギャップが大きくなることもある．

Assist Navi　尿細管性アシドーシスの鑑別

	遠位尿細管性アシドーシス（Ⅰ型RTA）	近位尿細管性アシドーシス（Ⅱ型RTA）	遠位尿細管性アシドーシス（Ⅳ型RTA）
病態生理	集合管の H^+ 分泌障害	近位尿細管の HCO_3^- 再吸収障害	アルドステロン欠乏・抵抗性による遠位尿細管での K^+，H^+ 分泌低下
血清K濃度	低下	低下	上昇
尿AG（NH_4の指標）	あり（尿中 NH_4 分泌低下）	なし（NH_4 は集合管で分泌される）	あり（NH_4 産生分泌低下）
尿酸化能	H^+ 分泌の低下 尿pH＞5.5	尿酸化能は正常 尿pH≦5.5	尿酸化能は正常 尿pH≦5.5
腎石灰化，腎結石	あることが多い	なし	なし
参照項目	▶G-10	▶G-09	▶G-11

> **One More Navi**
> 複数の機能障害を伴う Fanconi 症候群の原因は，シスチン蓄積症（ライソゾームに蓄積），Wilson 病（銅が沈着），骨髄腫（Bence Jones 蛋白が尿細管障害），薬物・重金属中毒（変性テトラサイクリン，ゲンタマイシン，鉛，カドミウム）がある．

> **One More Navi**
> アシドーシスの治療は小児の成長障害を改善させる．

アシドーシスによる刺激があれば，集合管から酸を排泄してアシドーシスを補正することができます．このため，Ⅱ型 RTA の患者に塩化アンモニウム負荷試験を行うと尿の pH は 5.5 以下に下がります．この性質は他の尿細管性アシドーシスとの鑑別に有用です．

Ⅱ型 RTA では，近位尿細管での Na^+ と HCO_3^- の再吸収障害のために，遠位尿細管への Na^+ 供給が増加し，集合管での Na^+ 再吸収と K^+ 分泌が亢進して低 K 血症を引きおこします．また，酸分泌の機能障害のみのⅡ型 RTA は稀であり，多くは炭酸脱水素酵素の障害（炭酸脱水素酵素-Ⅱ欠損症，アセタゾラミド投与）を併発します．このほかにも，汎アミノ酸尿，糖尿，リン酸尿，尿酸尿，尿細管性蛋白尿など近位尿細管再吸収全般の障害を伴うことが多く，これを Fanconi 症候群といいます．

症状 Ⅱ型 RTA の症状は低 K 血症による筋力低下や便秘です．また，P 喪失やビタミン D 活性化障害の合併が原因の骨軟化症や，アシドーシスによる骨減少症から成長障害をきたします．近位尿細管でのクエン酸再吸収障害のために尿細管内でのクエン酸は Ca をキレートするので，尿路結石は稀です．

治療 治療は HCO_3^- と K の補充を行います．本来，近位尿細管では濾過された HCO_3^- の 90% が再吸収されることから，本疾患で失われる HCO_3^- の補充量は 1 日に 10～30 mEq/kg と大量になります．また，K 喪失も悪化するため，K 保持性利尿薬の併用が K 補正に役立ちます．

関連項目

▶ **Fanconi 症候群**
先天性・後天性疾患や薬物などにより近位尿細管が障害を受けた疾患の総称で，近位尿細管性アシドーシスとアミノ酸尿，腎性糖尿，リン喪失による発育障害・くる病を呈します．血管腔側における Na/K ATPase 活性の減少やミトコンドリアでの ATP 産生低下によるエネルギー不足で，輸送機構が大きく損なわれるため，こうした症状を呈します．

国試出題症例
[国試 100-I34]

● 27 歳の女性．朝起床しようとして，足に力が入らず歩行困難となったことを主訴に来院した．昨日までは普通に歩行していた．下痢と嘔吐とはみられない．血圧 102/68 mmHg．両下肢の筋力が同程度に低下している．血清生化学所見：Na 139 mEq/L，K 1.7 mEq/L，Cl 114 mEq/L，クレアチニン 0.9 mg/dL．動脈血ガス分析（自発呼吸，room air）：pH 7.26，PaO_2 111 Torr，$PaCO_2$ 24 Torr，HCO_3^- 16.1 mEq/L．

⇒ pH と HCO_3^- 低下で代謝性アシドーシス．AG は 139 −（114 + 16.1）= 8.9 とやや低いが K が極端に低いため，K が 4 あるとすれば AG は 4 − 1.7 = 2.3 を加えるので 11.2 と基準範囲になる．このためケトン体などの有機酸などの蓄積は考えなくてもよい．pH の小数点以下が 26 なので $PaCO_2$ は 26 Torr のはずだがそれより低いのでやや過代償（呼吸性アルカローシスの合併）．HCO_3^- に 15 足しても 31.1 と $PaCO_2$ より多いので代償以上に過呼吸になっている（PaO_2 が高い理由）．尿細管性アシドーシス，HCO_3^- がそれほど低くないので近位型か（尿 pH，尿 AG で鑑別）．二次性の原因を調べる．

G-10 遠位尿細管性アシドーシス（I 型 RTA）

病態 集合管では，近位尿細管で再吸収されなかった HCO_3^- の再吸収や，代謝などで産生された不揮発酸の排泄が行われています．

細胞内で炭酸脱水酵素（CA II）の働きによって生成された H_2CO_3 は，H^+ と HCO_3^- に解離し，H^+ は管腔側の H^+ ATPase や H^+/K^+ ATPase から管腔に分泌されます．そして，管腔の HCO_3^-，HPO_4^{2-}，NH_3 と結合して，HCO_3^- の再吸収や不揮発酸の排泄に役立てられます．このようにして集合管で酸が排泄されるため，尿の pH は 4.5〜5.5 に低下します．

Fig. 集合管での酸の分泌

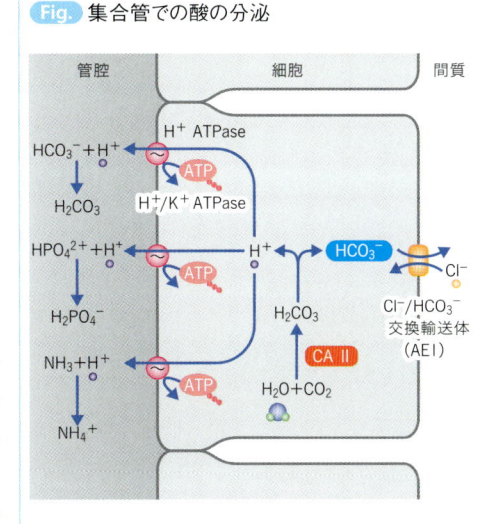

遠位尿細管性アシドーシスの I 型 RTA は，この尿の pH 低下させる仕組みが障害されることで引きおこされます．したがって，アシドーシスが進行しても集合管の H^+ 分泌が障害されているため，尿 pH が 5.5 以下に下がることはありません．

I 型 RTA のアシドーシスは進行性で，血中の HCO_3^- 濃度は 10 mEq/L にまで低下し，II 型 RTA よりも重症化します．また，HCO_3^- が尿中に漏出することに伴い，Na^+，K^+ などの陽イオンの分泌も促進されてしまうため，体液量が減少して続発性アルドステロン症の状態となり，高度の低 K 血症がおきます．この低 K 血症が引き金となって尿濃縮障害もおきるため，さらに体液が失われる悪循環に陥る危険があります．これに加えて，アシドーシスをリン酸で中和しようと骨の脱灰（続発性副甲状腺機能亢進症）がおき，高 Ca 尿症（血清 Ca は低下）がおこるほか，アシドーシスのためにクエン酸の近位尿細管での分泌が低下し，尿アルカリに起因するリン酸カルシウムなどの尿路結石ができやすくなります．

原因 原因は Sjögren 症候群（集合管 H ポンプに対する自己抗体），腎石灰化を伴う疾患，薬物（アムホテリシン B，炭酸リチウム，トルエン）などです．

治療 治療は，低 K 血症を改善させた後に 1 日の酸排泄量にあたる少量の重炭酸ナトリウム（1 mEq/kg 体重）の補充を行います．アシドーシスを先に改善しようとすると高度の低 K 血症はさらに悪化してしまうため注意が必要です．Shohl 液（クエン酸含有液）ではクエン酸により尿中 Ca 溶解度を増して結石の予防が期待できます．

One More Navi

HPO_4^{2-} に H^+ が結合することを，リン酸の滴定と呼ぶ．

One More Navi

I 型 RTA では集合管の障害で NH_4^+ の分泌は低下するが，アシドーシスと低 K 血症の刺激で近位尿細管でのアンモニア産生が亢進している．このため，高 K 血症を呈する IV 型 RTA ほどの尿中アンモニアの低下はみられない．

国試出題症例
[国試 100-F41]

● 48 歳の女性．2 か月前から両手のしびれが持続するため来院した．尿所見：pH 7.6．血清生化学所見：Na 145 mEq/L，K 2.7 mEq/L，Cl 115 mEq/L．動脈血ガス分析（自発呼吸，room air）：pH 7.35，PaO_2 98 Torr，$PaCO_2$ 33 Torr，HCO_3^- 18 mEq/L．

⇒アニオンギャップ（AG）は 145 −（115 + 18）= 12 と基準範囲．アシドーシスであるにもかかわらず尿 pH が高いので遠位尿細管性アシドーシス（I 型）を疑う．pH の小数点以下 2 桁は 35 で $PaCO_2$ とほぼ等しく呼吸性に代償されている．HCO_3^- に 15 加えても $PaCO_2$ と一致する．

G-11 遠位尿細管性アシドーシス（Ⅳ型 RTA）

病態 遠位尿細管性アシドーシスのⅣ型 RTA は，アルドステロンの欠乏または尿細管障害に伴うアルドステロンへの反応低下（アルドステロン抵抗性）によって尿酸化障害が引きおこされるもので，尿 pH は 5.5 以上になります．

アルドステロン作用が低下すると，集合管での K$^+$ と H$^+$ の排泄障害がおき，高 K 血症になります．高 K 血症は近位尿細管でのアンモニア産生を抑制するため，酸排泄低下もおき，アシドーシスを増悪させます．

Ⅳ型 RTA は，糖尿病性腎症などに起因する軽度の腎不全で，低レニン・低アルドステロン血症による高 K 血症を伴う代謝性アシドーシスとしてよくみられます．自律神経障害のほかに，軽度の腎不全による Na 利尿障害で体液貯留がおきるため，低レニン・低アルドステロン血症となり，高血圧や浮腫も合併します．

なお，閉塞性腎疾患でも集合管の障害のために，K 分泌と H$^+$ ポンプによる酸排泄がうまくいかなくなるため，Ⅳ型 RTA がおきます．

原因 Ⅳ型 RTA の原因としては，①糖尿病性腎症や薬物（シクロスポリン，NSAIDs，β遮断薬）の使用に伴う低レニン・低アルドステロン血症，② Addison 病，先天性副腎過形成（21-ヒドロキシラーゼ欠損症），薬物（ヘパリン，アンジオテンシン変換酵素阻害薬，ケトコナゾール）の使用に伴う高レニン・低アルドステロン血症，③間質性腎炎，閉塞性腎疾患，薬物（スピロノラクトン，トリアムテレン，トリメトプリム，ペンタミジンイセチオン酸塩）の使用に伴うアルドステロン受容体異常があります．

治療 Ⅳ型 RTA では，まず高 K 血症の治療を行います．高 K 血症を改善させると，アンモニア産生が増加して酸分泌も増加し，アシドーシスが改善します．少量の HCO$_3^-$ の補充でアシドーシスを改善させると血清 K が低下します．Na 負荷になる場合は利尿薬を併用します．

高血圧や体液貯留のない患者では，鉱質コルチコイドであるフルドロコルチゾン酢酸エステルも有効です．もちろん，原因となる薬剤の使用は中止します．

One More Navi
尿細管性アシドーシスは腎不全がないことが大前提だが，Ⅳ型尿細管性アシドーシスでは軽度腎不全を合併していることが多い．

One More Navi
アシドーシスが刺激になって近位尿細管で NH$_4$ の産生が増加し，それが補体を活性化して間質病変が進行するといわれる．HCO$_3^-$ が 22 mEq/L 以下になったら慢性腎不全でアルカリ投与をすると腎不全進行が抑えられるという．

関連項目

▶**偽性低アルドステロン症**

アルドステロン正常でも，低アルドステロンと類似の病態を呈する遺伝性の疾患に偽性低アルドステロン症（pseudohypoaldosteronism；PHA）があります．

腎臓に形態的異常がなくⅠ型偽性低アルドステロン症は常染色体劣性遺伝性で，集合管の上皮性 Na チャネル遺伝子異常のために，Na$^+$ 再吸収と K$^+$ 排泄の低下があり，塩類を喪失します．そのため高レニン・高アルドステロン血症になります．この状態は鉱質コルチコイド受容体の異常でもおきます（常染色体優性）．

Ⅱ型偽性低アルドステロン症は，常染色体優性遺伝性で，Gordon 症候群とも呼ばれます．セリン-スレオニンキナーゼである WNK1 あるいは WNK4 の異常のために，腎接合部尿細管の管腔側のサイアザイド感受性 Na-Cl 共輸送体（NCC）が活性化して，Cl の再吸収亢進がおきます．管腔内の Cl$^-$ が枯渇して，管腔内電位をマイナスにできないために，K$^+$ の分泌が抑制されます（クロライドシャントといわれる）．したがって，Ⅰ型とは逆に，体液貯留で高血圧になります．高 K 血症，高 Cl 性代謝性アシドーシス，低レニン性（アルドステロンは正常から低値）で高血圧を呈します．サイアザイド系利尿薬が治療に有効です．

G-12 代謝性アルカローシス

▶レファレンス
- ハリソン④：p.313-315
- 新臨内科⑨：p.985

One More Navi
代謝性アルカローシスでは，発症因子（initiation）と維持機構（progression）を明らかにする必要がある．

One More Navi
20世紀の初め頃に，胃潰瘍の治療法として胃酸中和剤（アルカリ）の牛乳とMg製剤を飲む方法が発明されたが，治療によって高Ca血症となり急性の嘔吐や意識障害を引きおこすことがあり，ミルク・アルカリ症候群と名づけられた．現代でも骨折予防目的のCaやビタミンDの摂取によって，同様の症状を呈するものをカルシウム・アルカリ症候群という．

One More Navi
尿中のNa, Cl, Caなどの濃度の指標は腎機能が正常の場合に適用できる．また尿細管機能を障害する利尿薬などの投与がないことも条件である．

病態 代謝性アルカローシス（metabolic alkalosis）は，代謝性アシドーシスとは反対に血中のHCO_3^-濃度が上昇し，血漿pH値がアルカリ性に振れている状態（血漿 pH ≧ 7.45）を指します．

しかし，通常の代謝状態では，不揮発酸を中和するためにHCO_3^-が産生され，必要量が次々に消費されていくため，血中のHCO_3^-濃度が上昇していくことはありません．すなわち，代謝性アルカローシスの背景には，酸（H^+）の体外への喪失増加や外部からのアルカリ負荷による血中HCO_3^-の増加などの要因に加え，血中のHCO_3^-が高値に維持される因子が存在していることになります．

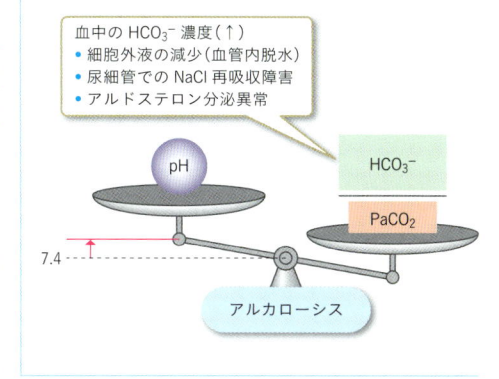

Fig. 代謝性アルカローシス

血中のHCO_3^-濃度（↑）
- 細胞外液の減少（血管内脱水）
- 尿細管でのNaCl再吸収障害
- アルドステロン分泌異常

原因 腎臓が正常に働けば，過剰なHCO_3^-を尿中に排泄して血漿pHを正常に保つことができるはずですが，持続する代謝性アルカローシスでは腎臓になんらかの障害があるためにこの仕組みがうまく働かず，HCO_3^-が体内に蓄積します．

その要因として最も多いのが有効動脈血容量の減少，すなわち血管内脱水です．有効動脈血容量の減少は，糸球体濾過値（GFR）の減少を招き，HCO_3^-の排泄能を低下させます．さらに，近位尿細管でのHCO_3^-再吸収の増加がアルカローシスに拍車をかけ，代謝性アルカローシスの状態が持続することになります．

一方，有効動脈血容量が正常であっても代謝性アルカローシスを呈する場合もあり，これにはアルドステロンの分泌異常が関係しています．

このように，代謝性アルカローシスにはいくつかの要因が考えられるため，下記の表に示した3つのタイプに分けて，以下の項で解説をしていきます．

代償性の変化 HCO_3^-が上昇すると，これを代償しようとして$PaCO_2$も上昇します．ただし，換気抑制による代償は酸素低下を招くため，$PaCO_2$の上限は55 Torr

Assist Navi 代謝性アルカローシスの原因と鑑別

	有効動脈血容量減少		有効動脈血容量正常
	NaClの単純な喪失	NaClの再吸収障害	
原因	細胞外液の減少（血管内脱水） 嘔吐 胃液吸引	尿細管でのNaCl再吸収障害による軽度の脱水 Bartter症候群 Gitelman症候群 持続的な利尿薬の投与など	アルドステロン分泌異常 原発性アルドステロン症 Cushing症候群 レニン産生腫瘍 Liddle症候群
病態	血管内脱水によるGFRの低下でHCO_3^-が蓄積	脱水によるアルドステロン上昇でアルカローシスが維持	集合管でのH^+とK^+の分泌促進に伴うアルカローシス維持
尿Cl^-濃度	≦15 mEq/L	≧20 mEq/L	≧20 mEq/L
NaCl補液	反応性	抵抗性	抵抗性
参照項目	▶G-13	▶G-14	▶G-15

One More Navi

アルカローシスでイオン化Caが低下するとQT延長や不整脈の危険がある．

程度です．

代謝性アルカローシスは，命にかかわることは多くはありませんが，代償性の呼吸抑制をきたしたり，組織への酸素供給が減少したり，特に_P重症患者では積極的に補正することが，予後を改善します．

G-13 NaClの単純な喪失による代謝性アルカローシス

嘔吐や胃液吸引では，_P胃酸のHClだけでなくNaClも失われ，細胞外液が減少してアルカローシスの状態となります．血管内脱水（有効動脈血容量減少）のために糸球体濾過量（GFR）が低下すると過剰なHCO_3^-を排泄できなくなり，血中にHCO_3^-が溜まっていきます．

また，有効動脈血容量減少に伴って_P血中のアルドステロンが上昇すると，集合管でのH^+とK^+の分泌が増加し，アルカローシスの増強と低K血症がおこります．低K血症は腎臓でのアンモニア産生を増加させ，H^+の排泄をさらに増加させることになります．これに加え，_P尿濃縮力を阻害して脱水を悪化させます．

利尿薬（特にサイアザイド系利尿薬）投与後でも，脱水になるとCl^-不足が生じてHCO_3^-の排泄が妨げられるため，代謝性アルカローシスがおこります．

このタイプの代謝性アルカローシスは，_P尿中Cl濃度が15 mEq/L以下になるのが特徴です（利尿薬非投与時）．_PNaCl補液によってGFRを増加させると，過剰なHCO_3^-が尿中に排泄されて，代謝性アルカローシスは補正されます（このため，このタイプの代謝性アルカローシスをNaCl反応性アルカローシスと呼びます）．このとき_PKの補正も重要です．

One More Navi

低K血症では，細胞内K^+の細胞外移行に伴って，H^+が細胞内へ移行するために，細胞外アルカローシス，細胞内アシドーシスの状態になる．細胞内アシドーシスは，近位尿細管でのアンモニア産生を促進し，腎臓からの酸排泄を促すことから，代謝性アルカローシスの維持に働く．

G-14 NaClの再吸収障害による代謝性アルカローシス

Bartter症候群やGitelman症候群では，_P尿細管からのNaCl再吸収障害があるため軽度の脱水になり，それによりアルドステロンが上昇して集合管でのH^+とK^+分泌が増加し，アルカローシスの状態が維持されます．

持続性に利尿薬を投与しているのと似た病態なので，_P尿中Clが20 mEq/L以上になっており，_PNaClを補液しても，代謝性アルカローシスは補正されません（NaCl抵抗性アルカローシス）．Mg欠乏時にも似た病態になることがあります．

関連項目

▶ **Bartter症候群**

Henle係蹄上行脚のNa-K-2Cl共輸送体が働かないために，NaClを喪失し，レニンとアルドステロンが上昇してK^+分泌が亢進．その結果，低K血症，代謝性アルカローシス，高尿酸血症，低Mg血症，高Ca尿症になります．

フロセミド投与と病態は似ています．プロスタグランジン分泌の上昇と，Na喪失のために，アンジオテンシンの高値にもかかわらず，正常な血圧を呈します．5つの原因遺伝子が同定されています．

▶ **Gitelman症候群**

サイアザイド感受性Na-Cl輸送体（NCCT）遺伝子の異常による遺伝性疾患で，Bartter症候群と類似しますが，Na喪失が軽いので尿中のCa排泄量が少なく，血中MgがBartter症候群より低いという特徴があります（遠位尿細管でのTRPM6によるMg吸収障害）．

G-15 有効動脈血容量正常の代謝性アルカローシス

血管内脱水はなく，GFR は低下していない場合でも代謝性アルカローシスを呈することがあります．このタイプでは，尿中 Cl^- 濃度は 20 mEq/L 以上となります．集合管への NaCl が増加しているので，正常ならアルドステロンは抑制され，不要な Na は排泄されるはずです．しかし，アルドステロンが何らかの原因により異常高値となり，集合管で Na の再吸収と H^+，K^+ 分泌を引きおこしてアルカローシスになり，それが持続してしまいます．このケースでも低 K 血症による H^+ の排泄増加が問題となります．

原因としては，原発性アルドステロン症▶H-10，Cushing 症候群▶H-12（鉱質コルチコイド作用），レニン産生腫瘍，Liddle 症候群があります．

> **One More Navi**
> アルドステロンによって，最初は Na 再吸収増加や尿中 Na 排泄量低下して体重増加するが，長期的には逆に尿中 Na 排泄量が増加して浮腫もなくなり体重が正常化することをアルドステロンエスケープという．K 分泌は保たれるのでアルドステロン受容体の低下ではない．

関連項目

▶ **Liddle 症候群**

高血圧，代謝性アルカローシス，低 K 血症を呈する遺伝性疾患です．集合管管腔膜にある Na チャネルの抑制不全によって，集合管での Na 再吸収が亢進します．体液貯留で高血圧になり，レニン・アルドステロンは抑制されますが，集合管での過剰 Na 吸収と交換に，H^+ と K^+ の分泌が亢進します．

▶ **偽アルドステロン症**

コルチゾールは糖質コルチコイド受容体（GR）だけでなく，鉱質コルチコイド受容体（MR）に対してもアルドステロンと同等に結合します．コルチゾールは血中にアルドステロンの約 1,000 倍の濃度で存在していても，腎臓では 11β-HSD2（11β-水酸化ステロイド脱水素酵素 2 型）によって，細胞内に入ったコルチゾールが MR 親和性の低いコルチゾンに変換されるので，アルドステロンは MR と選択的に結合できます．漢方製剤のなかでも甘草成分中のグリチルリチンが，11β-HSD2 を阻害するために，コルチゾールが鉱質コルチコイド受容体に結合してしまい，アルドステロンが低値にもかかわらず，アルドステロン症と同じ病態がおきます．

G-16 呼吸性アシドーシス

▶ **レファレンス**
・ハリソン④：p.315-316

病態 $PaCO_2$ の上昇したアシドーシスを呼吸性アシドーシス (respiratory acidosis) といいます．換気不全による呼吸不全では，$PaCO_2$ は 45 Torr 以上になります．

代償性の変化 呼吸性アシドーシスがある場合，腎臓はこれを代償するために，$PaCO_2$ の上昇に応じて HCO_3^- を上昇させて，pH を一定に保とうとします．具体的には $PaCO_2$ が 10 Torr 上昇するごとに，HCO_3^- が急性では 1 mEq/L，

Fig. 呼吸性アシドーシス

$PaCO_2(\uparrow)$
- 呼吸中枢の抑制
- 呼吸筋の異常
- 肺のガス交換障害

アシドーシス

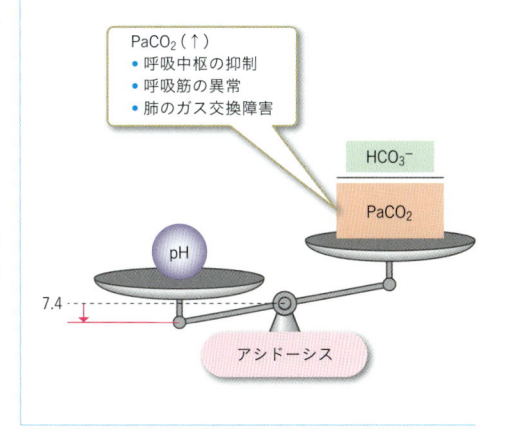

慢性では 4 mEq/L 上昇します．HCO_3^- が代償できる上限は 38〜45 mEq/L です．

なお，代謝性アシドーシスの患者では，代償性に $PaCO_2$ の値が低下しますが，これが期待される値まで十分に下げられていない場合，P 代謝性アシドーシスに呼吸性アシドーシスが合併している可能性があります．

原因　呼吸中枢の抑制（薬物，睡眠時無呼吸症候群，重症肥満，重症粘液水腫），呼吸筋の異常（重症筋無力症，脊髄障害），肺のガス交換障害（気道閉塞，慢性閉塞性肺疾患，重症の肺炎や喘息，胸郭異常）があります．

症状　CO_2 は HCO_3^- よりもはるかに組織浸透性がよいので，呼吸性アシドーシスでは，脳脊髄液などの pH が急激に低下したり，心筋収縮抑制，末梢血管拡張による頭痛，脳浮腫などから CO_2 ナルコーシスといわれる意識障害に至る危険があります．

治療　P 低酸素に対する治療が優先されますが，大量の酸素を投与すると，呼吸抑制がおきて CO_2 ナルコーシスがさらに悪化することがあります．これは，正常では換気は CO_2 を感知して行われているのに対して，慢性に CO_2 が高いと，呼吸は低酸素刺激によって行われているので，酸素投与で低酸素血症が改善すると呼吸をしなくなることからおこる現象です．

P 人工呼吸で換気を改善させる時も，徐々に行わなければ代償性に蓄積した HCO_3^- が尿中にすみやかに排泄されず，代謝性アルカローシスになります．

心不全などで，補液が十分できない状況ではアセタゾラミドの投与で HCO_3^- を排泄する方法もあります．

One More Navi
CO_2 ナルコーシスの予防に吸入酸素濃度を一定にできる方式として，唯一ベンチュリーマスクがある．フェイスマスクの酸素チューブ側にベンチュリー管を設けて流量をコントロールする．

G-17 呼吸性アルカローシス

▶レファレンス
・ハリソン④：p.316-317

病態　P $PaCO_2$ が 35 Torr 以下のアルカローシスを，呼吸性アルカローシスといいます．

代償性の変化　腎臓でアルカローシスを代償するために $PaCO_2$ が 10 Torr 低下するごとに HCO_3^- が急性では 2 mEq/L，慢性では 5 mEq/L 上昇します．HCO_3^- の下限は 15〜18 mEq/L です．

原因　呼吸性アルカローシスの原因としては，低酸素血症に伴うもの（うっ血性心不全，肺栓塞症，高地での居住），呼吸中枢機能異常（脳血管障害，サリチル酸中毒，妊娠中の高プロゲステロン血症），精神的原因（過換気症候群），肝不全，敗血症などがあります．

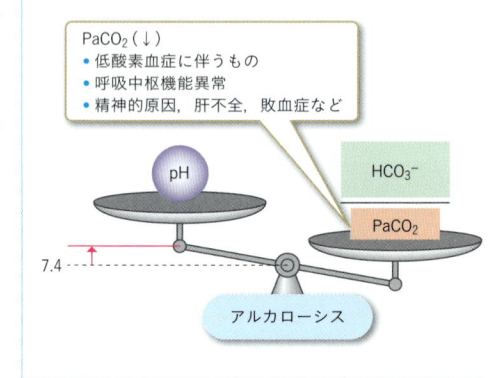

症状　症状は過呼吸から始まり，P CO_2 低下に伴う血管収縮のために脳血流低下，あるいはアルブミンに Ca^{2+} がくっつきやすくなることからイオン化 Ca が低下し，低 Ca 血症のような症状を呈します．

治療　治療は原因によりますが，高山病では，酸素吸入や下山が有効です．

Fig. 呼吸性アルカローシス

$PaCO_2$ (↓)
・低酸素血症に伴うもの
・呼吸中枢機能異常
・精神的原因，肝不全，敗血症など

One More Navi
過呼吸は呼吸数の増加ではなく，深い呼吸のことで気がつきにくい．手足や唇のしびれを自覚した時は再呼吸法を始める．CO_2 低下で脳血管の収縮やアルカローシスでイオン化 Ca が低下し，てんかん発作を引きおこすこともある．

One More Navi
肝不全では肺血管が拡張して酸素交換しないシャント血流が増加し，低酸素となるため過呼吸になる（肝肺症候群）．

One More Navi
高山病予防のためのアセタゾラミドは有効ではなく，むしろ副作用が危険．

H
高血圧症

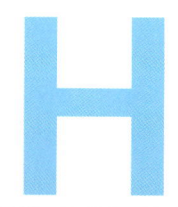

Preview

H-01	高血圧（本態性高血圧）
H-02	高血圧の分類
H-03	高血圧による合併症
H-04	高血圧の疫学
H-05	高血圧の原因
H-06	高血圧の診断
H-07	高血圧の治療

H-08	二次性高血圧
H-09	腎実質性高血圧
H-10	原発性アルドステロン症
H-11	褐色細胞腫
H-12	Cushing症候群
H-13	腎血管性高血圧
H-14	薬剤誘発性高血圧の原因薬物
H-15	高血圧性腎硬化症

Navi 1　まず高血圧の基本的な知識を整理しよう！

高血圧は全身の血管にダメージを与え，さまざまな合併症を引きおこす危険な症状です．

▶ H-01 〜 H-07 では高血圧の病態・分類・疫学とともに，腎機能障害との関係，診断と治療について，基本的な考え方を学んでいきましょう．

Navi 2　疾患由来の高血圧と腎疾患

原因の特定が困難な本態性高血圧に対し，高血圧の原因となる疾患が明らかである場合を二次性高血圧と呼び，高血圧症全体の10％が二次性高血圧です．

腎臓には全身の血圧を一定に保つための機能が備わっており，高血圧の背景に腎機能障害が関係している可能性が考えられます．

▶ H-08 〜 H-15 では腎機能と関係する高血圧の病態・疫学とともに，その診断と治療についても学んでいきます．

H-01　高血圧（本態性高血圧）

▶レファレンス
・ハリソン④：p.1777
・新臨内科⑨：p.340-345

One More Navi

中心血圧：中心血圧とは大動脈あるいは頸動脈（主に大動脈起始部）における脈の圧力のことで，心臓や脳，腎など主要臓器に直接かかる血圧をあらわす．硬く伸展性が低い血管では，反射波により大動脈血圧が増強されるため，末梢と大動脈血圧の較差が小さくなり，中心血圧はより高くなる．測定にはカテーテルを用いた直接法や脈波形解析によって中心血圧を推定する間接法がある．

H-02　高血圧の分類

日本高血圧学会の分類では，収縮期血圧と拡張期血圧が140/90 mmHg以上である場合を高血圧症とし，重症度に応じてⅠ度〜Ⅲ度までのグレードが存在します．同じ分類で，至適血圧は120/80 mmHg以下とされており，測定値が収縮期血圧120〜139 mmHgまたは拡張期血圧80〜89 mmHgの間にある場合は，高率に高血圧に発展する可能性があるハイリスク群と考えられています．これらのハイリスク群は，心血管系の合併症をおこしやすく，ライフスタイル改善や降圧薬によって高血圧症への進展を防ぐ必要があります．

Fig.　血圧値の分類

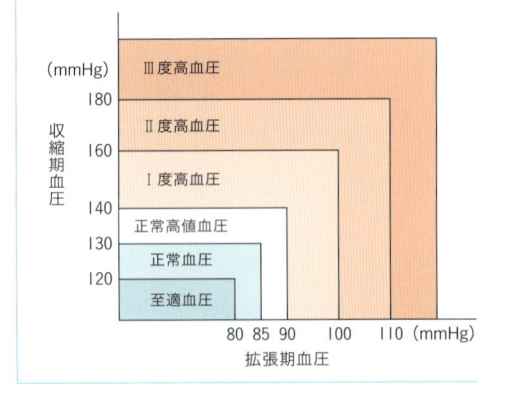

（収縮期血圧(mmHg)／拡張期血圧(mmHg)の区分）
- Ⅲ度高血圧：180以上
- Ⅱ度高血圧：160
- Ⅰ度高血圧：140
- 正常高値血圧：130
- 正常血圧：120
- 至適血圧
- 拡張期血圧：80, 85, 90, 100, 110 (mmHg)

H-03 高血圧による合併症

Fig. 高血圧の合併症

脳に起こる合併症
- 脳梗塞
- 脳出血
- くも膜下出血

心臓に起こる合併症
- 狭心症
- 心肥大
- 心不全

腎臓に起こる合併症
- 尿蛋白
- 慢性腎臓病
- 腎不全

その他の合併症
〔眼〕
- 眼底出血
- 網膜静脈閉鎖症

〔血管〕
- 大動脈解離
- 大動脈瘤
- 末梢動脈疾患

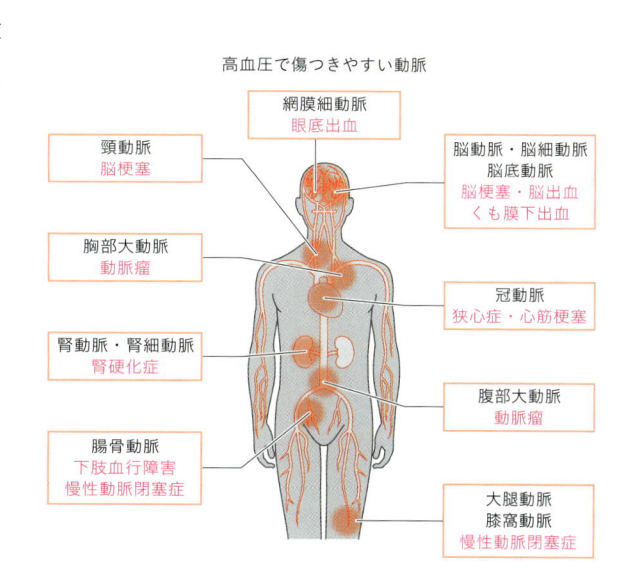

高血圧で傷つきやすい動脈

- 網膜細動脈：眼底出血
- 頸動脈：脳梗塞
- 脳動脈・脳細動脈・脳底動脈：脳梗塞・脳出血・くも膜下出血
- 胸部大動脈：動脈瘤
- 冠動脈：狭心症・心筋梗塞
- 腎動脈・腎細動脈：腎硬化症
- 腹部大動脈：動脈瘤
- 腸骨動脈：下肢血行障害・慢性動脈閉塞症
- 大腿動脈・膝窩動脈：慢性動脈閉塞症

One More Navi

網膜動脈は抵抗血管である細動脈の代表で，しかも，眼底を覗くことで直接，観察できる．単に血管の筋肉が縮んでいるだけ（機能的狭細）の高血圧症ならば血管拡張薬で比較的容易に治療できるが，細動脈硬化が主体の場合（器質的狭細）は治療が難しい．また，脳と網膜の血管だけが特別な構造（血液脳関門）をしており，最も丈夫なので，高血圧性網膜症があれば，他の全身の血管の障害はもっと重症であると考えられる．

One More Navi

網膜静脈分枝閉塞症：網膜は薄いので，網膜内の動脈と静脈が交叉している部分では，血管の外膜が共有されている．このため，交叉部分の動脈硬化は静脈血管内径の狭窄や血栓形成をおこす．閉塞した部分より末梢側の血管内圧上昇から，眼底出血や網膜浮腫をおこす．

高血圧症は動脈硬化を引きおこす要因であり，全身の血管にダメージを与えて心疾患，狭心症，脳出血，脳梗塞，腎臓病など，さまざまな合併症の引き金となります．ところが，重症感に乏しく，かなりの高血圧を呈していたとしても自覚症状が現れにくいことから，降圧薬などでコントロールされないまま放置されていることが少なくありません．高血圧をコントロールせずに放置した場合，心疾患や脳血管疾患などがおきやすく，最悪のケースでは死に至ることもあるため，高血圧は見逃してはならない徴候の1つです．

関連項目

▶脈圧と動脈硬化

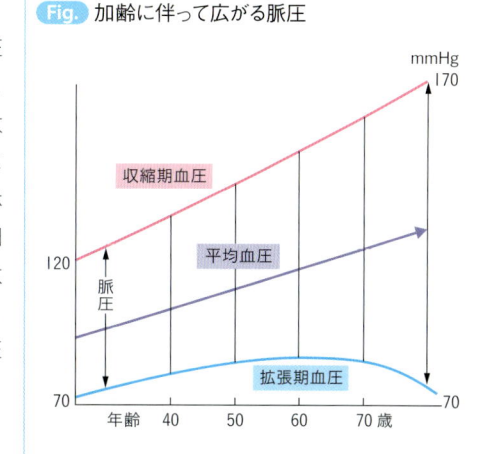

収縮期血圧と拡張期血圧の差のことを脈圧といいますが，脈圧が大きいほど，太い動脈が硬くなり，伸展性に乏しくなっていることを示唆しています．動脈硬化は細い血管からおこり，やがて太い血管にも進行していきます．そのため，まず平均血圧が上昇し，続いて脈圧が高くなっていきます．

一般的に高血圧をもつ人は50歳以下では拡張期血圧も高めで，脈圧は大きくありません．しかし，50歳を過ぎて太い血管の動脈硬化が進行してくると拡張期血圧は低下し，さらに収縮期血圧が徐々に上昇するので脈圧は大きくなります．高齢者では脈圧が大きいほど心血管系疾患を合併しやすくなります．したがって，高齢者では，降圧薬などで拡張期血圧を下げるほど心血管系疾患リスクが上昇するという逆説的な現象がおこる危険性を念頭において治療を行う必要があります．

Fig. 加齢に伴って広がる脈圧

H-04 高血圧の疫学

高血圧症は日本の全人口の 25% にみられ，30 歳以上の年齢でみるとその割合は 45% 前後にまで達します．

日本の高血圧者は約 4000 万人で，1965 年を頂点に 1990 年代にかけて大きく低下しました．この推移は，脳卒中の死亡率の減少とよく一致しています．

> **One More Navi**
> 日本人の食塩摂取量は1日 11g 程度と依然として多く，6g 程度に減らすことが血圧低下に重要とされている．

> **One More Navi**
> 高血圧未治療者は若年者で9割近く，50 歳代でも 40% が未治療である．治療者でも半数が管理不十分といわれる．

Fig. 高血圧症の疫学

平成 12 年 (2000 年)

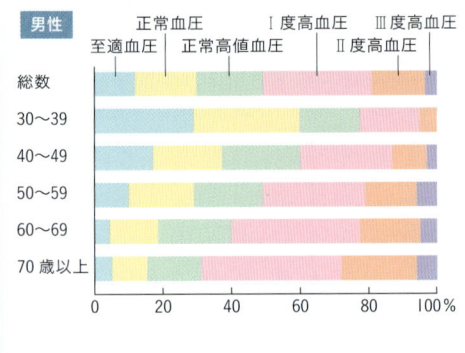

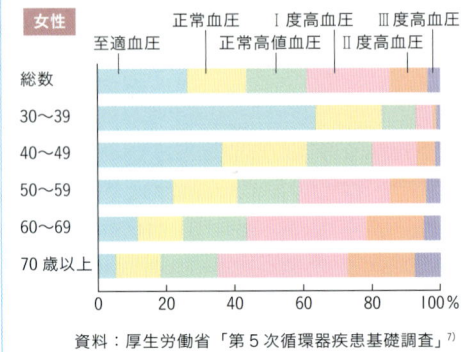

資料：厚生労働省「第5次循環器疾患基礎調査」[7]

H-05 高血圧の原因

腎臓の働きと血圧上昇には，密接な関係があります．腎では，血圧を上げる因子（レニン・アンジオテンシン・アルドステロン系やエンドセリンなど）と血圧を下げる因子（プロスタグランジン，カリクレイン・キニン系など）の両方が働いているほか，尿の生成，排出による体液量の調節や Na などの電解質の再吸収をとおして，血圧を一定に保つための機能が備わっています．したがって，高血圧疾患の原因として何らかの腎機能障害が関係している可能性は高いと考えられます．

高血圧の原因疾患が明確であるケース（二次性高血圧）は全体の 10% 程度しかなく，90% 以上は原因の特定が難しい高血圧（本態性高血圧）です．

本態性高血圧の半分近くは遺伝性で，多くは多遺伝子疾患であることから，さまざまな要因によって高血圧が引きおこされていることが考えられています．しかし，これらのなかでも腎臓の Na 排泄障害が発症の原因となっているものは少なくありません．Na チャネル異常によって発症する Liddle 症候群のように，単一遺伝子異常の高血圧症も頻度は多くありませんがいくつか発見されています．これらのほとんどは腎 Na 輸送にかかわる分子の異常によります．

H-06 高血圧の診断

血圧は変動しやすく，また不整脈の影響も受けることから，これらを除外するために血圧測定は1分以上あけて3回測定した平均値を用います．さらに，外来でも2～3回の測定の結果で高血圧かどうか診断します．

One More Navi

ディップ（dip）とは「窪み」のことで，血圧がストンと，あるいは軽くすっと落ちることからこのように呼ばれている．夜間血圧の降下の不十分な non-dipper や夜間血圧が上昇する riser がある．
サージ（surge）とは波が盛り上がるイメージで，急激で一過性の血圧の上昇を指し，たとえば，卵巣への排卵刺激は下垂体からの黄体刺激ホルモン（LH）のLHサージによる．

One More Navi

昼間より夜間に血圧上昇することをリバースディップと呼ぶ．アジア人にはモーニングディップが少ないので，脳血管の動脈硬化が進み脳梗塞が多いともいわれる．

One More Navi

24時間血圧計：血圧計を装着後，一般に15分あるいは30分ごとに24時間以上血圧の測定を行う．今日の高血圧診断で重要とされる夜間血圧の判断に最も有効．

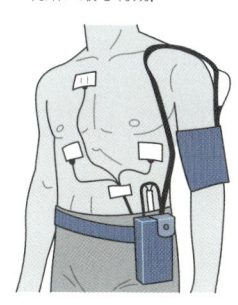

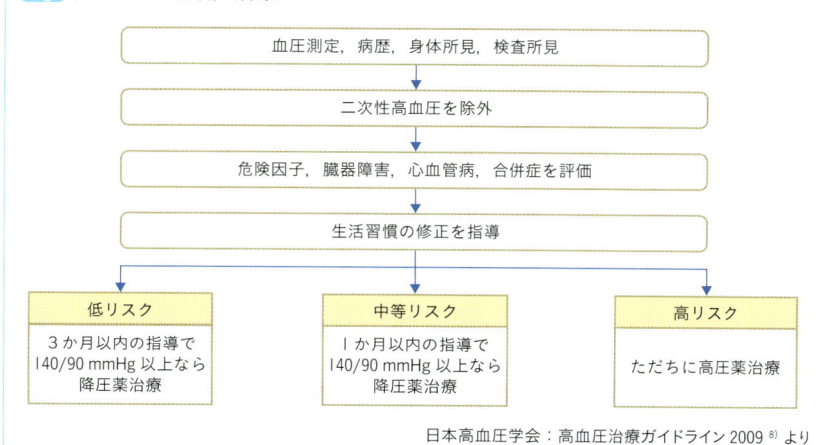

Fig. 高血圧症の診断と治療

血圧測定，病歴，身体所見，検査所見
↓
二次性高血圧を除外
↓
危険因子，臓器障害，心血管病，合併症を評価
↓
生活習慣の修正を指導
↓
- 低リスク：3か月以内の指導で140/90 mmHg 以上なら降圧薬治療
- 中等リスク：1か月以内の指導で140/90 mmHg 以上なら降圧薬治療
- 高リスク：ただちに高圧薬治療

日本高血圧学会：高血圧治療ガイドライン2009[8] より

また，24時間血圧計を使用すると日内変動や早朝高血圧（モーニング・サージ），夜間血圧ディップ（睡眠時に収縮期血圧が昼間より10 mmHg以上低下する）の有無を測定することができます．特に，早朝高血圧があり，夜間血圧ディップがない場合は心血管系疾患，とりわけ脳卒中のリスクが高いことを示しており注意が必要です．24時間血圧計での平均値は，外来血圧より低くなるので，24時間血圧計での測定値135/85 mmHg が，外来血圧の測定値140/90 mmHg に相当します．ただし，24時間血圧計で夜間に頻繁に血圧測定すると，睡眠が妨害されて，それだけで血圧が高くなることも考えられます．

降圧薬の効果（特に内服後の起立性低血圧）をみるには，自宅での自己測定による血圧モニターも有用です．

問診では，家族歴やライフスタイルのリスクファクター（肥満，糖尿病，脂質異常症，喫煙，飲酒，運動不足，ストレス）を確認します．

診察では二次性高血圧（secondary hypertension）を見落とさないようにし，血管雑音や眼底検査も含めた心血管系の障害の有無を確認します．

検査では，微量アルブミン尿が心血管系のリスクになることから，その有無を確認することが勧められます．

H-07 高血圧の治療

治療の目標は血圧を下げることによって，心血管系疾患を予防し，死亡率を下げることです．

降圧によって，脳卒中，心筋梗塞，心不全による死亡率は下がります．ライフスタイル改善も重要です．体重減少，低脂肪で野菜やフルーツの多い食事，毎日有酸素運動30分，食塩6 g/日以下，アルコール制限，禁煙などが有効です．降圧目標値は，合併症のない高齢患者で140/90 mmHg 未満ですが，冠動脈疾患のある人は

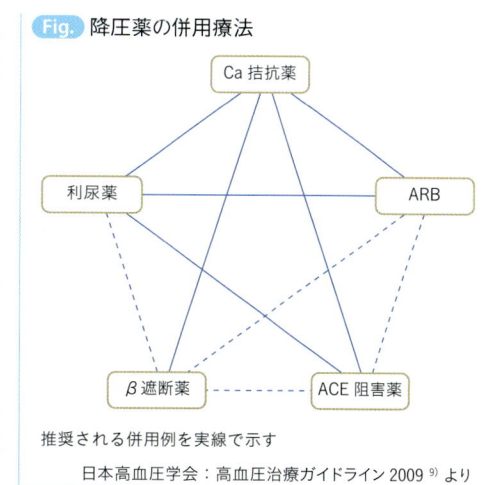

Fig. 降圧薬の併用療法

Ca拮抗薬 — 利尿薬 — ARB — β遮断薬 — ACE阻害薬

推奨される併用例を実線で示す

日本高血圧学会：高血圧治療ガイドライン2009[9] より

> **One More Navi**
> 高齢者は脱水により容易に低K血症や低Na血症を呈する。このため利尿薬は慎重な投与が必要である。低K血症は、難治性の心室性不整脈を生じやすく、早急なKの補充が必要となる。また、高齢者では利尿薬の使用時の脱水でヘマトクリットの上昇やアンジオテンシンⅡ、カテコールアミンの上昇がおこり、血管収縮や血小板凝集が亢進して脳梗塞を発症しやすくなる。さらに、脱水に伴う腎不全は、利尿薬を服用している場合に多い。Ca拮抗薬にも軽い利尿作用がある。

130/80 mmHg未満が勧められます。

また、降圧薬による治療も行います。多くの降圧薬は血圧を1〜2割低下させることができます。心不全や蛋白尿のある腎疾患患者ではACE阻害薬やARBが勧められます。利尿薬は食塩依存性高血圧やGFRの低下した高齢者に勧められます。β遮断薬は冠動脈疾患や片頭痛の患者に勧められます。

副作用を最小限におさえるような降圧薬の選択も重要となりますが、同時に十分に血圧をコントロールすることが疾患予防や死亡率低下に大切です。すでに合併症をもつ患者では特に血圧のコントロールが重要となります。

▶降圧薬の使用と禁忌

Tab. 降圧薬の禁忌・慎重使用例

降圧薬の種類	禁忌	慎重使用例
Ca拮抗薬	徐脈〔非ジヒドロピリジン(DHP)系〕	心不全
アンジオテンシンⅡ受容体拮抗薬(ARB)	妊娠、高K血症、両側性腎動脈狭窄症	片側性腎動脈狭窄症
ACE阻害薬	妊娠、血管神経性浮腫、高K血症、両側性腎動脈狭窄症	片側性腎動脈狭窄症
利尿薬(サイアザイド系)	痛風、低K血症	妊娠、耐糖能異常
β遮断薬	喘息、高度徐脈、急性心不全	耐糖能異常、閉塞性肺疾患、末梢動脈疾患、高齢者

降圧薬の禁忌と慎重に使用しなければならないケースは覚えておく必要があります。

降圧薬を使う場合、毎月、血圧をモニターしながら目標血圧に近づけますが、単剤でそれが可能なケースは、全体の半分以下の患者にすぎません。1〜3か月の治療でもまだ血圧が高いようなら、別の作用を持つ降圧薬を追加します。特に、血圧を20 mmHg以上下げる必要がある患者では、降圧薬の併用療法で治療を開始することも考慮します。

> **One More Navi**
> 日本では他の降圧薬で血圧を下げきれないときに利尿薬を使う場合が多く、利尿薬の使用は10%と減少してきている。

▶合併症と降圧薬の選択

糖尿病性腎症や蛋白尿のある腎疾患の患者では、腎保護作用のためACE阻害薬かARBが勧められます。これらで効果が上がらない場合は、用量を増加させるか、Ca拮抗薬や利尿薬の併用を考えます。

高齢者や低レニン血症(体液過剰でレニン抑制)のようなNa感受性高血圧には、Ca拮抗薬(軽い利尿作用がある)や利尿薬が勧められます(高齢女性では、サイアザイド系利尿薬で低Na血症になりやすいのに注意)。ACE阻害薬やβ遮断薬は、レニン活性の高い、比較的若い高血圧患者に適しています(レニン分泌刺激はβ作用)。

Fig. 糖尿病を合併する高血圧の治療

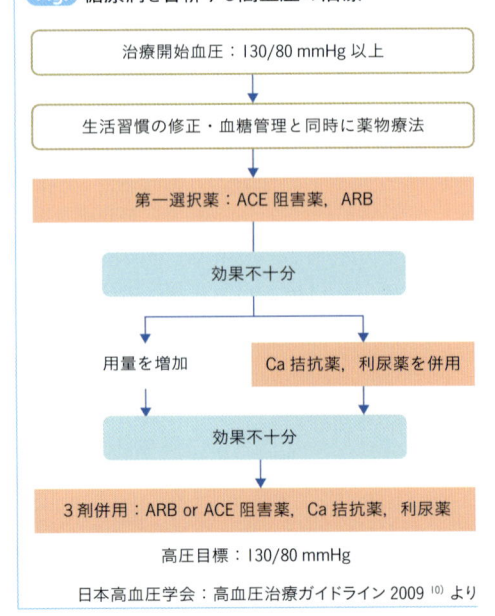

治療開始血圧:130/80 mmHg以上
↓
生活習慣の修正・血糖管理と同時に薬物療法
↓
第一選択薬:ACE阻害薬、ARB
↓
効果不十分
↓
用量を増加 / Ca拮抗薬、利尿薬を併用
↓
効果不十分
↓
3剤併用:ARB or ACE阻害薬、Ca拮抗薬、利尿薬

高圧目標:130/80 mmHg

日本高血圧学会:高血圧治療ガイドライン2009[10]より

H-08 二次性高血圧

▶レファレンス
- ハリソン④：p.1777-1780
- 新臨内科⑨：p.345-347

高血圧の10%は二次性高血圧です．原因には腎疾患，内分泌疾患，心臓・血管性の疾患，薬剤性〔経口避妊薬，NSAIDs，カルシニューリン抑制薬（シクロスポリンやタクロリムス），交感神経刺激薬，エリスロポエチン製剤〕があります．

治療抵抗性の高血圧や変わった症状のある高血圧症では，二次性の可能性を考慮します．二次性高血圧の原因としては，腎疾患，原発性アルドステロン症，腎血管性高血圧，褐色細胞腫などがあります．

Fig. 二次性高血圧の頻度

- 二次性高血圧 10%
- 本態性高血圧 90%

	(%)
腎実質性	4.7
腎血管性	2.2
原発性アルドステロン症	0.3
褐色細胞腫	0.1
Cushing症候群	0.1
その他	0.6

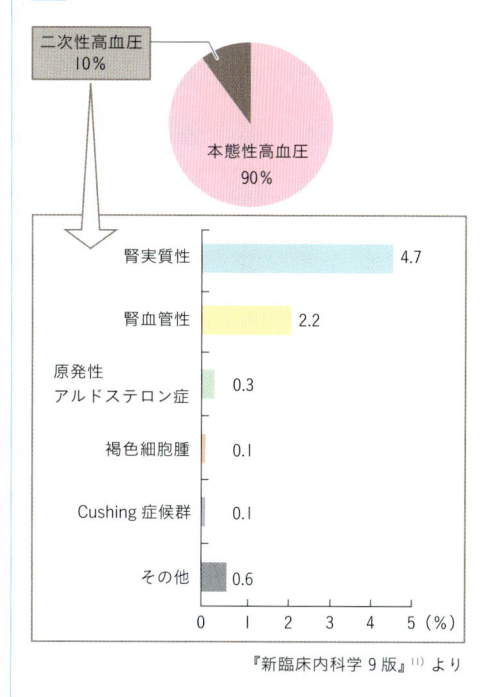

『新臨床内科学 9 版』[1] より

Tab. 高血圧の分類

	原因疾患		病歴・所見
本態性	特定が困難	本態性高血圧	家族歴
二次性	腎実質性	慢性糸球体腎炎，全身性エリテマトーデス，結節性多発動脈炎，糖尿病	浮腫，蛋白尿，血尿，腎機能低下
	腎血管性	腎血管性高血圧	動脈硬化，急速な発症，腹部血管雑音，軽度の低K血症
	内分泌性	原発性アルドステロン症	多飲，多尿，筋力低下，四肢弛緩性麻痺，テタニー，低K血症，アルカローシス
		褐色細胞腫	発作性血圧上昇，頭痛，発汗，頻脈，多血症
		Cushing症候群	満月様顔貌，皮膚の菲薄化，皮膚線条，多毛，中心性肥満，Buffalo hump，低K血症，高血糖，白血球の増加
	心臓・血管性	大動脈狭窄症	若年女性に多い，血圧左右差，血管雑音，炎症反応，虚血性心電図
	薬剤性	漢方薬（甘草）の服用	低K血症，アルカローシス

H-09 腎実質性高血圧

病態 腎疾患（慢性糸球体腎炎など）があると高血圧を合併しやすく，これを腎実質性高血圧といいます．腎実質性高血圧は二次性高血圧の大半をしめています．高血圧に先行して腎疾患がある場合や，腎以外の高血圧性心血管疾患の合併がない場合に腎実質性の高血圧を疑います．

治療 降圧目標は 130/80 mmHg 未満ですが，蛋白尿が 1日1g 以上の患者では血圧を 125/75 mmHg 未満にまで下げることが勧められます．

H-10 原発性アルドステロン症

Fig. 原発性アルドステロン症の病態

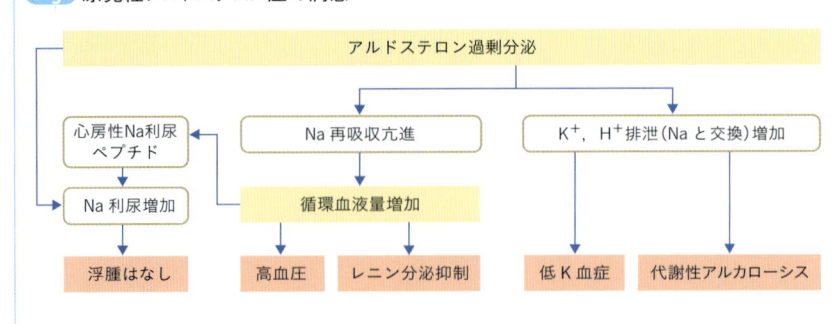

```
                  アルドステロン過剰分泌
          ┌──────────┼──────────┐
   心房性Na利尿      Na再吸収亢進      K⁺, H⁺排泄(Naと交換)増加
   ペプチド              │              │        │
      │           循環血液量増加         │        │
   Na利尿増加         │                 │        │
      │         ┌────┴────┐            │        │
   浮腫はなし   高血圧  レニン分泌抑制  低K血症  代謝性アルカローシス
```

One More Navi

アルドステロン・エスケープ現象：アルドステロン投与の初期に，Na 再吸収が増加するが，長期的には逆に，尿中 Na 排泄量が増加して，腎 Na 貯留作用が減弱すること（遠位尿細管の Na-Cl 共輸送体の減少）．一方，ACE 阻害薬や ARB 使用時にアルドステロンが再上昇する現象は，アルドステロン・ブレイクスルーと呼び，血圧正常でも臓器障害をおこしうる．

One More Navi

腺腫細胞の K チャネル（KCJN5）に異常があると K の代わりに Na がとおるようになり，細胞が脱分極してアルドステロン分泌増加や細胞増殖がおきる例もある．

One More Navi

エプレレノンはスピロノラクトンよりも副作用である女性化乳房をおこす頻度が 1/5（4%）と低いが，降圧作用は弱いのでスピロノラクトンが第 1 選択となる．

病態 原発性アルドステロン症（primary aldosteronism）は，完治が見込める高血圧症としては最も多い疾患です．副腎皮質の腫瘍や副腎の過形成によってアルドステロンが過剰分泌され，結果，低 K 血症，代謝性アルカローシス，血漿レニン活性抑制がみられるようになります．

症状 高血圧に伴う頭痛，頭重感，めまい，動悸，不眠症などをきたします．また，低 K 血症が原因の筋力低下や周期性四肢麻痺，耐糖能異常，尿濃縮障害による多飲・多尿などを呈することもあります．代謝性アルカローシスはテタニーを誘発します．一方，浮腫は認められません（アルドステロン・エスケープ現象）．

診断 血清 K の値が正常である症例もあるため，診断は血漿レニン活性（PRA）と血漿アルドステロン濃度（PAC）を同時に測定し，PAC/PRA 比が 20 以上であれば本症を疑います．次に画像診断で副腎皮質の過形成や腫瘍の有無を CT スキャンで確認します．最終的には選択的副腎静脈採血によるアルドステロン分泌の確認を行います（両側副腎静脈で採血ができなければ，左右差が確認できないため確定診断は下せません）が，これは手技的に困難な検査です．このため，患者が 40 歳以下ならば高血圧が手術で治癒できる可能性もあるため，CT で左右差がある一側性の病変は確定診断ができなくても，診断的手術（腹腔鏡下副腎摘出術）を勧めます．

治療 早期に患側副腎を手術で切除できれば術後血圧は低下しますが，発見が遅くなると手術後も血圧が下がらないことがあるため早期発見が望まれます．両側過形成のように手術適応がない場合は，スピロノラクトンやエプレレノンでアルドステロン受容体を抑制して血圧を下げます．しかし，この場合は難治性で，他の降圧薬を併用しなければ下げられないこともあります．

H-11 褐色細胞腫

病態・症状 褐色細胞腫（pheochromocytoma）はパラガングリオンが腫瘍化したもので，副腎髄質や副腎外の褐色細胞（クロム親和性細胞）にできる稀な腫瘍です．カテコールアミンを代謝，分泌するので，持続性か一過性の高血圧，発汗，頭痛，不安発作を引きおこします．しかし，まったく無症状の人も 8% います．

高血圧発作は運動，ストレス，排便，飲酒などで誘発されます．褐色細胞腫の合併症には，心筋梗塞，脳卒中，ショックなど致死性のものがあり，注意が必要です．早期診断・早期治療がなされれば根治が見込めますが，治療が遅れると悪性高血圧を示し，合併症が生じる可能性が高まります．また，俗に"10%病"とも呼ばれ，副腎外発生，両側性発生，悪性腫瘍（転移），多発性がそれぞれ 10% の割合でおき

Fig. 褐色細胞腫の画像所見

褐色細胞腫の病態

腫瘍 → カテコールアミン分泌 → 高血圧／不整脈／耐糖能異常

単純CT

MRI（上：T1強調，下：T2強調）

『新臨床内科学 第9版』[12] より

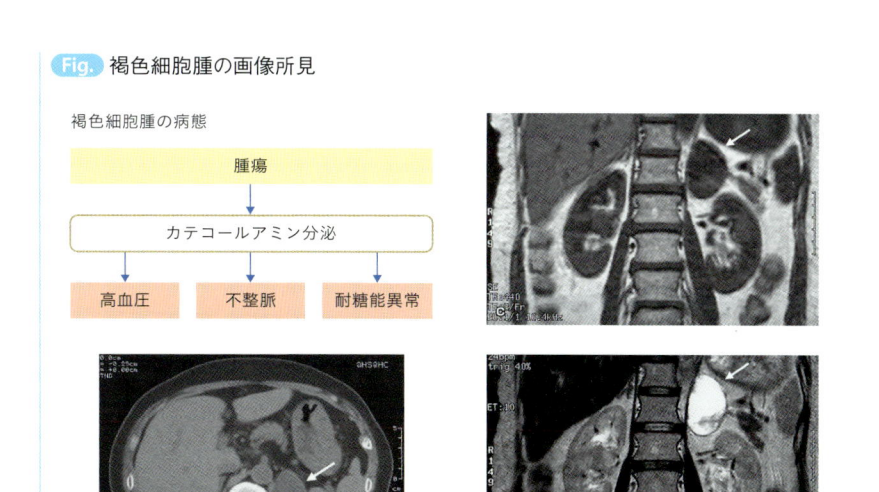

One More Navi

パラガングリオン（傍神経節）：胚性の神経組織の細胞が集まったもので，副腎髄質，腹部大動脈傍節（Zuckerkandl器官），交感神経幹，頸動脈小体，大動脈傍体など．毛細血管も多く存在．ほとんどのパラガングリオンはアドレナリンおよびノルアドレナリンを分泌する．副腎髄質機能は他のパラガングリオン系によって代償されるので，副腎髄質が破壊されてもカテコールアミン補充は不要．

One More Navi

クリーゼ：ホルモンの過剰あるいは欠乏状態によってショック状態に陥ること．

One More Navi

遺伝性褐色細胞腫：多発性内分泌腺腫症2型（MEN2AとMEN2B），von Hippel-Lindau病（VHL）の一部分，稀に神経線維腫症Ⅰ型（NF1, Recklinghausen病）でも発生する．チロシンキナーゼ遺伝子retの優性遺伝でMEN2A（甲状腺髄様癌，褐色細胞腫，副甲状腺機能亢進症）とMEN2B（多発性粘膜神経腫，甲状腺髄様癌，褐色細胞腫）の原因．

ることも特徴の1つです．このほか遺伝子異常が15％の症例で認められます．

診断 診断はカテコールアミン測定と画像検査から容易です．24時間蓄尿でメタネフリンとカテコールアミンの上昇を認め，腫瘍は副腎皮質疾患より大きいので，MRI，CTで副腎腫瘍を確認します．造影剤はクリーゼ誘発の可能性があるため原則禁忌です．副腎外性の場合は，¹³¹Ⅰ-MIBG〔メタヨードベンジルグアニジン（131I）metaiodobenzylguanidine〕シンチグラフィー，MRI，CTで全身検索します．

治療 治療は手術的切除です．術前2週間前から，α，β遮断薬で血圧を十分コントロールして，術中にカテコールアミンが漏れ出すことでおきる高血圧，頻脈もおさえます．患者はカテコールアミンによる血管収縮と高血圧による利尿作用で脱水になっているので，高食塩食を開始し，利尿薬を使用しないで体液を増加させます．

降圧薬を使用する順番は，先にα遮断薬を投与して高血圧をコントロールします．その1～2週後に，頻脈をコントロールするためにβ遮断薬を併用します．β遮断薬単独では，末梢血管のβ作用による血管拡張が抑制されて，α作用による血管収縮が増強されて高血圧が悪化する危険があります．

悪性例では，初回手術時に悪性の診断が困難で，遠隔転移で悪性が判明することがあるので経過観察が重要です．

国試出題症例

[国試97-A52]

● 53歳の男性．発汗過多，頭痛および体重減少のため来院した．数年来，発作性高血圧と起立性低血圧とのため近医で投薬を受けているが血圧の調節は不良である．糖尿病も2年前に指摘された．血圧は普段は正常であるが，発作時250/150 mmHgに上昇する．尿中アドレナリンは正常で，尿中ノルアドレナリンとVMAとが高値である．腹部CTで両側の副腎には特記すべき異常所見を認めない．

⇒褐色細胞腫が疑われる．次に¹³¹Ⅰ-MIBGシンチグラフィーを行い，診断する．

H-12 Cushing 症候群

病態　Cushing 症候群は，何らかの原因で慢性的にコルチゾールが過剰分泌されることから引きおこされる病態で，大きく副腎皮質刺激ホルモン（ACTH）に依存するものと非依存のものに分けることができます．また，病変の存在部位から以下のように分類することができます．

Tab. Cushing 症候群の分類

副腎皮質刺激ホルモン（ACTH）との関係		病態
ACTH 依存性	Cushing 病	ACTH を産生する下垂体腺腫によるもの
	異所性 ACTH 産生腫瘍	下垂体以外の臓器の腫瘍によって ACTH が過剰に分泌される．肺小細胞癌が多い．
	ACTH 放出ホルモン（CRH）産生腫瘍	CRH を分泌する腫瘍の存在により，ACTH・コルチゾールが過剰になる
ACTH 非依存性	副腎腺腫，副腎癌	副腎皮質の腺腫や癌からのコルチゾールの自律性分泌によって引きおこされる
	ACTH 非依存性の副腎皮質過形成	副腎皮質の過形成があり，過形成病巣からのコルチゾールの自律性分泌によって引きおこされる
	医原性	治療薬として糖質コルチコイドを投与したことによって引きおこされる

症状・症候　副腎皮質のコルチゾール過剰分泌による症候には，以下のようなものがあります．
① 満月様顔貌，中心性肥満，水牛様の脂肪沈着（buffalo hump）．
② 皮膚線条，皮下出血（線維芽細胞抑制があるため皮膚が薄い）．
③ 筋萎縮，耐糖能低下，糖尿病（蛋白異化作用や糖新生亢進による）．
④ 挫創，多毛，月経異常（アンドロゲンの過剰分泌による．この疾患は女性に7倍）．
⑤ 骨折や骨粗鬆症（骨形成抑制や骨吸収亢進による）．
⑥ 低 K 血症，高血圧（鉱質コルチコイド作用による）．
⑦ 免疫抑制，うつ病．

診断　医原性を除くと，この症候のうち Cushing 病が 70% を占めます．Cushing 病では下垂体腺腫と両側の副腎腫大があるのが特徴です．

検査では血中，尿中ともにコルチゾール濃度が高値で，その代謝物の尿中 17-OHCS も高値を示します．血漿 ACTH 濃度およびアンドロゲン代謝物の尿中 17-KS は Cushing 病や異所性 ACTH 産生腫瘍では高値となりますが，副腎腺腫や副腎癌では低値となります．また，多くは ACTH やコルチゾールの日内変動（正常では朝 8 時頃に高くなる）が消失しています．

下垂体腺腫では合成副腎皮質ホルモン薬であるデキサメタゾンの少量（生理量）投与でコルチゾール分泌は抑制されませんが，大量投与では ACTH が減ってコルチゾールの分泌は抑制されます．一方，異所性 ACTH 産生腫瘍や副腎腫瘍では大量投与によってもコルチゾール分泌が抑制されない点が鑑別のポイントになります．

One More Navi
一晩少量デキサメタゾン抑制試験では通常の 1 mg より 0.5 mg（1 錠）がスクリーニングとして感度がよい．大量は 8 mg．

One More Navi
単純肥満にデキサメタゾンを少量投与すると，ネガティブフィードバックにより ACTH が減り，コルチゾール分泌は抑制される．

国試出題症例
[国試98-I30]

- 38歳の女性．会社の健康診断で高血圧を指摘されたため来院した．身長158 cm，体重60 kg．満月様顔貌と中心性肥満とがある．血清コルチゾールの高値と日内変動の消失とを認める．腹部超音波検査で左腎上方に径3 cmの腫瘤を認める．
- ⇒副腎腺腫によるCushing症候群が疑われる．伸展性皮膚線条と骨粗鬆症がありうる．

H-13 腎血管性高血圧

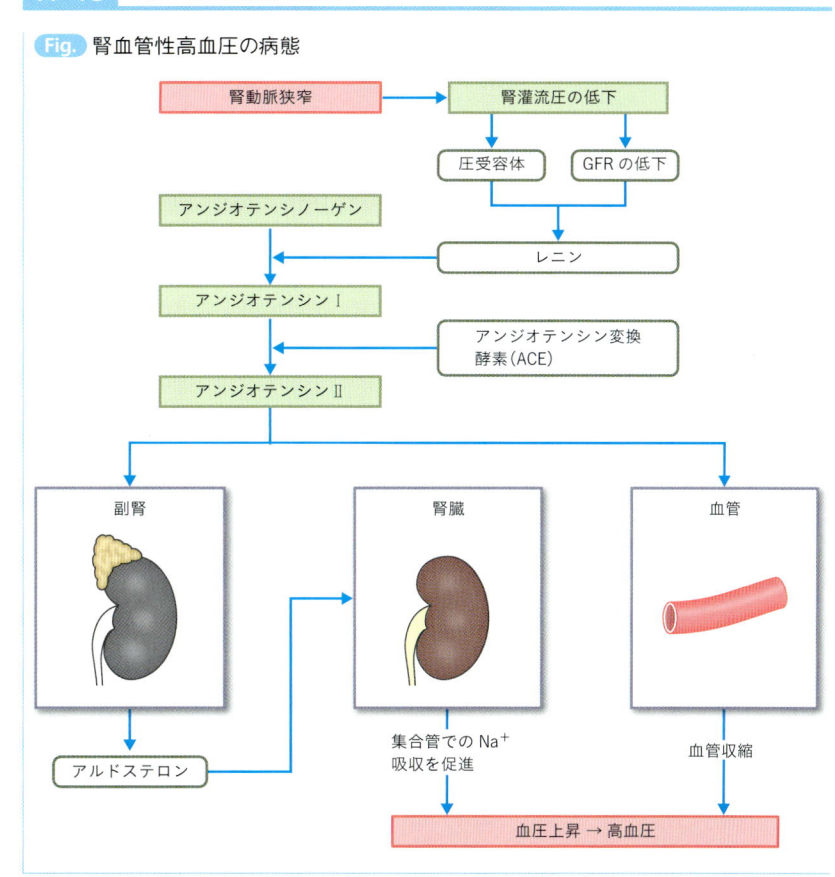

Fig. 腎血管性高血圧の病態

腎動脈狭窄 → 腎灌流圧の低下 → 圧受容体／GFRの低下 → レニン → アンジオテンシノーゲン → アンジオテンシンⅠ → アンジオテンシン変換酵素（ACE）→ アンジオテンシンⅡ → 副腎（アルドステロン）／腎臓（集合管でのNa⁺吸収を促進）／血管（血管収縮）→ 血圧上昇 → 高血圧

One More Navi
線維筋性異形成症（fibromuscular dysplasia）は，主に15〜30歳の若い女性にみられ，中程度の大きさの動脈におこる非炎症性の血管狭窄である．原因不明だが，腎動脈と頸動脈によくみられる．高レニン血症患者で，治療抵抗性の高血圧がある患者で疑われる．カテーテルによる血管造影で診断して，そのままカテーテルによる血管拡張術を行い治療する．術後半年以内におきやすい再狭窄では，手術が必要になることもある．

病態 腎動脈の1本以上が狭窄して高血圧を呈する疾患を腎血管性高血圧（renovascular hypertension；RVH）といいます．血流が少ない側の腎臓のレニン・アンジオテンシン系が亢進します．両側腎動脈狭窄や腎疾患がある患者では，Na排泄不良で体液が増加して高血圧になると考えられます．しかし，腎動脈が狭窄しても高血圧にならない患者もいます．そのため，高齢者では大動脈の動脈硬化による腎動脈狭窄がみられても，治療抵抗性高血圧や腎機能低下がなければ，積極的に治療することは勧められません．これは高血圧の原因が本態性高血圧による可能性が大きいことと，虚血性腎症や腎血管性高血圧が混在している場合もあるので，腎動脈狭窄を治療しても血圧が低下しないことがあるためです．

診断 診断では，腹部血管雑音や腎臓の大きさの左右差が16 mm以上あれば本疾患を疑います．腎血流の左右差の評価には，腎シンチ・スキャン（レノグラム）が有用で，短時間作用のACE阻害薬であるカプトプリルを負荷すれば，狭窄側と非狭窄側との差がより明確になります．さらに，超音波腎血流ドプラ検査で腎動脈

Fig. 腎動脈の狭窄

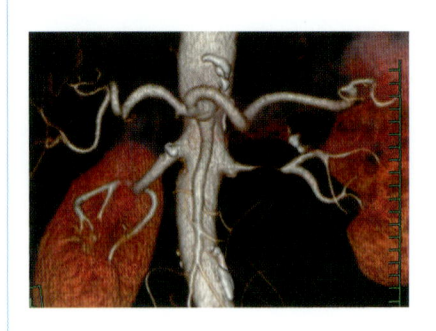

腹部造影CT
62歳の女性，左腎動脈の線維筋性異形成により腎血管性高血圧を呈した． 〔国試104-A24〕

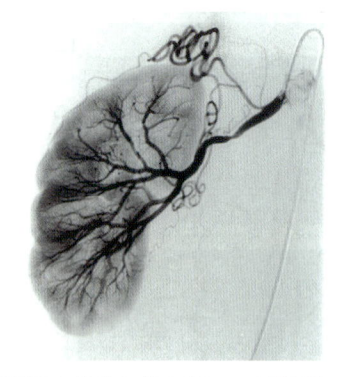

腎動脈デジタルサブトラクション血管造影
23歳女性，高血圧で来院．腎動脈に狭窄を認める． 〔国試95-C48〕

狭窄の機能的評価をします．

治療 治療は基本的には，狭窄部でバルーンを膨らませて血管を拡張する経皮的腎動脈拡張術が選択されます．ただし，血管拡張術や手術も含め，腎血管性高血圧の患者の腎血流を単純に回復することがよい治療かどうかについての結論は得られていません．狭窄を解除して血流を回復させると血圧は低下しますが，腎機能障害進行の抑制効果は降圧薬単独治療と差がないとされています．また，カテーテル操作によるコレステロール塞栓症や出血，血管解離，再狭窄，血栓などといった合併症のリスクにも十分配慮する必要があります．

　何らかの理由で狭窄を解除できない場合は，薬物療法で降圧を行います．降圧薬を使用する場合，レニンが高値で両側狭窄や単腎での狭窄では，ACE阻害薬やARBを投与すると，血清クレアチニンが上昇することがあります．これは糸球体輸出細動脈のアンジオテンシンIIによる収縮が抑制され，糸球体毛細血管の濾過圧が低下し，GFRが低下するためです．両側腎動脈狭窄や単腎での腎動脈狭窄の場合には，降圧薬としてACE阻害薬やARBは投与禁忌です．

One More Navi
腎動脈の狭窄を改善しても30％しか腎機能の改善がみられない．それでも急激な腎機能が低下や，抵抗性の高血圧や心不全になる例では考慮される．

国試出題症例
[国試99-G22]

- 18歳の男子．近医で高血圧を指摘されたため来院した．血圧は3年前まで正常であった．両親と兄弟とに高血圧はない．脈拍76/分，整．血圧184/104 mmHg，左右差はない．心雑音なく，肺野にラ音を認めない．腹部に血管雑音を聴取する．血漿レニン活性4.6 ng/mL/時間（基準1.2～2.5）．尿中カテコールアミン正常．
⇒得られた所見から腎血管性高血圧が疑われる．レノグラムで左右腎の血流を推定し，腎動脈造影で腎動脈の狭窄の有無，部位，程度を確認する．

H-14 薬剤誘発性高血圧の原因薬物

　高血圧は薬剤を使用することによって引きおこされることもあり，非ステロイド性抗炎症薬（NSAIDs），甘草製剤，糖質コルチコイド，シクロスポリン，造血因子であるエリスロポエチン，エストロゲン，交感神経刺激薬などでよくみられます．薬剤を中止すれば治る（診断にもなる）ので薬剤性の高血圧であることに気づくことが重要です．ただし，甘草製剤のように中止してもすぐに降圧しない薬剤もあり，その場合はアルドステロン拮抗薬投与が行われます．

One More Navi

グリチルリチン（甘草）は，11β-水酸化ステロイド脱水素酵素を阻害することによって副腎皮質ホルモンであるコルチゾールからコルチゾンへの代謝を阻害し，その結果，コルチゾールが上昇する．コルチゾールはアルドステロンと同様にアルドステロン受容体親和性があるので，Naや水を貯留させることによって血圧を上昇させる．また同時に，K低下，アルカローシスを引きおこす（偽アルドステロン症）．

One More Navi

塩酸フェニルプロパノールアミンは総合感冒薬・鎮咳薬あるいは（アメリカにおいては）食欲抑制薬に用いられ，くも膜下出血または脳出血のリスクを高める．

また，降圧薬との併用で降圧薬が効きにくくなることもあります．たとえば，NSAIDs によって 5 mmHg 血圧が上昇している症例に，さらに利尿薬を併用すると腎尿細管での Na の再吸収抑制やプロスタサイクリン産生低下で，利尿薬の降圧効果が減弱してしまいます．同様に ACE 阻害薬や β 遮断薬を併用する場合も，その降圧効果は減弱します．このため，高齢者では急性腎機能障害や心不全発症の危険性が高くなることもあり，注意が必要です．シクロスポリンでは併用薬として用いられているステロイド薬の Na 貯留作用も高血圧発症に関与していると考えられています．

Tab. 高血圧の原因薬物とその機序

原因薬物	高血圧の機序
非ステロイド性抗炎症薬（NSAIDs）	腎プロスタグランジン産生抑制 ⇒ 水・Na 貯留と血管拡張抑制 ⇒ 高血圧
甘草製剤：グリチルリチンを含有する肝疾患治療薬, 消化器疾患治療薬, 漢方薬, 健康補助食品	11β-水酸化ステロイド脱水素酵素阻害 ⇒ コルチゾール代謝遅延 ⇒ 内因性ミネラルステロイド様作用増強 ⇒ 水・Na の貯留, K低下 ⇒ 高血圧
糖質コルチコイド	レニン基質の産生増加 ⇒ NO（一酸化窒素）産生抑制など
シクロスポリン, タクロリムス	腎毒性, 血管内皮機能障害
エリスロポエチン	血液粘稠度増加, 血管内皮機能障害
エストロゲン：経口避妊薬, ホルモン補充療法	レニン基質の産生増加
交感神経刺激作用を有する薬物：フェニルプロパノールアミン, 抗うつ薬, モノアミン酸化酵素阻害薬など	α受容体刺激, 交感神経末端でのカテコールアミン再取り込みの抑制, カテコールアミン代謝阻害

関連項目

▶ 白衣高血圧と仮面高血圧

患者のなかには外来血圧のみが高く，24 時間血圧や家庭血圧が正常な人がいます．これを白衣高血圧とか診療所高血圧と呼んでいます．しかし，白衣高血圧自体は，心血管系の大きなリスクではないことがわかっており，降圧治療は不要です．ただ，持続性高血圧になるリスクは高いので注意します．

一方，病院で計測する血圧は正常なのに，自宅やいろいろな場面で血圧を測ると，血圧が高い患者がおり，これを仮面高血圧あるいは逆白衣高血圧といいます．こちらは心血管系のリスクが高く，治療が必要です．血圧が正常な人でも起床前後の血圧上昇が，交感神経の緊張などで過剰になっている場合なども仮面高血圧に含まれます．

▶ 睡眠時無呼吸症候群と高血圧

睡眠時無呼吸症候群の半分に高血圧が合併しており，高血圧の半分に睡眠時無呼吸症候群が合併しています．睡眠時無呼吸症候群では，睡眠時の交感神経の緊張が高まるので，夜間血圧ディップが消失したり，早朝高血圧がみられやすくなります．禁酒や減量が勧められます．

H-15 高血圧性腎硬化症

高血圧性腎硬化症は高血圧が持続して，腎臓の細動脈が硬化する病変と考えられていますが，血管病変の結果で高血圧をおこしている可能性もあります．

▶ 悪性腎硬化症

悪性腎硬化症（malignant nephrosclerosis）は急激な血圧上昇（悪性高血圧：最低血圧 130 mmHg 以上）のためにおこる腎臓の細動脈および糸球体の壊死性血管炎（壊死性細動脈炎，壊死性糸球体炎，フィブリノイド壊死）です．

動脈内膜が肥厚（玉ねぎ様）して，腎萎縮・蛋白尿が生じます．しかし，血栓性微小血管障害でも病理像は似ているので，高血圧を合併した血栓性微小血管障害の結果が悪性腎硬化症である可能性もあります．拡張期血圧の上昇・進行する腎不全・眼底の浮腫・脳症を伴って急激に増悪し，尿毒症となって死亡します．しかし，現在では降圧治療によって普段の血圧をコントロールできるようになり，本疾患はほとんど見られなくなりました．

Fig. 悪性腎硬化症

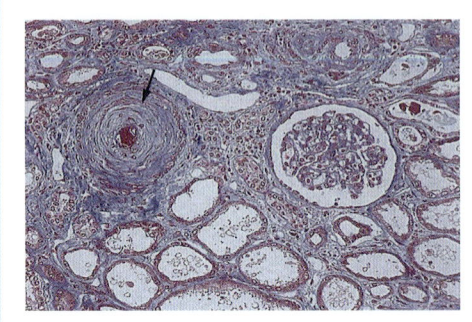

動脈内膜が肥厚して玉ねぎ様の像（矢印）を呈している．
『標準腎臓病学』[3]より

> **One More Navi**
> 悪性腎硬化症は，降圧治療をしなければ数か月で末期腎不全になり，腎萎縮もない．

> **One More Navi**
> 視神経網膜病変（線状出血，軟性白斑，乳頭浮腫）は必発．

▶ 良性腎硬化症

良性腎硬化症（benign nephrosclerosis）は壊死性血管炎を伴わず，小葉間動脈や輸入細動脈が硬化して線維性に肥厚し，硝子様物質（フィブリノイド）が沈着する腎病変です．長期にわたって続く高血圧患者では，細小動脈中膜の平滑筋細胞が変性壊死から硝子化し，血行障害によって糸球体，尿細管，間質に障害がおきます．そのため，腎萎縮や腎機能低下が徐々に進行し，蛋白尿も少量みられます．本態性高血圧症に合併し，心不全や脳出血で死亡しますが，腎障害は比較的軽度です．腎表面は壊死部分が萎縮するので，細かい顆粒状になります．

腎硬化症の腎機能障害進行抑制には，血圧のコントロールが重要で，130/80 mmHg 未満にします．また，降圧による蛋白尿減少の程度と，腎硬化症の腎機能障害の進行抑制効果が相関するので，蛋白尿もモニターします．

Fig. 良性腎硬化症

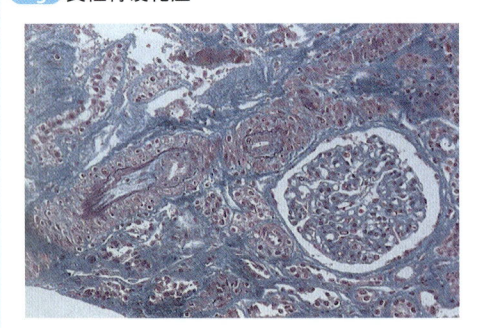

腎表面は壊死部分が萎縮するので，細かい顆粒状となる．
『標準腎臓病学』[3]より

> **One More Navi**
> 輸入と輸出細動脈の硬化で血管抵抗が同程度に増加して糸球体濾過が保たれ，しかも全身の高血圧から腎臓を保護しているので，腎不全への進行が少ない．

> **One More Navi**
> 良性腎硬化症に血管内皮障害が加わって，血管外のフィブリン沈着からフィブリノイド壊死がおきると悪性腎硬化症になりうる．

糸球体疾患

Preview

I-01	糸球体の構造
I-02	糸球体濾過膜

I-03	原発性糸球体疾患
I-04	原発性糸球体疾患の発症機序
I-05	糸球体疾患の臨床分類
I-06	腎炎症状とネフローゼ症状
I-07	糸球体疾患の障害細胞による分類

I-08	急性腎炎症候群
I-09	溶連菌感染後糸球体腎炎(管内増殖性糸球体腎炎)

I-10	急速進行性腎炎症候群
I-11	血管炎症候群〔pauci-immune型〕
I-12	Goodpasture症候群〔抗基底膜抗体型(linear型)〕
I-13	ループス腎炎；全身性エリテマトーデス〔免疫複合体型〕

I-14	反復・持続性血尿症候群

I-15	慢性腎炎症候群
I-16	IgA腎症〔メサンギウム増殖性腎炎〕
I-17	膜性増殖性腎炎

I-18	原発性ネフローゼ症候群
I-19	微小変化群
I-20	巣状分節性糸球体硬化症
I-21	膜性腎症

Navi 1 免疫反応で糸球体が破綻する

糸球体は腎臓に送られた血液から原尿を濾す重要な器官です．糸球体疾患は免疫反応によって引きおこされ，これによって糸球体機能が破綻すると，腎不全などの深刻な状態に陥る危険性があります．

▶ I-01 ～ I-02 で糸球体の構造について確認をし，▶ I-03 ～ I-07 で糸球体疾患がおこる機序や分類について述べていきます．

Navi 2 「臨床分類」から糸球体疾患を考える

糸球体疾患は，糸球体濾過膜の障害部位による分類や疾患の発症機序，臨床症候による分類など，さまざまな分類が存在します．

▶ I-08 ～ I-21 では糸球体疾患を臨床分類に基づいて区分けし，それぞれに該当する代表的な疾患について，その特徴を述べていきます．

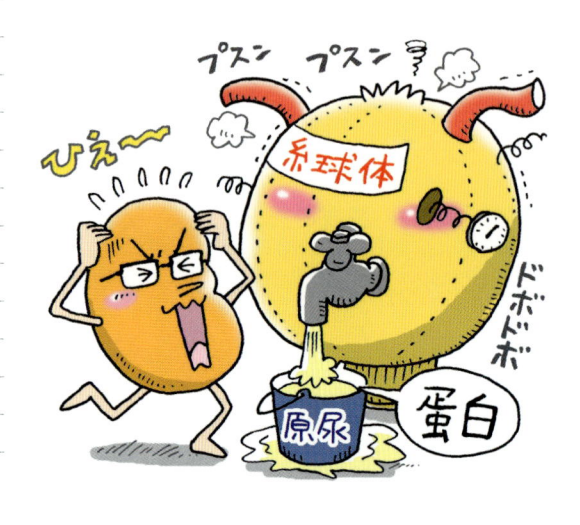

I-01 糸球体の構造

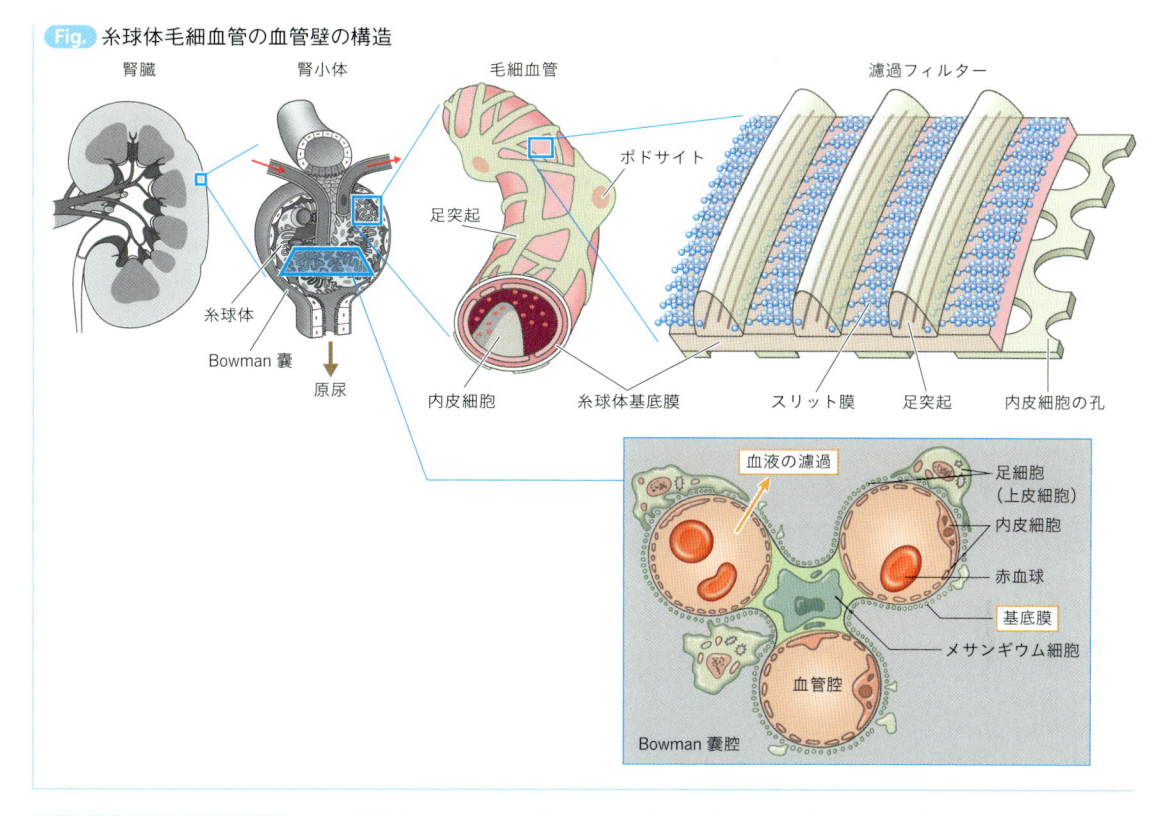

Fig. 糸球体毛細血管の血管壁の構造

▶レファレンス
- 標準生理⑦：p.719-722
- ハリソン④：p.2023

One More Navi
内皮細胞に孔が開いている構造は、糸球体のほかに内分泌臓器の毛細血管にもみられる。肝臓の毛細血管は洞状（sinusoid）で、さらに大きな孔が開いている。

　糸球体はBowman嚢のなかにある毛細血管の集まりで、糸玉のような形をしていることはすでにみたとおりです。この糸球体を構成する毛細血管は、原尿を濾す役割を果たすために通常の毛細血管とは異なる特殊な構造をしています。

　図のとおり、糸球体毛細血管の血管壁は、内皮細胞、糸球体基底膜（GBM）、そしてポドサイト（上皮細胞：足突起細胞）で構成されています。糸球体の毛細血管に特徴的なことは血管の外側がポドサイトとなっており、タコの足のような突起が血管の外側を覆っていることと、内皮細胞に孔が開いていることです（普通の毛細血管には上皮細胞や内皮細胞の孔はありません）。

　内皮細胞、GBM、ポドサイトは、糸球体での濾過フィルターの役割を果たしており、たとえば内皮細胞の孔からは水などの物質が濾され、さらにポドサイトの足突起間にある濾過細隙（filtration gap）あるいはスリット膜と呼ばれる微細な膜が、蛋白質などの物質がBowman嚢へと漏れ出さないようにバリアになっています。

　糸球体の毛細血管の大部分はGBMとポドサイトを隔てて、Bowman嚢の内腔に接しています。しかし、糸球体毛細血管の外周のごく一部に糸球体の血管同士をつないでいるメサンギウム細胞という結合組織があります。メサンギウム細胞にはポドサイトが存在せず、血中のさまざまな物質が内皮を通って直にメサンギウム細胞に取り込まれます。

　ポドサイトやGBMが傷害されると血管透過性が変化し、蛋白尿が生じます。これに対して、毛細血管の破綻やメサンギウム細胞の増殖では血尿が生じます。また、白血球など炎症細胞の酵素によってGBMが破綻すると、血管から炎症細胞がBowman嚢に入ってきて、凝固因子、マクロファージ、Tリンパ球、線維芽細胞、内皮細胞、ポドサイトが非可逆性の塊（半月体）を形成します。この半月体形成や壊死によって引きおこされるのが急速進行性腎炎症候群です。

I-02 糸球体濾過膜

糸球体の内皮細胞，GBM，ポドサイトは，濾過フィルターの役割を果たしています．

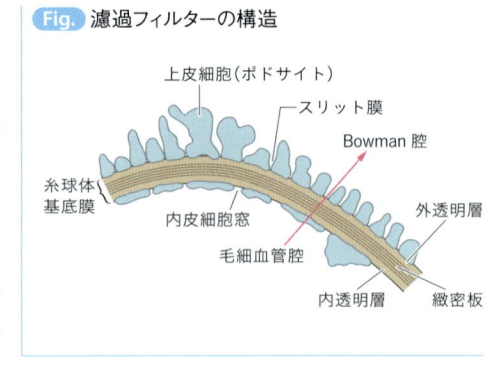

毛細血管内皮は無数の孔（有窓性毛細血管）を持ち，血液中の細胞部分以外のすべての成分を通過させます．GBM には濾過機能はありませんが，荷電（チャージ）バリアによって陰性帯電の蛋白質を跳ね返す働きがあります．アルブミンはマイナスに荷電しているので細胞膜や GBM の負荷電ではじかれます．一方，γグロブリンはプラスに荷電していて大きいため沈着しやすく，軽鎖のみからなる Bence Jones 蛋白も中性からプラスに荷電していてサイズも小さいため，GBM を通過します．

また，足細胞ポドサイトの指状にはまった間隙にあるスリット膜はネフリンで形成されており，分子量 65,000 の遊離ヘモグロビンは通過できますが，分子量 68,000 のアルブミンとそれ以上の大きな分子は通過できなくなっています（サイズバリア）．

Fig. 濾過フィルターの構造

上皮細胞（ポドサイト）／スリット膜／Bowman 腔／糸球体基底膜／外透明層／内皮細胞窓／毛細血管腔／内透明層／緻密板

One More Navi
基底膜のなかには内透明層，緻密板，外透明層が存在する．

One More Navi
小分子のα1ミクログロブリン（分子量3.3万），β2ミクログロブリン（分子量1.2万）などは糸球体で濾過される．

I-03 原発性糸球体疾患

▶レファレンス
・ハリソン④：p.2023-2028

I-04 原発性糸球体疾患の発症機序

Fig. 抗原による免疫反応と原発性糸球体疾患

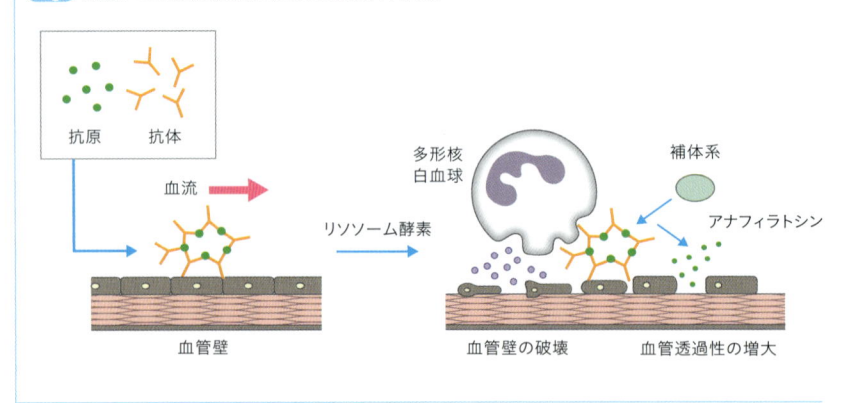

抗原／抗体／血流／リソソーム酵素／多形核白血球／補体系／アナフィラトシン／血管壁／血管壁の破壊／血管透過性の増大

原発性糸球体疾患をおこす原因は，特定の抗原による免疫反応です．抗原の由来は，異種蛋白・細菌・ウイルス抗原，細胞核抗原，腫瘍抗原などです．

抗原は樹状細胞やマクロファージ，稀には B 細胞に捕捉されて，ヘルパー T 前駆細胞に提供されます．そして，2 種類のヘルパー T 細胞（Th1 と Th2）に分化します．Th1 は細胞性免疫を刺激するのに対して，Th2 は B 細胞を刺激して，特異的抗体を作らせます．抗体も血管内で抗原と反応して免疫複合体〔抗原-抗体（IgM，IgG，IgA）複合体〕を形成すると，血流量の多い腎臓に流れついて糸球体の毛細血管に沈着します．抗原が血流に乗って，糸球体に先に沈着し，その抗原に後から抗体が反応して，免疫複合体を形成することもあります．免疫複合体は補体を活性

One More Navi
免疫複合体がメサンギウムに沈着すると炎症がおきて血尿が出る．一方，上皮下に沈着すると，血管内の白血球から離れているので炎症は弱く，膜性腎症になって血尿より蛋白尿になる．抗体も IgG1，IgG3 のほうが，補体活性化や炎症を強くおこす（IgG4 は弱い）．

> **One More Navi**
>
> 補体の活性化経路には以下の3つがある.
> 1. 古典的経路は IgM または IgG の抗体分子の Fc 部に補体が結合することから始まる. C1q, C4, C2 と順につき C3 が活性化される.
> 2. 副経路は抗体反応なく C3 が活性化される（たとえば膜性増殖性腎炎）. 微生物の細胞膜上でもおこる.
> 3. マンノース結合レクチン補体経路は微生物の細胞表面にあるマンナンやレクチンが C4 を活性化する.

化して炎症を引きおこします（メサンギウム細胞増殖）. 炎症は糸球体血管の蛋白透過性を亢進し，血中の免疫複合体がさらに組織に沈着しやすい状態をつくり出します.

別の機構としては，血中の好中球が糸球体の組織に侵入して免疫複合体を貪食し，蛋白質分解酵素を分泌して組織を傷害することがあります. 白血球の成分を抗原にしている抗体では，免疫反応によって白血球が活性化され，補体と一緒にさらに激しい炎症をおこします（壊死，半月体形成）. そのほかに，T 細胞が抗原と反応して抗体の関与なしに炎症をおこすこともあります.

抗体が関与する腎炎では，免疫グロブリンや補体が糸球体に沈着していることを免疫組織染色で証明できます（ただし，沈着しないものもあります）.

I-05 糸球体疾患の臨床分類

腎疾患を分類する場合，確かに腎生検を行って病理学的に分類をしていく方法はありますが，すべての患者に腎生検を行うのは現実的ではありません. そこで，実際の臨床では臨床症候を①急性腎炎症候群，②急速進行性腎炎症候群，③反復・持続性血尿症候群，④慢性腎炎症候群，⑤ネフローゼ症候群の5つの症候群に分類して診断・治療の目安としています.

I-06 腎炎症状とネフローゼ症状

糸球体疾患では，腎炎症状（血尿主体）とネフローゼ症状（蛋白尿主体）のどちらかの症状を呈しますが，しばしば両方が混在します. 両者を区別するには腎生検が最も確実です.

> **One More Navi**
>
> 腎臓には糸球体腎炎，間質性腎炎（尿細管炎），腎盂腎炎，血管炎などがある.

▶腎炎症状

糸球体腎炎の多くは免疫複合体が糸球体毛細血管に沈着しておきます. そして炎症のために血尿，乏尿，浮腫，高血圧，腎不全を生じます.

Assist Navi 🧭 糸球体疾患の発症機序による分類

上述のとおり，原発性糸球体疾患は免疫反応によって引きおこされていると考えられています. しかし，発症原因である抗原が未解明な疾患も多く，原発性糸球体疾患の発症機序による分類は不完全なものとなっているのが現状です.

以下に糸球体腎炎の発症機序別に代表的な疾患をまとめました.

分類	発症の機序	代表的な疾患
免疫複合体形成による腎炎	腎以外の場所で免疫複合体が形成され血流に乗って糸球体に沈着することにより発症	メサンギウム増殖性腎炎（IgA 腎症） ▶I-16
	糸球体上にあらかじめ沈着，あるいは存在する抗原に血清中の抗体が結合し，免疫複合体を形成することで発症	膜性糸球体腎炎（膜性腎症） ▶I-21
自己免疫性糸球体腎炎	糸球体基底膜（GBM）に対する自己抗体が免疫複合体を形成して発症	Goodpasture 症候群 ▶I-12
抗好中球細胞質抗体による腎炎	抗好中球細胞質抗体（ANCA）が，好中球を活性化して組織を傷害	Wegener 肉芽腫症 ▶I-11
細胞性免疫の関与による腎炎	T 細胞が抗原と反応して抗体の関与なしに組織を傷害. ただし未解明な部分も多い.	微小変化型ネフローゼ症候群 ▶I-19

急性腎炎症候群は小児で1％，成人では10％の割合で**急速進行性糸球体腎炎**へと進行し，大半の糸球体が破壊された結果，腎不全に至ります。

検尿では**膿尿**（**白血球尿**），**細胞性円柱**，**顆粒円柱**，高度の**蛋白尿**がみられます。全身に炎症が拡大して，時に皮膚疾患（SLE，紫斑病性腎炎，ANCA関連血管炎，クリオグロブリン血症）や肺疾患（Goodpasture症候群，Wegener症候群）を合併します。

Ⓟ 自己抗体，免疫複合体，クリオグロブリン，B型・C型肝炎抗体，補体低下が診断に有用です。

▶ネフローゼ症状

ネフローゼ症状では，ポドサイトやGBMの障害が主体となり，Ⓟ 大量の蛋白質が尿として排泄されてしまいます。蛋白尿は1日に3.5g（蓄尿しなければ3.5g/gCr）以上も出て，アルブミンが尿

Fig. 腎炎症状の発生機序

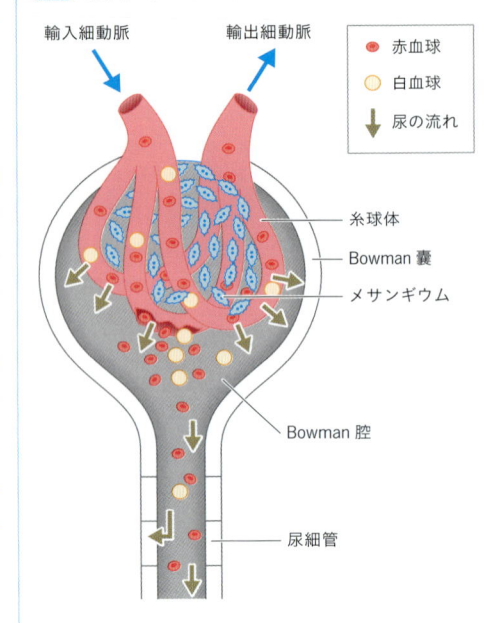

堀田修：IgA腎症の病態と扁桃パルス療法[4] より

Assist Navi 糸球体疾患の臨床分類

臨床分類	症状・所見	主な疾患名
急性腎炎症候群	・血尿（しばしば肉眼的血尿），蛋白尿，高血圧，糸球体濾過量の減少，急激な浮腫の出現 ・数日〜1週間のうちに症状が現れる。	・溶連菌感染後急性糸球体腎炎 ・管内性増殖性糸球体腎炎 ・IgA腎症 ・紫斑病性腎炎 ・ループス腎炎
急速進行性腎炎症候群	・血尿，蛋白尿，貧血 ・早期に対応しないと腎不全に陥る ・数週〜1か月のうちに症状が現れる。 ※「急速進行性」とは「急性」よりは速くないことを意味する。	・びまん性半月体形成性腎炎 ・Wegener肉芽腫症 ・紫斑病性腎炎 ・ループス腎炎 ・Goodpasture症候群
反復・持続性血尿症候群	・血尿（肉眼的血尿，顕微鏡的血尿） ・蛋白尿は見られないか，軽微 ・腎炎症状（高血圧，浮腫）などは見られない	・IgA腎症 ・軽度の巣状またはびまん性メサンギウム増殖性腎炎 ・菲薄基底膜症候群
慢性腎炎症候群	・蛋白尿，血尿，高血圧 ・ゆっくり進行し，腎不全に陥る場合がある	・進行性のIgA腎症 ・膜性増殖性糸球体腎炎 ・膜性腎症 ・巣状糸球体硬化症 ・糖尿病性腎硬化症
ネフローゼ症候群	・高度の蛋白尿 　⇒診断基準：尿蛋白≧3.5g/日 ・低アルブミン血症 　⇒診断基準：血清アルブミン≦3.0g/dL ・脂質異常症 　⇒診断基準：血清総コレステロール値≧250mg/dL ・浮腫	原発性 ・膜性腎症 ・巣状糸球体硬化症 ・微小変化型ネフローゼ症候群 続発性 ・糖尿病性腎症 ・アミロイドーシス

One More Navi
脂肪尿ではズダンⅢ染色すると橙赤色に染まる脂肪球や脂肪円柱が尿沈渣にみられる．

One More Navi
ネフローゼでは炎症にともなって産生されるサイトカインによる血管透過性の亢進でもおきる浮腫もある．

One More Navi
4徴で本質的（一次的）なのは蛋白尿であり，あとの3つはそれによって引きおこされるので必発ではない．

One More Navi
英国のRichard Bright (1789-1858) は1827年に浮腫が原因で死亡した患者の蛋白尿と腎臓の器質的変化を記載し，世界で初めて症状による病気の診断法を確立した．この"Bright病"の血圧は後日測定すると200 mmHg以上あった．

Fig. ネフローゼ症状の発症機序

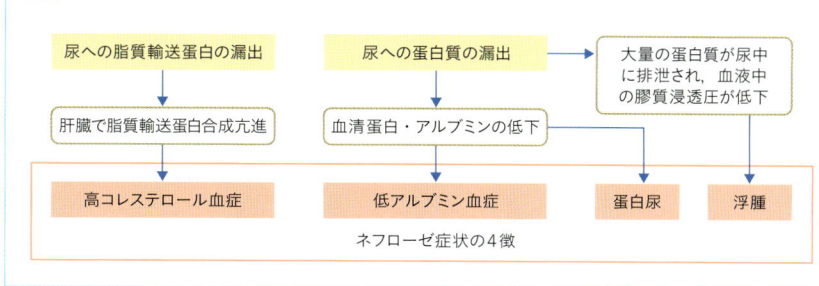

```
尿への脂質輸送蛋白の漏出        尿への蛋白質の漏出 → 大量の蛋白質が尿中
        ↓                              ↓              に排泄され，血液中
肝臓で脂質輸送蛋白合成亢進    血清蛋白・アルブミンの低下    の膠質浸透圧が低下
        ↓                              ↓
  高コレステロール血症          低アルブミン血症      蛋白尿    浮腫
                    ネフローゼ症状の4徴
```

中に失われます．これにより<u>低アルブミン血症</u>（3.0 g/dL 以下）に陥ります．コレステロールを運ぶ蛋白も尿中に失われるので，肝臓での合成が盛んになり<u>高脂血症</u>（血清総コレステロール 250 mg/dL 以上）がおきます．浮腫，脂肪尿，凝固亢進もあります．浮腫は低蛋白血症のために<u>膠質浸透圧</u>が低下して，血管内に水を引き寄せられないためにおきます．さらに，<u>アルドステロン</u>の刺激によって集合管でNa再吸収が促進されることにより浮腫が維持されます．

<u>蛋白尿，低アルブミン血症，高脂血症，浮腫</u>はネフローゼ症状の4徴とも呼ばれ，診断基準にもなっています．

I-07 糸球体疾患の障害細胞による分類

原発性糸球体疾患は，上述のような発症機序による分類や臨床分類に加えて，障害される細胞の種類によっても分類されることがあります．

Tab. 障害される細胞の種類による分類

障害される細胞		代表的な疾患
糸球体の毛細血管	内皮細胞	**遺伝性**：遺伝性溶血性尿毒症症候群（HUS） **後天性**：血管炎，溶連菌感染後糸球体腎炎，全身性エリテマトーデス（SLE），糖尿病，膜性増殖性糸球体腎炎
	基底膜（GBM）	**遺伝性**：Alport症候群，thin membrane disease **後天性**：Goodpasture症候群
	上皮細胞	**遺伝性**：遺伝性ネフローゼ，巣状糸球体硬化症 **後天性**：微小変化群，巣状糸球体硬化症，膜性腎症，糖尿病性腎症
メサンギウム細胞		**遺伝性**：IgA腎症 **後天性**：IgA腎症，溶連菌感染後糸球体腎炎，糖尿病，アミロイドーシス，SLE

このように，1つの疾患がさまざまな切り口で分類されることが糸球体腎疾患の特徴であり，しばしばそれらが混在しているため，疾患の全容をつかむのに苦労することがあります．

以下では，原発性糸球体疾患を整理して覚えられるように，「糸球体疾患の臨床分類」に基づいて，その代表的な疾患を取り上げていきます．

I-08　急性腎炎症候群

▶レファレンス
・ハリソン④：p.2028-2032
・新臨内科⑨：p.998-1000

急性腎炎症候群とは，血尿，蛋白尿，高血圧，浮腫，糸球体濾過量の減少などが突然に出現する症候群をいいます（血尿は必発です）．場合によっては胸水や腹水の貯留もみられるようになります．発症に先行して感染症に罹っていることが多く，感染後1～2週間の潜伏期を経て急性発症します．

糸球体基底膜（GBM）の内側とメサンギウム細胞が病変部となり，メサンギウム細胞の増殖と内皮細胞の腫大によって，糸球体が腫れ上がる管内性糸球体腎炎の状態を呈します（管内とは糸球体毛細血管内という意味です）．

溶連菌感染後糸球体腎炎がこれらの症候を呈する典型的な疾患ですが，溶連菌以外にもブドウ球菌などの細菌や流行性耳下腺炎ウイルスや水痘ウイルスなどの感染後にも同様の症候を呈することがあります．

Tab. 急性腎炎症候を呈する腎炎

腎炎の種類	頻度	臨床的特徴					
		発症年齢		蛋白尿	血尿		腎機能低下
		若年	成人		顕微鏡的	肉眼的	
管内増殖性糸球体腎炎（溶連菌感染後糸球体腎炎）	◎	○		-～+	○	○	-
メサンギウム増殖性腎炎（IgA腎症）	○	○	○	+	○	○	-～+
膜性増殖性腎炎	○	○	○	++	○	○	+

One More Navi
次項〔▶I-09〕では急性腎炎症候を呈する代表的な腎炎として，溶連菌感染後糸球体腎炎を取り上げる．

I-09　溶連菌感染後糸球体腎炎（管内増殖性糸球体腎炎）

病態　溶連菌感染後糸球体腎炎（poststreptococcal glomerulonephritis；PSGN）は，扁桃炎や咽頭炎の先行感染の2～3週後に急激に発症する腎炎です．5～12歳の男児に好発しますが，抗菌薬の普及により減少しました．

PSGNは腎炎惹起性のA群β溶血性連鎖球菌の抗原に対する抗体によって引きおこされます．70％の患者で血中ASO（抗ストレプトリジン-O）が上昇し，90％で抗DNase B（deoxyribonuclease-B）抗体が陽性となります．後者は疾患特異性が高く，診断的価値があります．

診断　病理組織像では，メサンギウム細胞と血管内皮細胞が増殖し，白血球浸潤，糸球体係蹄内で多数の好中球や単球の浸潤があるため，毛細血管腔は狭小化して血流が減少します（いわゆる管内増殖性糸球体腎炎の所見を呈する）．免疫複合体の沈着が内皮下におき，補体を活性化して炎症を引きおこすので，血尿が主体の増殖性腎炎です〔上皮下の沈着物（hump）のために蛋白尿もみられますが，病態の主体ではありません〕．免疫複合体の沈着が蛍光顕微鏡では顆粒状にみえます．さらに，免疫複合体だけでなく，抗原だけでも補体を活性化できるので，より多くの補体が使われて血清補体が一過性に低下します．

One More Navi
PSGNの腎炎惹起性抗原は，Streptococcal pyogenic exotoxin-B（cysteine proteinase）と考えられている．これが補体と一緒に糸球体に沈着する．また，これはプラスに強く荷電しているので，容易に血管内皮細胞下やGBMに沈着する．そして免疫複合体とは別に，マンノース結合レクチン系でも補体を活性化できるので，免疫複合体だけよりもさらにPSGNでは強く補体が低下すると考えられている．血管内皮細胞下の沈着物は，速やかに血管内のマクロファージや好中球で貪食されて除去されるので消失し，稀に行われる腎生検では，除去されにくい上皮下の沈着物（hump）のみが目立つ．

Fig. 管内増殖性糸球体腎炎の組織像

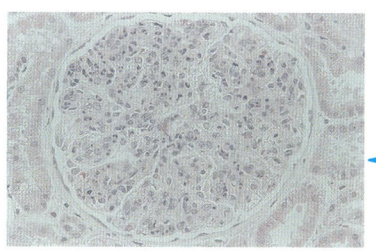

メサンギウム細胞と血管内皮細胞の増殖，白血球浸潤，糸球体係蹄内での好中球，単球の浸潤があり，毛細血管腔が狭小化している（HE染色）． （国試98-A28）

血管内皮細胞の増殖
毛細血管腔の狭小化
免疫複合体の沈着物
内皮細胞の浮腫
拡大図

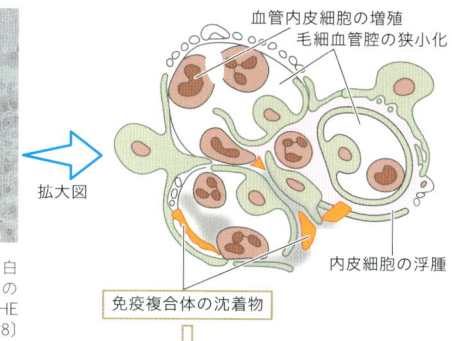

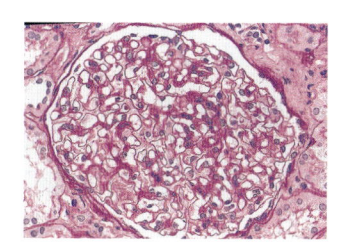

光顕所見正常像（微小変化群）
毛細血管腔に狭小化はなく，基質の増加，細胞増生はみられない（PAS染色）．
『標準腎臓病学』[15] より

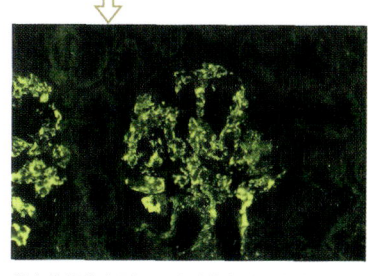

蛍光抗体染色所見で糸球体係蹄に免疫複合体（C3）が顆粒状に沈着している．〔国試98-A28〕

> **One More Navi**
> 上気道感染では1〜2週後，皮膚感染では3〜6週後に腎炎をおこす．

> **One More Navi**
> IgA優位感染後糸球体腎炎が，最近報告されている．これは糖尿病を合併している高齢者によくおきるブドウ球菌感染後に急性腎障害をおこすもので，IgAが沈着して，補体が一過性に低下するPSGNに似た急性腎炎である．
> これとは違い，IgA腎症ではびまん性ではなく，巣状にメサンギウム細胞が増殖する．感染後に増悪するIgA腎症の潜伏期は1〜3日と非常に短いので，2〜3週のPSGNと区別できる．

診断は，臨床経過，補体の低下，特異抗体の有無で通常可能なので，非典型例や重症例以外では腎生検は行われません．

症状 溶連菌感染による咽頭炎や皮膚炎の1〜3週後に突然はじまる浮腫，血尿，腎機能障害を特徴とします．高血圧や急性腎不全もおきることがありますが，長くは続きません．1週間以内に利尿がついて，腎不全も3週間くらいで回復します．ほとんどの患者は自然治癒して，特に小児では予後がよく，再発も稀です．しかし，稀に糸球体障害が強く，持続性の蛋白尿や高血圧が続くこともあり，他の腎疾患との鑑別で腎生検が必要になることもあります．

国試出題症例
[国試101-A35]

● 9歳の男児．今朝からの眼瞼浮腫と血尿とを主訴に来院した．2週前に扁桃炎で治療を受けた．体温36.5℃．脈拍96/分，整．血圧180/102 mmHg．心音と呼吸音とに異常を認めない．腹部は平坦，軟で，肝・脾を触知しない．脛骨前面を指で圧迫すると圧痕が残る．尿所見：蛋白2+，糖（−），沈渣に赤血球多数/1視野，白血球4〜6/1視野，赤血球円柱3〜5/1視野を認める．血清生化学所見：総蛋白 6.4 g/dL，アルブミン 3.8 g/dL，尿素窒素 44 mg/dL，クレアチニン 2.3 mg/dL，総コレステロール 160 mg/dL．免疫学所見：ASO 128単位（基準250以下），CH50 12 U/mL（基準25〜35）．

⇒補体CH50低値で急性糸球体腎炎．自然治癒するので高血圧をフロセミドで治療すれば十分．

I-10　急速進行性腎炎症候群

▶レファレンス
- ハリソン④：p.2028-2032
- 新臨内科⑨：p.1000-1002

Fig. 半月体形成糸球体腎炎の組織像

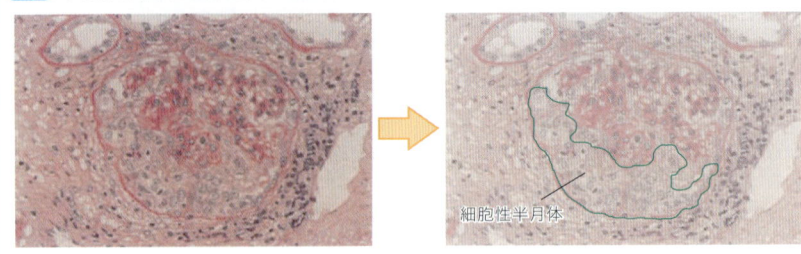

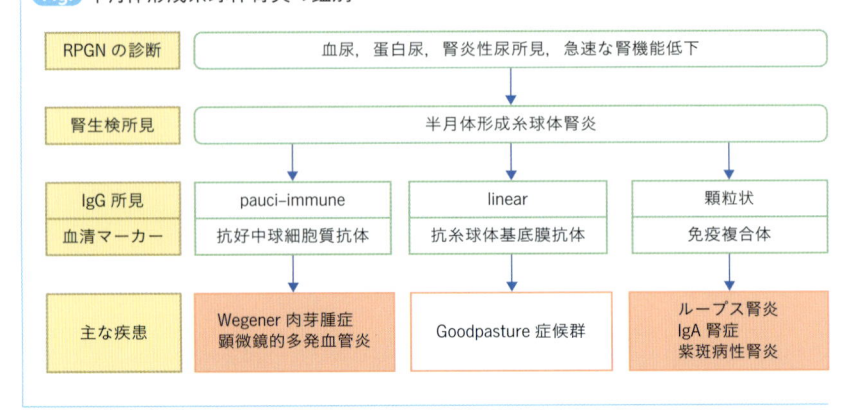

PAS 染色で Bowman 腔に 2 層以上の細胞層（細胞性半月体）が形成されている．〔国試 87-B56〕

細胞性半月体

One More Navi
半月体が 50％以上の糸球体に認められる場合を半月体形成糸球体腎炎という．

　急速進行性腎炎症候群（rapidly progressive glomerulonephritis；RPGN）の"急速進行性"とは，「急性ほどは速くない」という意味です．したがって，先に述べた急性腎炎症候群よりも発症は急激ではありません．しかし，急速進行性腎炎症候群は急性腎炎症候群よりも予後が不良で，数週〜数か月の経過で急速に腎不全へと移行していきます．
　血尿や蛋白尿，腎炎性の尿所見（赤血球円柱，顆粒円柱など）が出現し，画像診断で腎臓の大きさが正常か，もしくは腫大している場合は急速進行性腎炎症候群が疑われます．その場合，詳細な病歴聴取を行い，抗基底膜抗体や抗好中球細胞質抗体（ANCA）が陽性となっているかどうかをチェックします．
　急速進行性腎炎症候群は多くの場合，高度な半月体形成を伴う半月体形成糸球体腎炎の組織像を呈します．半月体形成のプロセスに違いがあるため，急速進行性腎炎症候群は蛍光抗体法所見をもとに，以下の 3 つのタイプに分類されています．

▶ **pauci-immune 型**

One More Navi
pauci-immune は蛍光抗体法（抗体と補体を検出する）で何も染まらないことから名付けられた．免疫複合体沈着が少量かあるいは沈着のない炎症で，血清中に ANCA がしばしば陽性となるが，未知の抗好中球細胞質抗体や細胞性免疫の関与もありうる．
pauci ＝「微量」の意．
immune ＝「免疫グロブリン」の意．

　抗好中球細胞質抗体（anti-neutrophil cytoplasmic autoantibody；ANCA）が関与し，活性化された好中球が放出する活性酸素，ミエロペルオキシダーゼ（MPO），プロテイナーゼ-3（PR3），エラスターゼなどの蛋白分解酵素が糸球体内皮を傷害します．わが国で最も多いタイプの半月体形成糸球体腎炎で，pauci-immune（ポーシイミューン）型半月体形成糸球体腎炎，Wegener（ウェゲナー）肉芽腫症，顕微鏡的多発血管炎などがこの型に分類されます．

Fig. 半月体形成糸球体腎炎の鑑別

RPGN の診断	血尿，蛋白尿，腎炎性尿所見，急速な腎機能低下		
腎生検所見	半月体形成糸球体腎炎		
IgG 所見 血清マーカー	pauci-immune 抗好中球細胞質抗体	linear 抗糸球体基底膜抗体	顆粒状 免疫複合体
主な疾患	Wegener 肉芽腫症 顕微鏡的多発血管炎	Goodpasture 症候群	ループス腎炎 IgA 腎症 紫斑病性腎炎

> **One More Navi**
> 半月体形成糸球体腎炎で最も多いのは ANCA 関連で 30〜40%，特に高齢者に目立つ．最も予後の悪い抗基底膜抗体型は 10〜20% だが若い世代に多い．

▶ 抗基底膜抗体型（linear 型）

　免疫グロブリン（主に IgG）が糸球体基底膜に線状沈着し，糸球体基底膜に対する抗体が産生されることで基底膜が傷害されます．Goodpasture 症候群がこの型に分類されます．

▶ 免疫複合体型

　さまざまな膠原病や感染症などによる急性糸球体腎炎に続発する半月体形成腎炎で，免疫グロブリンと補体が毛細血管の血管内壁やメサンギウム細胞に沈着して糸球体を傷害します．ループス腎炎や IgA 腎症，紫斑病性腎炎などの原因疾患により半月体が形成されます．

Tab. 急速進行性腎炎症候を呈する腎炎

腎炎の種類	頻度	臨床的特徴					
		発症年齢		蛋白尿	血尿		腎機能低下
		若年	成人		顕微鏡的	肉眼的	
半月体形成性糸球体腎炎 ・血管炎症候群（pauci-immune 型） ・Goodpasture 症候群（抗基底膜抗原型） ・ループス腎炎（免疫複合体型）	◎		○	+〜++	○		++
膜性増殖性糸球体腎炎	○	○		++	○	○	+

> **One More Navi**
> 次項以降〔▶I-11〜I-13〕では急速進行性腎炎症候を呈する代表的な腎炎として，各種の半月体形成糸球体腎炎を取り上げる．

I-11　血管炎症候群〔pauci-immune 型〕

病態　全身性血管炎の患者は，しばしば急速進行性糸球体腎炎を合併します．Wegener 肉芽腫症（Wegener's granulomatosis；WG），顕微鏡的多発血管炎（microscopic polyangiitis；MPA），アレルギー性肉芽腫性血管炎が腎臓を侵します．高齢者におきやすく，近年増加傾向がみられています．巣状分節状の壊死性糸球体腎炎を呈し，糸球体毛細血管に大きな孔ができます．半月体形成性腎炎は糸球体毛細血管（動脈です）の血管炎です．

Fig. 顕微鏡的多発血管炎の光顕所見

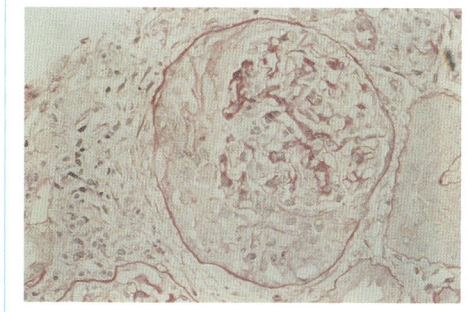

PSA 染色．　　　　　　（国試 99-A35）

> **One More Navi**
> Wegener 肉芽腫症はドイツの病理学者 Wegener が 1939 年に報告した．

症状　体重減少，食欲低下，多発筋痛，血尿，蛋白尿など非特異的な症状が主です．顕微鏡的多発血管炎の 90% 以上に腎疾患があり，高齢な患者ほど重症な腎血管炎を合併しやすくなります．急性の感染症合併，慢性腎炎に伴う緩徐な腎機能障害〔急速進行性糸球体腎炎（血清 Cr は平均で 0.5 mg/dL/週で上昇）〕が疑われる場合は，1〜2 週間以内に血清 Cr 値を再検します．一方，中小筋型動脈の血管炎は，結節性多発動脈炎で虚血による臓器障害を呈します．腎臓以外では，どの臓器にも病変はおきますが，腎疾患が先行するケースは全体の 20% くらいです．これに対して肺疾患を先行することは多く，40% くらいを占めます．抗好中球細胞質抗体以外に，抗核抗体，抗甲状腺抗体など他の自己抗体陽性例が少なくありません．

Fig. 蛍光抗体法による血管炎症候群の所見

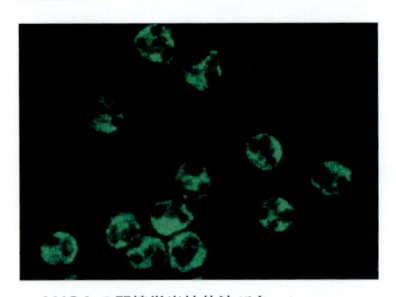

c-ANCA の間接蛍光抗体法パターン
Wegener 肉芽腫症の患者血清を蛍光顕微鏡で観察．細胞質が均一に染色されている．

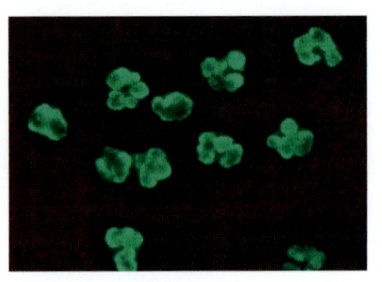

p-ANCA の間接蛍光抗体法パターン
顕微鏡的多発血管炎の患者血清を蛍光顕微鏡で観察．核周囲が染色されている．
『新臨床内科学 第9版』[16] より

One More Navi

糸球体に免疫グロブリンや補体の沈着を欠く pauci-immune 型の一次性半月体形成性糸球体腎炎は ANCA が証明されないものが 1/3 くらいある．ANCA が認められる腎炎でも，動物実験で T 細胞を除去すると腎炎が認められなくなることから，細胞性免疫の関与が指摘されている．一方，最近 lysosome membrane protein-2 (LAMP-2) を抗原とする新しい ANCA がみつかり，グラム陰性菌の adhesin 蛋白の1つと交叉反応することが示された．

診断
血清抗体の検査と腎生検が診断に重要です．

多くは抗好中球細胞質抗体 ANCA が陽性となります．Wegener 肉芽腫症では抗プロテナーゼ-3（PR3）抗体〔c-ANCA：細胞質（cytoplasmic）が均一に染色〕がみられ，一方，顕微鏡的多発血管炎では抗ミエロペルオキシダーゼ（MPO）抗体〔p-ANCA：核の周辺（perinuclear）のみ線状に染色〕がみられます．日本では c-ANCA は稀です．しかし，これらの抗体は病勢を反映しておらず，その値は治療選択の決め手にはなりません．

腎生検では，糸球体毛細血管壊死から半月体形成までの血管炎の所見がみられます．免疫染色では沈着を認めず，pauci-immune 型糸球体腎炎と呼ばれます．

治療
早期に治療を開始しなければ腎不全は非可逆性になります．Wegener 肉芽腫症では，免疫抑制薬（シクロホスファミドと大量メチルプレドニゾロン）に加えて，血漿交換を併用すると腎不全への進行を一部おさえられます．また，顕微鏡的多発血管炎でも，シクロホスファミドとステロイドの併用で，75%以上が6か月で寛解します．しかし，5年後には，1/3に再発がおきるため，抗プロテナーゼ-3抗体持続陽性例や気道感染のあった患者では，維持療法としてアスピリンやメソトレキサートを投与しながら，ANCA を測定して再発を早期に診断する必要があります．血漿交換が，末期腎不全へのリスクを減らすともいわれます．

ANCA 関連腎炎の1年生存率は 75%ですが，半分に重篤な薬の副作用がおきています．死因の約 50%が，肺出血や間質性肺炎の合併症によります．進行例では免疫抑制療法による治療効果が乏しく，また，患者に高齢者が多いことから，免疫抑制薬の副作用（特に感染）による死亡例がどうしても多くなってしまいます．副作用をおこさない範囲での免疫のコントロールが重要となります．

One More Navi

ANCA 関連腎炎には免疫複合体の沈着はない．しかし，補体を欠損したマウスでは半月体が形成できないことから，補体が重要であることが示されている．腎生検でも補体の沈着を認めることがある．

国試出題症例
[国試99-A35]

● 65 歳の男性．感冒症状のため近医を受診したところ，蛋白尿を指摘され精査のため来院した．尿所見：蛋白 3+，糖（−），潜血 2+，沈渣に赤血球 10〜20/1 視野，白血球 3〜5/1 視野．血液所見：赤血球 400 万，Hb 13.0 g/dL，Ht 39％．血清生化学所見：空腹時血糖 90 mg/dL，総蛋白 6.4 g/dL，アルブミン 4.0 g/dL，尿素窒素 32 mg/dL，クレアチニン 4.0 mg/dL，尿酸 8.0 mg/dL，総コレステロール 200 mg/dL．腹部超音波検査で腎臓の萎縮を認めない．

⇒顕微鏡型多発血管炎による急速進行性腎炎

関連項目

▶ 抗甲状腺薬とANCA関連腎炎

　抗甲状腺薬，特にPTU（propylthiouracil）投与時に抗好中球細胞質抗体（ANCA）関連血管炎が発生することがあります．MPO-ANCA陽性で，肺出血，半月体形成性腎炎を示します．PTUが白血球のMPOと結合し，その構造が変化して非自己と見なされ，それに対しMPO-ANCA（p-ANCA）が産生されると考えられます．薬剤性ANCAでは免疫複合体を形成して糸球体に沈着することもあります．

▶ 全身性強皮症に伴うANCA関連腎炎

　全身性強皮症の患者で正常血圧腎クリーゼを示す場合に，MPO-ANCA陽性となり，半月体形成性腎炎の組織像を示すことがあります．治療法は，高血圧性腎クリーゼの際のACE阻害薬ではなく，ステロイドなどの免疫抑制治療が必要です．

▶ アレルギー性肉芽腫性血管炎

　アレルギー性肉芽腫性血管炎は全身の動脈に壊死性血管炎を生じる病気で，Churg-Strauss症候群とも呼ばれています．血管炎の症状に先行して気管支喘息や副鼻腔炎などのIgEによるⅠ型アレルギー性症状や末梢血好酸球増多を認めることが多く，アレルギー疾患と膠原病の要素を併せもった疾患と考えられます．MPO-ANCA陽性のことがあります．血管炎症状として，末梢神経炎（多発単神経炎：左右非対称に複数の神経が障害される），紫斑，消化管出血，心筋梗塞，脳梗塞などの多彩な臓器症状を引きおこします．腎病変は稀です．治療にはステロイドが有効で，多発単神経炎にγグロブリン大量療法も行われることがあります．

I-12　Goodpasture症候群〔抗基底膜抗体型（linear型）〕

病態　Goodpasture症候群は腎糸球体基底膜（GBM）と共通する抗原性をもつと考えられる肺胞上皮に対する自己抗体によって引きおこされます．タイプⅣコラーゲンの非コラーゲン部分が抗原となります．正常では血液細胞に露出してない，いわゆるhidden antigenであるGBMの抗原部分が，ウイルス感染や有機溶媒，四塩化炭素の吸入，喫煙によって露出し，抗体産生がおこると考えられています．

　腎臓と肺が障害される疾患と，腎臓だけが障害される疾患とがあり，前者はGoodpasture症候群と呼ばれ，若い男性に好発します．一方，後者は高齢の女性でよくみられ，抗基底膜型急速進行性腎炎症候群と呼ばれます．

　腎生検像は広範に半月体形成を認める管外増殖性腎炎が典型的です（管外とは血管外，つまりBowman腔のこと）．糸球体ではIgGが糸球体係蹄に沿って線状（linear pattern）に沈着します．

Fig. Goodpasture症候群の蛍光抗体所見

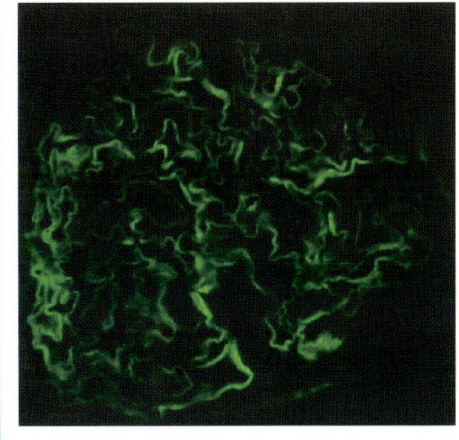

IgG蛍光染色で糸球体係蹄に沿って線状（linear pattern）にIgGの沈着を認める．　（国試104-A47）

One More Navi

基底膜のコラーゲンは表面に出ていないが，喫煙による活性酸素の影響でコラーゲンがほどけると，表面に抗原部分が露出される．すると流血中の抗基底膜抗体と反応するようになる．

肺の基底膜と糸球体のGBMのコラーゲンが共通なので，肺感染で基底膜が露出されると，抗体が惹起されて，腎炎をおこすと考えられる．露出されなければ，疾患を発症しない可能性がある．自己抗体がどうしてできたかは不明であるが，感染した細菌の成分とコラーゲンの一部が交叉反応するためと考えられている．発症前に呼吸器感染があることが多いのは，このためと考えられる．

症状　蛋白尿と血尿（時に肉眼的血尿）ではじまり，多くが急速進行性糸球体腎炎となります．腎不全を見逃さないように，1〜2週間以内に，血清Cr値を再検する必要があります．腎臓と肺が障害されるGoodpasture症候群では，呼吸器症状が腎症状より数週〜数か月，先行して出現します．その70％は肺出血も伴い，咳や呼吸困難もあります．また，抗基底膜抗体のほかに，抗好中球細胞質抗体（ANCA）も検出され，肺や腎臓以外にANCA関連血管炎を合併するGoodpasture症候群が30％にみられます．このタイプは再発性が高いとされています．このような合併例では，ANCAによる糸球体障害で，基底膜抗原が新たに露出し，抗GBM抗体が産成され，産生された抗GBM抗体が糸球体基底膜や肺胞基底膜に結合して炎症を引きおこした可能性もあります．

治療　この疾患は全体的に予後不良です．すみやかに治療を開始しないと，半月体が3か月ほどで線維化してしまい，治療が困難となります．

　原因である抗基底膜抗体を除去する血漿交換，さらには抗体産生の抑制と局所の炎症反応を抑制する大量ステロイド（経口あるいはパルス療法）と，シクロホスファミドやシクロスポリンなどの免疫抑制薬を重症度に応じて選択します．特に肺出血があれば緊急事態であり，すぐに血漿交換によって原因抗体を除く必要があります．

　通常，ステロイドとシクロホスファミドで寛解導入します．導入後は，再発は稀なので，シクロホスファミドは3〜6か月投与後には中止して，免疫抑制による感染死を避けます．腎不全が高度で，緊急透析を必要としたり，血清Crが5 mg/dL以上の症例では，腎機能は廃絶して持続透析が必要になることが少なくありません．血中抗基底膜抗体が消失している症例では，腎移植の適応もあります．

　本症による死因は，早期には肺出血による呼吸不全ですが，後期には免疫抑制薬に伴う感染症が多くなります．

I-13　ループス腎炎；全身性エリテマトーデス〔免疫複合体型〕

Fig. ループス腎炎の組織像

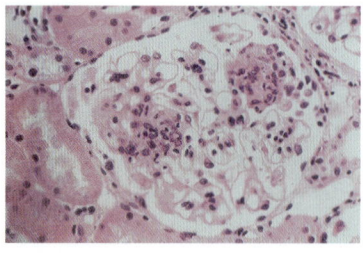

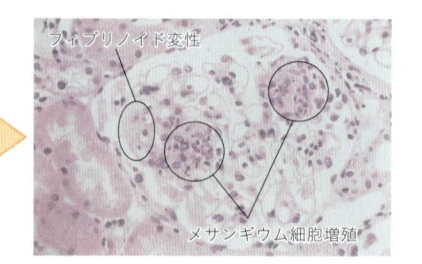

HE染色．24歳女性に発症したループス腎炎の組織所見．メサンギウム細胞の増殖とフィブリノイド変性が認められる．　〔国試 101-G37〕

One More Navi

ワイヤーループ（wire loop）病変：内皮下沈着物の著しい沈着によって，糸球体の内側（係蹄壁）が著しく肥厚し，赤染して輪状にみえるもの．すべてのループにみられるのは，I型膜性増殖性腎炎．ヘマトキシリン体は，HE染色で赤紫色に染まる顆粒状の小体で，ワイヤーループ病変にみられる．これらと補体C1q沈着は，SLEに特異的な糸球体病変である．

病態　ループス腎炎（lupus nephritis）は全身性エリテマトーデス（systemic lupus erythematosus；SLE）に合併する腎疾患です．SLEは慢性，多臓器性（全身性），自己免疫性の炎症性疾患で，主に若い女性に発病します．血液中に抗核抗体や抗DNA抗体という自己抗体を持っていて，細胞が壊れて放出された細胞核と反応して免疫複合体を形成します．そして，免疫複合体が全身の皮膚，関節，血管，腎臓などに溜まって病気が引きおこされます．このほか，Tリンパ球も直接，自分の細胞・組織を攻撃して炎症をおこします．

　ループス腎炎はSLEの半分に合併し，腎不全の原因となり，およそ1割が末期

> **One More Navi**
> 補体（古典経路）の先天的な欠損でも SLE がよくおきる（lupus paradox）．これは補体がないとアポトーシス細胞処理ができず，自己抗体を産生して SLE が発症するため．

> **One More Navi**
> **腎臓病理で使われる言葉**
> ・びまん性（diffuse）：80% 以上の糸球体が変化
> ・巣状（focal）：80% 未満の糸球体が変化
> ・全体（global）：1 つの糸球体全体が変化
> ・分節状（segmental）：1 つの糸球体の一部が変化
> ・硬化（sclerosis）：メサンギウム基質の増加，虚脱した基底膜の凝集
> ・荒廃（obsolescence）：糸球体が潰れて機能を失った状態
> ・癒着（adhesion）：糸球体係蹄壁と Bowman 嚢が結合した状態

腎不全に陥ります．自己抗体が免疫複合体を形成して糸球体に沈着し，補体を活性化して種々の腎炎を引きおこします．活動期には血清補体が低下し，糸球体に補体の C1q，C3，C4 沈着を認めます．血尿，蛋白尿や多彩な尿沈渣異常を認めるのが特徴です．

分類 国際腎臓学会と国際腎病理学会によって，ループス腎炎は I～VI 型の 6 つに分類されています．

Tab. ループス腎炎の分類

	分類	症状・所見
I 型	微小メサンギウムループス腎炎	糸球体病変は正常か，メサンギウム沈着によるメサンギウム増殖性腎炎を呈する．血尿，蛋白尿はみられるが，腎機能障害は稀．
II 型	メサンギウム増殖性腎炎	
III 型	巣状ループス腎炎	巣状またはびまん性の腎炎があって，急性腎炎症状を呈する．血尿と蛋白尿だけでなく，赤血球円柱もみられ，障害糸球体の数に応じて腎不全もみられる．
IV 型	びまん性ループス腎炎	
V 型	膜性ループス腎炎	膜性腎症で蛋白尿が主体．
VI 型	進行した硬化性ループス腎炎	尿細管，間質への細胞浸潤を認める．

治療 I，II 型は予後がよいので，免疫抑制薬の適応はありません．

III，IV 型は炎症が最も盛んで，急速進行性糸球体腎炎を呈することも多く，早期に治療を開始しないと非可逆性の病変となって腎不全が進行してしまいます．即効性のあるプレドニゾロンで炎症の活動性をまずコントロールします．重症例ではさらに免疫抑制薬であるシクロホスファミドの 1 か月ごとのパルス静注を 6 回行った後，3 か月ごとのパルスを 2 年間行います．プレドニゾロンだけでは，10 年後に腎機能が低下してしまいますが，シクロホスファミドを使うことで，腎機能の改善がみられています．しかし，シクロホスファミドには易感染性，突然変異，卵巣機能不全などの重篤な副作用があるので，それにかわる治療法が模索されています．

予後に影響する因子として，診断時の腎機能低下，腎生検での重症度，間質の線維化，半月体の存在が知られています．たとえば，半月体がみられ，急激な腎機能の低下が予測される重症例では，ステロイドパルス療法といって大量のメチルプレドニゾロン 0.5g の 3 日間点滴で活動性を抑えます．逆に，糸球体の硬化・間質の線維化など，ループス腎炎の慢性病変が主である場合は，ステロイドの効果は期待できないので，プレドニゾロン少量投与で副作用を減らして，活動性をコントロールします．補体 CH50 や C3，C4 の低下は SLE の活動性，特に腎炎の活動性と相関があるので治療効果のモニターとして有用です．

> **One More Navi**
> シクロホスファミドに代わるものとして，ミコフェノール酸モフェチル酸（MMF）が注目されている．ただ，使用を中止すると再発しやすく，長期にわたる有効性も不明という問題点がある．抗体治療薬として，B 細胞をターゲットにしたリツキシマブも開発されたが，シクロホスファミドを上回る薬効は得られないことが明らかになっている．

関連項目

▶ **Sjögren 症候群**

唾液腺，涙腺の炎症性細胞浸潤と破壊に伴う分泌障害を主徴とし，関節痛，リンパ節腫脹，腎病変などの腺外病変も伴うことがあります．C 型肝炎の唾液腺への慢性感染でおきやすいことが解明されています．腎合併症としては間質性腎炎，I 型 RTA，ときに II 型 RTA，腎結石などがあります．

I-14　反復・持続性血尿症候群

　激しい運動の後，肉眼的血尿を認めることがありますが，蛋白尿は軽微で，高血圧や浮腫などの腎炎症状もみられません．健診で偶然血尿を指摘されることが多いのが本症候群の特徴です．

　進行性の疾患ではないので，それほど心配をする必要はありませんが，なかには急性糸球体腎炎が遷延化しているものや，潜在的な慢性糸球体腎炎が含まれていることがあるため，注意は必要となります．IgA 腎症の多くを含むほか，軽い巣状またはびまん性メサンギウム増殖性腎炎，菲薄基底膜腎症などが，本症候を呈することがあります．

Tab. 反復・持続性血尿症候を呈する腎炎

腎炎の種類	頻度	発症年齢		蛋白尿	血尿		腎機能低下
		若年	成人		顕微鏡的	肉眼的	
メサンギウム増殖性腎炎（IgA 腎症）	○	○	○	+	○	○	-〜+

I-15　慢性腎炎症候群

▶レファレンス
・ハリソン④：p.2031-2032
・新臨内科⑨：p.1002-1006
　　　　　　 p.1010-1012

　血尿，蛋白尿，高血圧が持続し，時には無症状のまま数年〜数10年にわたって遷延し，ゆっくりと腎機能の低下をきたすものを慢性腎炎症候群といいます．

　進行性の IgA 腎症が代表的な疾患ですが，微小変化型のネフローゼ症候群や膜性増殖性腎炎，膜性腎症，巣状糸球体硬化症なども，この症候群に含まれます．また，近年増加傾向にある糖尿病性腎硬化症やループス腎炎，アミロイド腎症，遺伝性疾患の Alport 症候群などもこの症候を呈することがあります．

Tab. 慢性腎炎症候を呈する腎炎

腎炎の種類	頻度	発症年齢		蛋白尿	血尿		腎機能低下
		若年	成人		顕微鏡的	肉眼的	
メサンギウム増殖性腎炎（IgA 腎症）	◎	○	○	+	◎	○	-〜+
膜性増殖性腎炎	○	○	○	++	◎	○	+
膜性腎症	○		○	++	○		-〜+
微小変化群	△	○		++	○		-
巣状糸球体硬化症	△	○		++	○		++

One More Navi
次項以降では慢性腎炎症候を呈する代表的な腎炎として，メサンギウム増殖性腎炎〔▶I-16〕と膜性増殖性腎炎〔▶I-17〕を取り上げる．

I-16 IgA腎症〔メサンギウム増殖性腎炎〕

Fig. IgA腎症の組織像

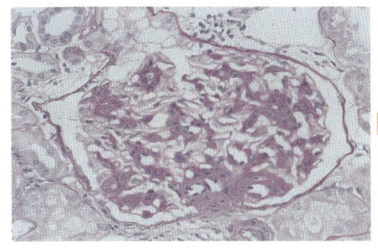

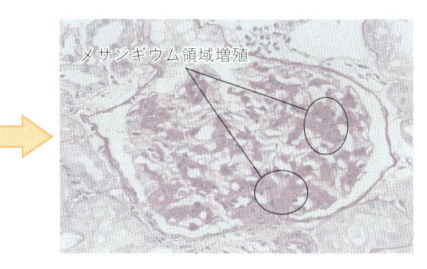

PAS染色．メサンギウム細胞の増殖が認められる．
〔国試98-A36〕

メサンギウム領域増殖

病態 自覚症状があまりなく，蛋白尿と血尿が1年以上持続するものを慢性糸球体腎炎といいます．慢性糸球体腎炎の60%以上がIgA腎症です．IgA腎症は，20歳代をピークとする若者層に多い疾患ですが，すべての年齢でみられます．

感染や食事など，粘膜を刺激する未知外来抗原にIgAが反応しますが，このIgA糖鎖に欠陥があるために脾臓で除かれにくくなり，

Fig. IgA腎症の蛍光抗体所見

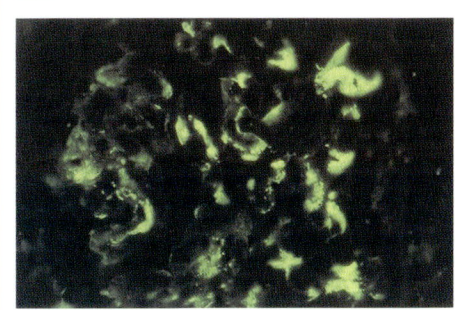

増殖したメサンギウム領域への抗IgA抗体の沈着を認める．
〔国試98-A36〕

これに対する抗体IgGができてしまいます．これらが免疫複合体を形成し，IgAが主でIgGと補体C3もメサンギウム領域に沈着し，炎症を引きおこします．そして，血小板由来増殖因子が産生され，メサンギウム細胞やその周りの結合組織（メサンギウム・マトリックス）の増加がおきて発症します．遺伝性のこともありますが，多くは孤発性です．

症状 腎臓のみにおきる場合と皮膚や肝臓疾患の症候群の一部としておきる場合があります．また，炎症性腸疾患，強直性脊椎炎，感染症などにも合併します．特に，Schönlein-Henoch紫斑病に合併したIgA腎症を紫斑病性腎炎といいます．

IgA腎症の1/3に咽頭炎や胃腸炎の後に引き続いて肉眼的血尿発作がみられますが，そういう症例ほど寛解しやすく予後がよい傾向があります．一方，IgA腎症の40%は顕微鏡的血尿と蛋白尿のみが持続します．その場合，高血圧がおきやすく，次第に腎機能が低下していくため寛解は難しくなります．このタイプの1/3は5〜20年で末期腎不全に進行します．

予後不良因子としては，収縮期高血圧，高度蛋白尿，血清Cr高値，障害度の高い腎生検所見をあげることができます．稀に，びまん性増殖性腎炎になってネフローゼ症候群を呈することもあります．約半数に血清IgAの上昇がありますが，診断的価値はなく，また活動性も反映していません．

治療 血圧や腎機能が正常で，蛋白尿も1g/gCr以下の患者では，無治療か，蛋白尿軽減作用のあるACE阻害薬やARBの投与で経過観察が行われます．

予後不良群では，早期より積極的に治療します．進行性の腎不全症例では，ステロイドパルスや，ステロイドとアルキル化薬（シクロホスファミド）の併用が行われます．

One More Navi
メサンギウム増殖とは1つのメサンギウム領域にメサンギウム細胞（核でみる）が4個以上，またはメサンギウム基質の広さが2倍以上の場合を指す．

One More Navi
IgA腎症〔メサンギウム増殖性腎炎〕は臨床症候分類で，慢性腎炎症候群のほかに，急性炎症症候群，反復性・持続性血尿症候群，ネフローゼ症候群として分類されることがある．

One More Navi
C1qとC4の補体沈着がみられないので第2経路（alternative pathway）による補体活性化．

One More Navi
IgA腎症がアジア人に多い理由は，糖鎖をつける酵素やT細胞のIgA受容体に遺伝的に変異があるためではないかといわれている．
日本では軽症例にもよく腎生検をしていたためという説は誤解である．

One More Navi
肉眼的血尿があると重篤な障害があって腎不全が進行しそうに思うが，予後と無関係かむしろよい．これは修復機能が刺激されるためと考えられる．逆に顕微鏡的血尿が持続する症例では間質の病変が進行して非可逆的となり，腎不全へと進行しやすい．

One More Navi
異常IgAは扁桃以外に骨髄でもつくられるが，扁桃摘出（深いので実際には部分摘出）で改善するのは病巣感染の場になっているためと考えられる（20%程度の無効例）．副鼻腔などに病巣感染がある場合もある．
病巣感染とは，無症状に近い慢性感染病巣（細菌による慢性の軽い炎症）があり，その病巣とは無関係な臓器に二次的な障害をおこし病気が発症することを指す．

Fish Oil（エイコサペンタエン酸；EPA）は，一部有効でも，大規模研究では無効でした．扁桃腺摘出＋ステロイドパルス治療も，一部に有効な症例がある程度です．

国試出題症例
[国試102-D51]

- 48歳の男性．1週間前からの感冒症状後，尿が赤ぶどう酒色となったことを主訴に来院した．健康診断で5年前から尿潜血陽性を指摘されている．脈拍72/分，整．血圧110/62 mmHg．尿所見：蛋白1+，糖（－），沈渣に赤血球無数/1視野，白血球1～5/1視野，血液生化学所見：アルブミン 4.0 g/dL，尿素窒素 18.0 mg/dL，クレアチニン 0.7 mg/dL，尿酸 5.8 mg/dL，総コレステロール 200 mg/dL，Na 134 mEq/L，K 3.8 mEq/L，Cl 102 mEq/L，Ca 9.0 mg/dL．2か月後の腎生検で，軽度のメサンギウム増殖性腎炎であった．蛋白尿は0.2 g/日，糸球体濾過量は140 mg/分であった．

⇒咽頭感染から血尿までの潜伏期が1週間以内でありIgA腎症が考えられる．腎機能正常で蛋白尿が1g以下なので生活指導と経過観察で十分な症例である．

I-17 膜性増殖性腎炎

Fig. 膜性増殖性腎炎の組織像

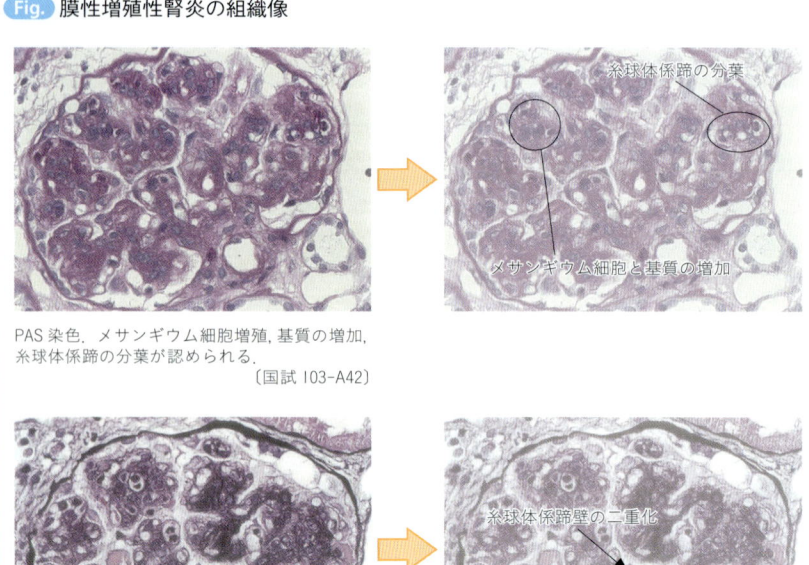

PAS染色．メサンギウム細胞増殖，基質の増加，糸球体係蹄の分葉が認められる．
〔国試103-A42〕

糸球体係蹄の分葉
メサンギウム細胞と基質の増加

PAM染色．糸球体係蹄壁の二重化が認められる．
〔国試103-A42〕

糸球体係蹄壁の二重化

病態 膜性増殖性腎炎は"mesangiocapillary glomerulonephritis"ともいわれるように，メサンギウム細胞や血管内皮細胞の増加とGBMの肥厚，持続性の補体低下が特徴です．特発性膜性増殖性腎炎は，比較的稀な糸球体腎炎で，血尿を伴うネフローゼや少量～中等量の蛋白尿を呈します．原発性ネフローゼ症候群に入れられることもありますが，病変の主体は増殖性病変にあります．
▶I-18
免疫複合体が糸球体に沈着し，まずメサンギウム細胞と血管内皮細胞の増殖やメサンギウム領域の拡大がおきます．さらに内皮下や基底膜内の免疫グロブリン沈着や，高密度物質の沈着（dense deposit），メサンギウム細胞や再生血管内皮細胞の

One More Navi
膜性増殖性腎炎は，臨床症候分類で慢性腎炎症候群のほかに，ネフローゼ症候群や急性腎炎症候群，急速進行性腎炎症候群として分類されることがある．ただし，本文でも述べるとおり病変の主体は増殖性病変である．

One More Navi
毛細血管内皮細胞の増殖とは1つの毛細血管内に内皮細胞が2個以上存在する場合を指す．

One More Navi
膜性腎症が増殖性に変化したのではなく，増殖性腎炎が主体である．ループス腎炎でも膜性腎炎タイプ（V型）は予後や治療法が違う．

毛細血管への侵入（interposition）によって，GBMが厚くなります．そして，時間が経つと増殖性病変はおさまり，光顕ではほとんどすべての糸球体に糸球体係蹄の肥厚やPAM染色でGBMの二重化（double track：ポドサイトだけでなく，内皮細胞もGBMをつくるので）がみられます．

全身性エリテマトーデスやSjögren症候群のような自己免疫疾患，C型肝炎や溶連菌感染後や心内膜炎のような感染症，悪性腫瘍に合併して膜性増殖性腎炎がおきることがあります．

症状 多くは血尿を伴いますが，蛋白尿だけのこともあります．また，ネフローゼ症候群で発症することもあります．

分類

▶**タイプⅠ膜性増殖性腎炎**

最も多く見られ，多くが二次性（B型・C型肝炎，混合性クリオグロブリン血症，SLE，溶連菌感染後，心内膜炎）に発症します．免疫複合体の沈着が，メサンギウムや内皮下にみられます．

▶**dense deposit 病**

以前はタイプⅡ膜性増殖性腎炎として分類されていた疾患ですが，現在は膜性増殖性腎炎とはみなされません．

成人には稀で，4～15歳に血尿と蛋白尿，急性腎炎やネフローゼ症候群でみつかります．網膜ドルーゼン（色素斑）やリポジストロフィー（脂肪異栄養症：皮下脂肪が部分的に消失）が合併することがあります．腎生検で，基底膜，尿細管，Bowman嚢に沿ってリボン様の沈着物がみられるのが特徴です．

Fig. 膜性増殖性腎炎の蛍光抗体所見

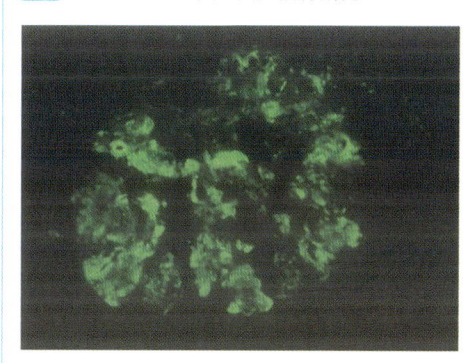

メサンギウム領域と糸球体係蹄に免疫複合体（C3）の沈着を認める．
〔国試 103-A42〕

原因の8割は，IgG自己抗体（C3腎炎因子）によっておきる自己免疫疾患です．C3腎炎因子がC3コンベルターゼに結合すると，C3が不活性化されなくなり，免疫複合体とは関係のない補体の第2経路（alternative pathway）が持続的に活性化され，腎炎がおきます．この他に日本では稀ですが，補体系の抑制因子であるfactor H（活性化したC3bを不活体のC3dに変えます）の遺伝子変異が両方の染色体にあると発症します．この変異が片方の染色体にあると溶血性尿毒症症候群（HUS）を発症することもあります．

以上のように，このタイプの膜性増殖性腎炎は免疫複合体とは無関係なので，dense deposit 病という別疾患に分類されます．

▶**タイプⅢ膜性増殖性腎炎**

さらに稀で，免疫複合体が上皮下や内皮下でもGBMの近くに沈着します．タイプⅠに近いですが，遺伝性におきます．

治療 どのタイプでも，多くはステロイドと抗血小板薬で治療されますが，免疫抑制薬，抗凝固薬，線溶薬，血漿交換などによる治療も試みられます．二次性では，基礎疾患の治療も有効です．たとえばC型肝炎では，インターフェロンとリ

One More Navi
学校検尿は膜性増殖性腎炎を早期発見して治療することで予後を改善する目的でおこなわれてきたが，この疾患が減ってきたので治療の必要のない軽症のIgA腎症を多くみつけてしまうというジレンマがある（学校検尿は他国では稀）．

バビリンの治療で肝炎ウイルスを駆除すると蛋白尿と腎機能がよくなります．
　膜性増殖性腎炎の半分以上が末期腎不全になるので，早期発見，早期治療が重要です．学校検尿はその発見に有効です．予後不良因子はネフローゼ症候群，腎不全，高血圧，半月体形成，尿細管間質病変です．

関連項目

▶C型肝炎ウイルス（HCV）関連腎疾患

　腎臓の細胞にはHCVの受容体（LDL受容体とCD81）が存在しないので，HCVが直接感染することはありません．しかし，HCVはHCV抗体をつくるBリンパ球には感染しますので，HCVに長期刺激を受けたBリンパ球の中には，IgG型免疫グロブリンのFc部分に結合するIgM型のリウマチ因子を産生するものが出現します．IgM型のリウマチ因子と血中のIgGが結合した結合物は，低温で沈澱するのでクリオグロブリン（寒冷グロブリン）と呼ばれます．クリオグロブリンは形成する免疫グロブリンが単クローン性（Ⅰ型）か多クローン性（Ⅲ型）か混合型（Ⅱ型）かにより3タイプに分類されます．IgMリウマチ因子と血中のIgGの結合物はⅢ型にあたります．

　さらに，Bリンパ球の一部に染色体転座がおきて，不死化したクローンが出現し，単クローン性のIgMを産生するようになると混合型（Ⅱ型）クリオグロブリンが形成されます．これとは別にHCV抗体が流血中のHCVと結合し，免疫複合体が形成されます．そして，クリオグロブリンと免疫複合体は，糸球体に沈着して補体を活性化し，腎炎をおこします．また，血管に沈着すると血管炎をおこします．膜性増殖性腎炎や結節性多発動脈炎をおこすと補体は低下します．

　HCV患者に膜性増殖性腎炎が発症するのは稀ですが，膜性増殖性腎炎の患者のHCV陽性率は90％です．高血圧や浮腫を呈しやすく，ネフローゼ症候群になるほどの蛋白尿は少なく，血尿が主体です．また20％は急速進行性腎炎になりますが，末期腎不全にまで進行するのは稀です．治療はインターフェロンαによるウイルス治療をしますが，リバビリンを併用するほうが腎疾患を改善します．しかし，腎不全になると反応が悪く，リバビリンによる溶血性貧血もおこりやすくなります．また，移植腎に膜性増殖性腎炎ができるとインターフェロンが使えないので，移植前にHCVの駆除をします．

▶B型肝炎関連腎疾患

　結節性多発動脈炎は，B型肝炎患者の数％にしかおきませんが，結節性多発動脈炎の患者の1/3は，B型肝炎ウイルス陽性です．補体が活性化され，高血圧や血尿が主体です．インターフェロンαと血漿交換の治療で，B型肝炎ウイルスと結節性多発動脈炎の半分は治癒します．一方，プレドニゾロン，インターフェロン，ラミブジンの併用療法で結節性多発動脈炎の多くは治癒します．

One More Navi
HCV粒子はコレステロールに富み，コレステロール受容体であるNPC1L1（Niemann-Pick C1-like 1）がHCVの細胞侵入因子の1つであり，肝細胞以外にも感染する．唾液腺細胞への感染でSjögren症候群，膵β細胞への感染で糖尿病，リンパ球への感染で悪性リンパ腫がおきうる．

I-18 原発性ネフローゼ症候群

▶レファレンス
- ハリソン④：p.2032-2035
- 新臨内科⑨：p.1006-1010
  p.1012-1013

One More Navi
ネフローゼ症候群の分類
▶原発性ネフローゼ症候群
微小変化群，巣状分節性糸球体硬化症，膜性腎症，膜性増殖性腎炎，メサンギウム増殖性腎炎
▶続発性ネフローゼ症候群
紫斑病性腎炎，ループス腎炎，IgA 腎症，溶血性尿毒症症候群，腎静脈血栓，Alport 症候群など
▶先天性ネフローゼ症候群
フィンランド型先天性ネフローゼ症候群，びまん性糸球体硬化症

One More Navi
次項以降ではネフローゼ症候を呈する代表的な腎炎として，微小変化群〔▶I-19〕，巣状糸球体硬化症〔▶I-20〕，膜性腎症〔▶I-21〕を取り上げる．

One More Navi
続発性ネフローゼ症候群の原因
▶全身性疾患
糖尿病，全身性エリテマトーデス（SLE），紫斑病，アミロイド腎
▶感染性疾患
マラリア，梅毒，心内膜炎，ウイルス性肝炎
▶薬剤性
抗リウマチ薬，抗てんかん薬，重金属など
▶その他
癌，リンパ腫など

One More Navi
尿蛋白としてアルブミンが失われると，肝でのアルブミン合成が亢進する．高脂血症は，血中のコレステロール担体蛋白のリポ蛋白（LDL）合成が亢進しておきる．高脂血症は最近は脂質異常症としてコレステロールの濃度だけで診断するわけではないことに注意．

腎臓にのみ異常があり，それが原因でネフローゼ症状を呈するものを**原発性（一次性）ネフローゼ症候群**と呼びます．一方，代謝性疾患や膠原病，悪性腫瘍など，全身疾患に伴って引きおこされるものは，**続発性（二次性）ネフローゼ症候群**といい，両者は区別されています．

ネフローゼ症候群の多くは原発性で，腎臓の組織所見によって**微小変化群，巣状分節性糸球体硬化症，膜性腎症，膜性増殖性腎炎**などに分類されます（ただし，先にも述べたとおり増殖性糸球体腎炎の病変の主体は増殖性病変にあります）．原発性ネフローゼ症候群の4型の特徴について，表にまとめます．

Tab. ネフローゼ症候を呈する腎炎

腎炎の種類	頻度	発症年齢 若年	発症年齢 成人	蛋白尿	血尿 顕微鏡的	血尿 肉眼的	腎機能低下
微小変化群	◎	○		++	△		-
巣状糸球体硬化症		○		++	○		++
膜性腎症	◎		○	++	○		-〜+
膜性増殖性腎炎	△	○		+	○	○	+

Tab. ネフローゼ症候を呈する腎炎の特徴

	微小変化群	巣状糸球体硬化症	膜性腎症	膜性増殖性腎炎
典型的発症	小児に突然発症	小児にゆっくりと発症	中年以降でゆっくりと発症，10%に癌	小児にゆっくりと発症（続発性では成人に発症）
血尿	稀に顕微鏡的血尿	顕微鏡的血尿	時に顕微鏡的血尿	時に肉眼的血尿
尿蛋白	選択性が高く，大量	選択性が低く，大量（続発性は少量）	選択性が低く，いろいろ	選択性が低く，いろいろ
ステロイド治療	著効	抵抗性	有効	不良
予後	良好だが，再発が多い	不良．半分は5年以内に透析に．	比較的良好．30%が腎不全に移行	不良．半分以上は透析に

▶ネフローゼ症状の4徴

ネフローゼ症候群では，ポドサイトか GBM の障害が主体で蛋白質が大量に尿中に排泄され，これに伴って，**蛋白尿，低アルブミン血症，高脂血症，浮腫**といういわゆる**ネフローゼ症状の4徴**が引きおこされます．

検査によって，この4徴が以下の診断基準に達しているものがネフローゼ症候群と診断されます．

Tab. ネフローゼ症状（4徴）

症状（4徴）	診断基準
蛋白尿	尿蛋白量が 3.5 g/日以上を持続
低アルブミン血症	血清アルブミン量 3.0 g/dL 以下（血清総蛋白量が 6.0 g/dL 以下）
高脂血症	血清総コレステロール量が 250 mg/dL 以上
浮腫	あり

I-19 微小変化群

Fig. 微小変化群の組織所見

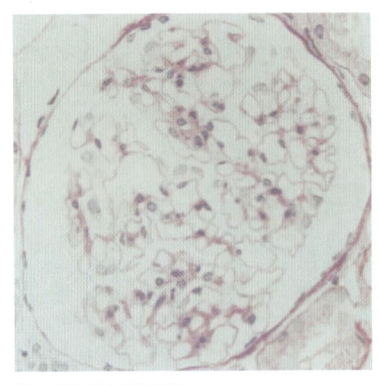

微小変化郡の光顕所見
光顕所見では正常像を示す．

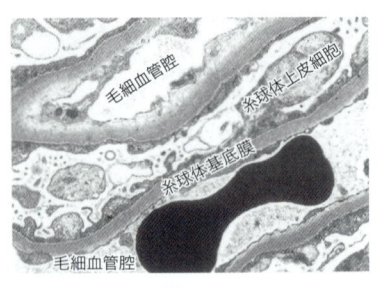

微小変化群の電顕所見
電顕所見では，糸球体係蹄外壁で糸球体上皮細胞の足突起癒合が認められる．
（国試100-A38）

One More Navi

尿蛋白の選択性（SI；selectivity index）：分子量の違いから，クリアランス比にしてトランスフェリンが IgG よりも5倍以上，腎排泄されやすいことを利用して測定する．

$$SI = \frac{IgG クリアランス}{トランスフェリン・クリアランス}$$

$SI \leq 0.2$ が高選択性（正常）で，微小変化型ネフローゼ症候群などチャージバリア障害が主体で，ステロイドや免疫抑制薬によく反応する可能性を示唆する．一方，$SI > 0.2$ の場合は，尿蛋白の選択性低下を示しており，チャージバリアとともにサイズバリアも障害を受けていることが示唆される．この場合は治療抵抗性や予後不良の可能性がある．

One More Navi

微小変化群の腎臓を正常の人に移植すると，すぐに蛋白尿がよくなる．逆に，微小変化群の人に正常の腎臓を移植すると，すぐに蛋白尿がみられるようになる．これはT細胞の制御で産生される未同定の透過性因子（サイトカインの一種）が，蛋白尿をおこしているためと考えられる．一方，B細胞を抑制するリツキシマブが微小変化群に有効であったとの報告もあり，T細胞を調節するB細胞をリツキシマブが抑制することで効果を発揮していると考えられている．

One More Navi

先天性ネフローゼ症候群：責任遺伝子として，スリット膜関連分子（ネフリン（NPHS1），ポドシン（NPHS2）など），ポドサイトの分子（α-actinin4，TRPC6，WT1など），糸球体基底膜構成分子（ラミニンなど）が同定されている．多くは巣状糸球体硬化症を呈する．

病態 小児ネフローゼ症候群の80％を占め，成人の原発性ネフローゼ症候群の20％を占めます．多くは原因不明（特発性）ですが，非ステロイド性消炎鎮痛薬（NSAIDs），炭酸リチウムの使用，悪性リンパ腫，白血病，胸腺腫でおきることもあります．病因としてT細胞の関与が疑われています．全体の1/3は再発せずに治りますが，多くは6か月以内に再発します．

可逆性のポドサイトの傷害で，足突起（陰性荷電）融合がおき，チャージバリアが十分でないところに小さい蛋白であるアルブミン（陰性荷電）やトランスフェリンが透過することから大量の蛋白尿が出ます．大きい蛋白である免疫グロブリンは，透過されにくいので尿蛋白の選択性はよく保たれています．

腎生検では，電子顕微鏡でポドサイトの足突起融合や平坦化が認められます．しかし，光顕は正常で，免疫染色でも免疫グロブリンや補体の沈着を認めません．

症状 突然の大量蛋白尿で発症します．顕微鏡的血尿や高脂血症を伴うこともあります．動脈硬化の強い成人では，突然の大量蛋白尿と高度浮腫に伴って腎不全を呈することもあります．また，血管内脱水のために血圧は正常ないし低下傾向ですが，各種血栓症（腎静脈血栓で腎不全に）を引きおこすこともあるので注意が必要です．しかし，高血圧や末期腎不全になることは稀です．

治療 副腎皮質ステロイド（プレドニゾロン60 mg）を，連日または隔日に4週間投与し，続けて40 mg/m² 体表面積を隔日投与で4週間投与するのが一般的です．蛋白尿が0.3 g/mCr 以下になれば，治療に反応したと判断します．

しかし，1割はステロイド依存性（やめると再発）や抵抗性（8週間の治療でも蛋白尿が持続する）になります．その場合は免疫抑制薬（シクロホスファミド，シクロスポリン，タクロリムス）が使われます．

ステロイドに反応しなかったり，再発を繰り返したりする微小変化群では，巣状糸球体硬化症との鑑別が問題になります．巣状糸球体硬化症は，皮質の深いところの糸球体から病変が始まるので，腎生検の際に表面近くの糸球体しか採取できてないと，微小変化群と誤診してしまう可能性があります．

I-20 巣状分節性糸球体硬化症

Fig. 巣状分節性糸球体硬化症の光顕所見

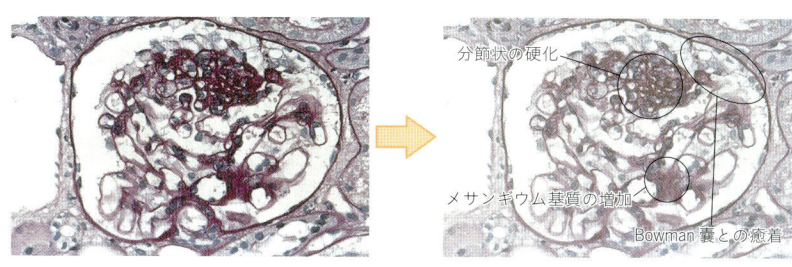

PAS染色．メサンギウム基質の増加，Bowman嚢との癒着が見られるほか，糸球体係蹄の一部に病変（分節状の硬化）が認められる．
〔国試99-H20〕

病態 **巣状分節性糸球体硬化症**（focal segmental glomerulosclerosis；FSGS）は，微小変化群が重症化したとも考えられ（ステロイド抵抗性），ポドサイトの障害が強く，非可逆的腎不全になりやすく，腎移植しても再発しやすい傾向があります．微小変化群と症状および好発年齢が重なりますが，予後が異なるため両者の鑑別が重要です．

病因として，血中に未知の循環性毛細血管透過因子の存在が疑われています．一部，家族性であることもあります．また膀胱尿管逆流症や慢性腎盂腎炎，間質性腎炎など，ネフロン減少時の適応現象にもみられる病変です（二次性FSGS）．さらに，肥満や睡眠時無呼吸症候群にもよく合併します．

症状 FSGSは微小変化群よりゆっくり発症します．原発性FSGSでは四肢・顔面にとどまらず全身の浮腫を伴うことが多く，顕微鏡的血尿，高血圧，腎不全を呈します．しかし，二次性FSGSでは浮腫も目立たず，蛋白尿も多くなく，ネフローゼ症候群を呈しないこともあります．

一部の糸球体や，糸球体の一部に結合線維が蓄積しており，そこには免疫グロブリンIgMの粗大な顆粒状沈着，免疫複合体（C3），フィブリンも巻き込まれています（原因ではなく，病変部位に，結果として沈着します）．電子顕微鏡では，ポドサイトの消失と潰れた糸球体毛細血管内腔に空胞細胞を認めます．

Fig. 巣状分節性糸球体硬化症のイメージ

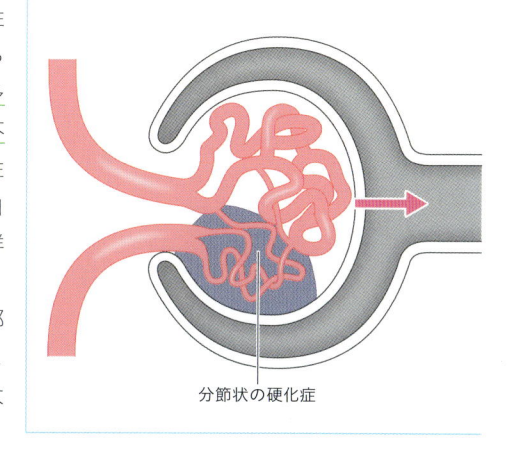

分節状の硬化症

治療 ネフローゼを呈さないFSGSの場合は，尿蛋白の減量や腎保護を目的としてACE阻害薬やARBが投与されます．蛋白尿が多ければ，それに加えて，プレドニゾロン，シクロスポリンを連日または隔日に16週投与します．

しかし，ネフローゼを呈するFSGSの50％は，5年以内に末期腎不全になります．特に蛋白尿が10 g/gCr以上の場合はその危険性が高まります．

One More Navi

皮質の深いところにあるネフロンの糸球体は大きくて硬化病変をおこしやすい．このため，腎生検で深い糸球体が採取できないと微小変化群と誤診されやすい．またステロイド抵抗性になった微小変化群は巣状糸球体硬化症に進展している可能性もある．

関連項目

▶HIV 関連腎症

HIV 関連腎症はアフリカ系黒人の HIV 感染症患者に好発し，HIV 感染者の 1/3 にみられます．ウイルスが直接ポドサイトに感染することでおきます．血管内腔が潰れるので，collapsing variant 型 FSGS と呼ばれます．近位尿細管も感染を受け，Na の再吸収が悪くなるため，高血圧にはなりにくく，高度蛋白尿がありますが浮腫が稀なのが特徴です．FSGS だけでなく，尿細管の嚢胞変化も認めます．進行性の腎機能障害を呈し，短期間で末期腎不全に至る予後不良の疾患です．20% くらいが末期腎不全になりますが，AIDS の治療（HAART 療法；highly active anti-retroviral therapy）で，発症を 5% 程度に減らすことができます．しかし，HAART 療法による腎障害に注意が必要となります．

I-21 膜性腎症

病態 膜性腎症は，最も多い成人ネフローゼの原因で，その割合は全体の 1/3 に達します．男性に 2 倍多く，好発年齢は 35 歳以降で，30〜50 歳に多い傾向があります．多くは特発性ですが，B 型・C 型肝炎，マラリア，梅毒，全身性エリテマトーデス（SLE），糖尿病，関節リウマチ，薬剤性（NSAIDs，カプトプリル，ペニシラミン），悪性腫瘍（乳癌，大腸癌，胃癌，腎癌，肺癌）が原因の二次性のものもあります．癌年齢では癌の検索が勧められます．癌を見落とすと，治療で用いるステロイドや免疫抑制薬の投与が，癌の増殖を助長してしまいます．

上皮下，つまりポドサイト近くの GBM に免疫複合体が沈着して，IgG が連珠状（顆粒状）に免疫染色で染まります．抗原が先に沈着して，後から抗体（多くは補体を活性化するのが弱い IgG4 で，炎症も弱い）が結合して補体が活性化され，障害がおきます．ポドサイトが GBM を多く合成するので，基底膜がすべての糸球体で肥厚して，糸球体毛細血管透過性の亢進によって蛋白尿がみられます．

One More Navi

膜性腎症は，臨床症候分類でネフローゼ症候群のほかに，慢性腎炎症候群として分類されることもある．

One More Navi

癌による膜性腎症は，IgG2 が沈着するといわれている．このため，膜性腎症で IgG4 の沈着が見られない場合は，IgG2 が沈着している可能性があることから，癌の検索をするべきともいわれている．

One More Navi

ポドサイトにあるホスホリパーゼ A2 受容体に対する自己抗体が，特発性膜性腎症の 7〜8 割にみられたと最近報告された．この自己抗体はホスホリパーゼ A2 受容体蛋白に結合して補体を活性化する．IgG4 だけでなく IgG1,3 も沈着する．

Fig. 膜性腎症の組織像

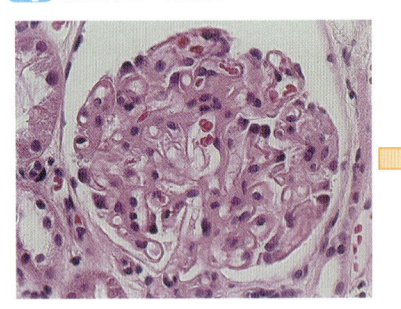

HE 染色．糸球体基底膜の肥厚が見られる．
（国試 104-E67）

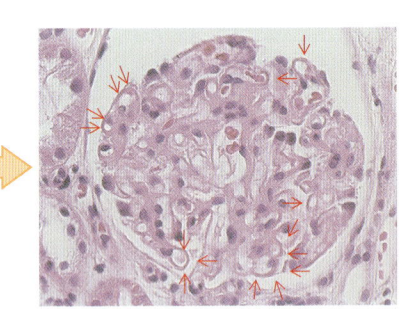

糸球体基底膜の肥厚（赤の矢印）

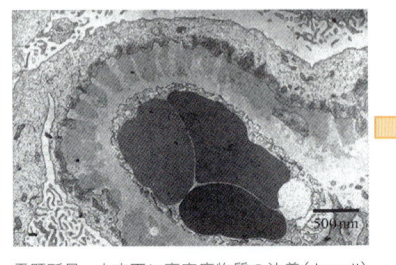

電顕所見．上皮下に高密度物質の沈着（deposit）が認められる．
（国試 104-E67）

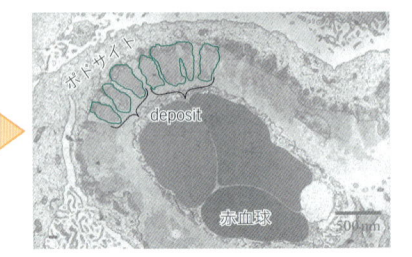

One More Navi

スパイク
PAM染色で糸球体基底膜に突起ができたように見える（矢印）．

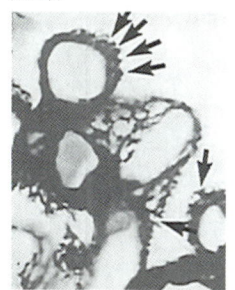

『標準病理学 第4版』[17]より

One More Navi

HE染色では毛細管壁が均一に厚ぼったくなっているように見えるが，PAM染色では免疫複合体の顆粒状の沈着物が染まらないので，糸球体基底膜は上皮細胞側に向かって突出するスパイク状に染まる．

光学顕微鏡による組織所見では，糸球体基底膜のびまん性の肥厚がみられます．また，典型例ではPAM染色で糸球体基底膜の上皮側にスパイクと呼ばれる突起がみられるようになるほか，蛍光抗体法で糸球体基底膜に沿ったIgG免疫複合体の顆粒状の沈着が認められます．

症状 多くはネフローゼを呈しますが，無症候性蛋白尿の患者もいます．顕微鏡的血尿はあっても炎症は強くないので，肉眼的血尿や赤血球円柱は稀です．高血圧も比較的少なく，基本的に病期の進行は緩徐であり，ほとんど無症状だったり，寛解と増悪を自然に繰り返したりする場合もあります．発症時の血清Crと蛋白尿の程度が病変の進行と相関します．

Fig. 膜性腎症の蛍光抗体所見

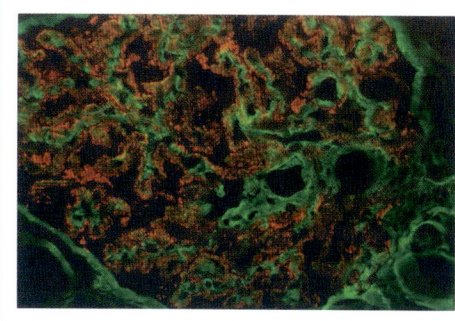

糸球体基底膜が緑色に発光し，上皮下にIgGが連珠状（顆粒状）に赤く発光している． （国試104-E67）

治療 蓄尿で4 g/日以下の蛋白尿で腎機能正常ならば，1/3は自然治癒も期待できるため，蛋白制限，血圧コントロール，ACE阻害薬・ARBによる蛋白尿減少，スタチンによる高脂血症の治療などを行うだけで十分です．

しかし，残りの2/3の症例はゆっくり悪化していきます．蛋白尿の多い症例では，この治療を半年継続してみて，よくならなければステロイドを投与します．それも無効なら，免疫抑制薬（シクロホスファミドやアザチオプリンなど）を試みます．それでも腎機能が悪化してくるようなら，両者を併用します．

以上の治療でも，ネフローゼと腎機能低下が進行するなら，シクロスポリンやタクロリムスのようなカルシニューリン抑制薬を使用します．

予後不良因子としては男性，高齢発症（60歳以上），発症時の腎機能異常，蛋白尿6 g/gCrが6か月以上継続，治療抵抗性，糸球体硬化病変や間質病変の存在があげられます．

関連項目

▶B型肝炎ウイルス（HBV）による膜性腎症

HBVによる膜性腎症では，通常の局所型免疫複合体形成 *in situ* IC formationとは逆に，先に陽性荷電の抗体が基底膜を通過し，後から基底膜を通過した陽性荷電のHBV抗体と，上皮下でHBV免疫複合体を形成します．小さいHBe抗原は上皮下まで到達して膜性腎症になりますが，特発性膜性腎症より予後が良くありません．大きいHBs抗原は内皮下に沈着して膜性増殖性腎炎になります．蛋白尿が3 g/gCr以上のB型肝炎ウイルス膜性腎症は，抗ウイルス薬のラミブジンの治療（インターフェロンは無効）で改善し，蛋白尿の減少と腎不全進行の抑制が期待できます．

Assist Navi 糸球体腎炎の組織像の見え方

	生検所見	組織像	
		基底膜の肥厚	細胞増殖
膜性増殖性腎炎 〔▶1-17〕	PAM染色（国試103-A42）	あり PAM染色で基底膜の二重化	あり メサンギウム細胞の増殖と細胞の浸潤
膜性腎症 〔▶1-21〕	HE染色（国試104-E67）	あり PAM染色で糸球体にスパイク	なし
IgA腎症 （メサンギウム増殖性腎症） 〔▶1-16〕	PAS染色（国試98-A36）	なし	あり メサンギウム細胞の増加 メサンギウム細胞の周辺の結合組織の増加
溶連菌感染後糸球体腎炎 （管内増殖性糸球体腎炎） 〔▶1-09〕	HE染色（国試98-A28）	なし	あり メサンギウム細胞と血管内皮細胞の増殖 白血球の浸潤
半月体形成糸球体腎炎 〔▶1-10〕	PAS染色（国試87-B56）	なし	あり 半月体の形成
微小変化群 〔▶1-19〕	PAS染色	なし	なし

Assist Navi　腎生検の染色法と糸球体病変の見方

腎生検では，次の5種類の特殊染色が基本です．

	目的	特徴	用いられる部位
HE染色 （ヘマトキシリン・エオジン染色）	一般染色	・糸球体，尿細管，間質，血管のどこに病変があるかの見当をつけるために行われる ・組織切片内の情報を幅広く観察できる反面，この染色法だけで確定的な診断は難しい	・尿細管の変化を観察するのには有用 ・糸球体や血管の変化をこの染色法だけで確認することは困難
PAS染色 （過ヨウ素酸シッフ反応染色）	糖原（グリコーゲン）の染色	・基底膜やメサンギウム基質など糖蛋白を含む部位を染める ・腎生検ではこの染色法が中心	・糸球体の変化を観察するのに有用
PAM染色 （過ヨウ素酸メセナミン銀染色）	糸球体の染色	・メサンギウム細胞とメサンギウム基質の区別が明瞭となる ・膠原線維を黒く染める	・糸球体基底膜の変化の観察に有用 ・微量の膠原線維も染まるので硬化病変にも有用
Masson trichrome染色	膠原線維の染色	・膠原線維を青色に染める	・若い線維化は薄く，重合が進んだ線維化は濃く染まるため，線維化の程度や古さを判定できる ・間質の線維化を把握しやすい
弾性線維（Elastica-Masson）染色	膠原線維・弾性線維の同時染色	・動脈性血管を囲む弾性板や弾性線維を染色する	・動脈性血管を囲む弾性板や弾性線維の層状化の検出

J

全身疾患と腎疾患

Preview

J-01	糖尿病性腎症
J-02	糖尿病性腎症の組織学的分類
J-03	糖尿病性腎症の症状・経過
J-04	糖尿病性腎症の治療
J-05	膠原病に伴う腎症
J-06	紫斑病性腎炎
J-07	血液疾患と腎疾患
J-08	血栓性血小板減少性紫斑病（TTP）
J-09	溶血性尿毒症症候群（HUS）
J-10	抗リン脂質抗体症候群（APS）
J-11	血清蛋白異常症
J-12	多発性骨髄腫
J-13	アミロイドーシス

Navi 1　糖尿病が引きおこす微小血管合併症の1つ

糖尿病腎症は，1型糖尿病では発症から10〜20年で，2型糖尿病では発症から5〜10年で合併してきます．

糖尿病性腎症の発症機序，分類，症状，治療について，▶J-01〜J-04でそれぞれみていきましょう．

Navi 2　速やかな血漿交換治療が必要！

血栓性血小板減少性紫斑病（TTP）と溶血性尿毒症症候群（HUS）は，無治療だと85％が死に至る危険な疾病です．

血液疾患の多彩な症状の1つとして腎機能障害が出現することがあります．▶J-07〜J-10で腎機能にかかわる血液疾患について述べていきます．

Navi 3　異常な蛋白質が腎障害を引きおこす

異常産生された蛋白質がさまざまな臓器で全身性に問題を引きおこす疾患で，腎臓では糸球体への沈着や尿細管障害などを引きおこす原因となります．

異常蛋白質の産生によって引きおこされる種々の障害のうち，腎機能に関係するものを▶J-12，J-13で取り上げます．

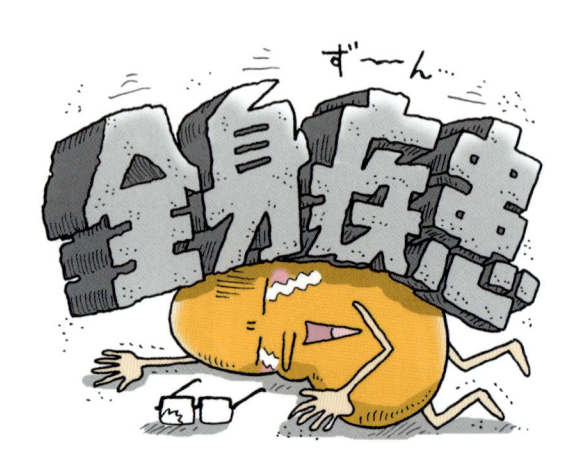

J-01 糖尿病性腎症

▶レファレンス
・ハリソン④：p.2035-2036
・新臨内科⑨：p.1026-1027

One More Navi
最近の臨床研究で微量アルブミン尿は糖尿病性腎症発症のリスクではないことが明らかになった．

糖尿病性腎症（diabetic nephropathy）は糖尿病の微小血管合併症（腎症，網膜症，末梢神経障害）の1つです．透析導入の原因の半分近くが糖尿病腎症によるもので，原因疾患の第1位です．また，患者は90～95%が2型糖尿病です．
1型糖尿病では糖尿病の発症から10～20年を経過した後に30%の患者で腎症が合併するようになります．一方，2型糖尿病ではそれより早く，5～10年後に5～30%の患者で腎症が合併してきます．その半分以上が末期腎不全になり，糖尿病患者の10%は腎症で死亡します．
糖尿病性腎症発症のリスクファクターは晩期発症，高血圧，高血糖，喫煙，腎疾患と高血圧の家族歴です．1型糖尿病では発症5年後に，2型糖尿病では診断時に，微量アルブミン尿の有無で腎症を早期発見することが重要です．尿中の微量アルブミンは変動しやすいので，6か月間に3回検尿して，2回以上アルブミンが30～300 mg/gCrであれば微量アルブミン尿と診断します．尿路感染，激しい運動後，高蛋白食，心不全，発熱，月経，腟分泌などがある場合も，微量アルブミン尿は増加するので，その時期の検査は避けます．

One More Navi
高血糖は腎障害には必要だが十分ではない．血管内皮障害がおきるには血行動態的変化も重要である．たとえば，頸動脈狭窄で眼動脈の血圧の低い患者の眼には糖尿病性網膜症がおきなかった，という報告もある．

▶発症機序

糖尿病による腎症発症は，以下のような機構によると考えられています．
① 高血糖の影響でフルクトース代謝障害から内皮障害がおき，血管収縮による虚血で増殖因子が産生されて血管新生をおこします．
② 糸球体濾過が増加し，血管内圧が増大することでメサンギウム細胞にストレスが加わり，増殖，マトリックス拡大〔メイラード反応後期生成物（advanced glycation end products；AGE）の蓄積も〕がおき，濾過面積が減少します．
③ 高血糖と血管内圧の増大でポドサイトの傷害がおきると糸球体硬化が生じます．

One More Navi
病変が可逆性で，ポドサイトが傷害されていないにもかかわらず，アルブミンが尿に漏れる機構はまだはっきりとは解明されていない．糸球体血管の透過性の変化や尿細管のアルブミンの再吸収障害がおき，尿中にアルブミンが少量出ると考えられている．アルブミンが糖化されるとマイナス電荷が変化し，GBMを通れるようになる可能性もある．

J-02 糖尿病性腎症の組織学的分類

Fig. 糖尿病性腎症に見られる結節性病変

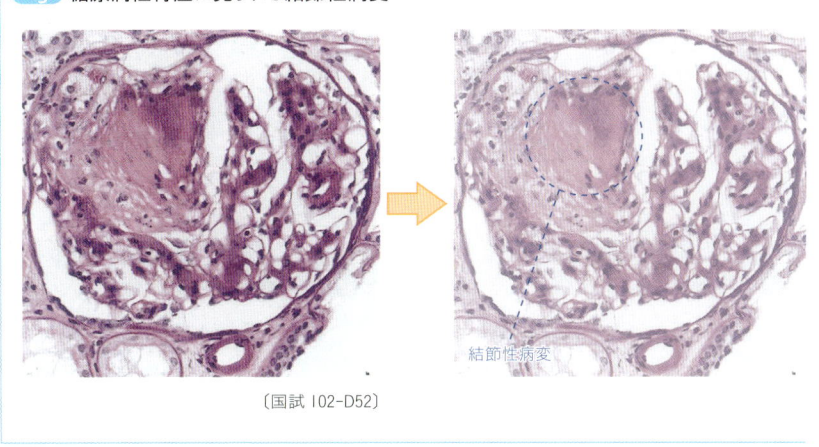

結節性病変

〔国試102-D52〕

One More Navi
糖化反応（メイラード反応）はアミノ基とカルボニル基の間の非酵素的な化学反応．HbA1cやグリコアルブミンなどが代表的な物質．その後，糖の自動酸化や分解などによりAGEが生成する．AGE修飾蛋白が糖尿病性血管合併症，動脈硬化，Alzheimer病など多くの疾患病変部に沈着していることが確認された．

組織学的には，GBM肥厚とメサンギウム・マトリックス拡大を中心とした糸球体硬化で，免疫現象はみられません．以下の3つの病変に分類されます．
① 結節性病変：Kimmelstiel-Wilson結節は特徴的ですが，20%程度にしかみられません．

②びまん性病変：基本的な変化はGBMの肥厚（尿細管細胞の基底膜も肥厚），メサンギウム・マトリックスの拡大によって，濾過面積が減少します．

③滲出性病変：①②と並存し，fibrin cap（基底膜内側に沈着）と capsular drop（Bowman囊内側に沈着）があります．ネフロンの機能低下にもかかわらず糸球体と腎臓は肥大します．

Fig. 糖尿病性腎症の組織所見

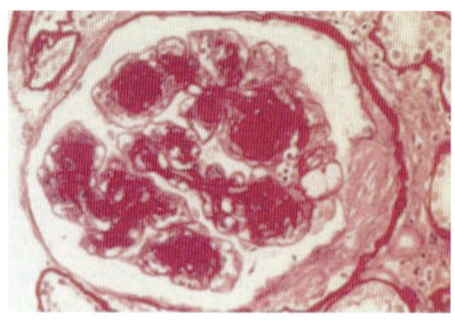

メサンギウム領域の結節性病変，Kimmelstiel-Wilson病変，Bowman囊基底膜の肥厚が見られる．〔国試84-E36〕

糸球体病変以外にも，糖尿病では，低レニン・低アルドステロン血症や高K血症，遠位尿細管性アシドーシス（Ⅳ型RTA），さらには神経因性膀胱，水腎症などの病変もあります．また，造影剤腎症に伴う急性腎不全や尿路感染もおきやすくなります．

J-03 糖尿病性腎症の症状・経過

Fig. 2型糖尿病腎症の特徴的な臨床徴候

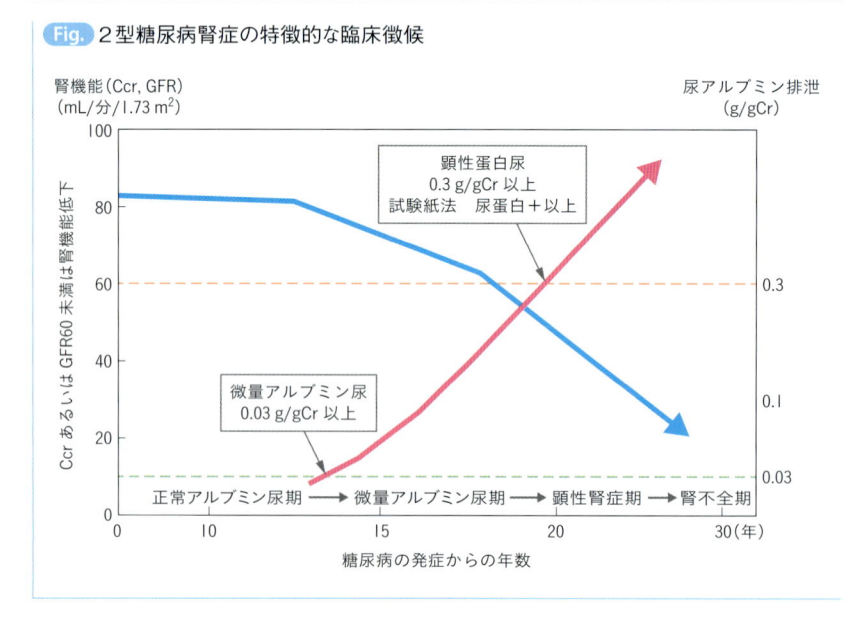

腎機能(Ccr, GFR)
(mL/分/1.73 m²)

尿アルブミン排泄
(g/gCr)

Ccr あるいは GFR60未満は腎機能低下

顕性蛋白尿
0.3 g/gCr 以上
試験紙法　尿蛋白＋以上

微量アルブミン尿
0.03 g/gCr 以上

正常アルブミン尿期　→　微量アルブミン尿期　→　顕性腎症期　→　腎不全期

糖尿病の発症からの年数

糖尿病腎症では主な症状として蛋白尿，腎不全，高血圧がおきます．糖尿病性腎症に伴うネフローゼ症候群では，結節性硬化病変がみられます．糖尿病と診断されて，4〜5年の初期腎障害では糸球体濾過量（GFR）の上昇がみられ，5〜15年後には最初の徴候である微量アルブミン尿がみられるようになります．微量アルブミン尿のある糖尿病患者はよく心血管系疾患をおこします．糖尿病と診断されて，10〜15年後に顕性蛋白尿（0.3 g/gCr以上）になり，腎不全や高血圧も合併するようになります．ただし，アルブミン尿がなくても腎不全が進行することはあります．1型糖尿病では糖尿病と診断されて15〜30年後には腎不全になりますが，2型糖尿病も同じかどうかは不明です．

糖尿病性網膜症を合併している患者では糖尿病性腎症が疑われます．逆に，網膜症がなければ，1型糖尿病では他の腎疾患を検索します．しかし，2型糖尿病の

One More Navi

インスリンが不足すると細胞内へのKシフトが障害され，自律神経（β作用）障害からレニン分泌低下する．そのため，アルドステロン分泌も低下し，腎からのK排泄が低下して，腎不全早期から高K血症になりやすい．高K血症ではNH₄産生が低下してアシドーシスになり，細胞からKが出てきてますます高K血症になる．

One More Navi

微量アルブミンは血管の炎症を反映しており心血管病変と関連しているが，腎疾患の進行とは関係しない．血糖やコレステロールのコントロールがよくなった現代ではACE阻害薬やARBの腎保護作用という効果がはっきりしなくなっている．

One More Navi

結節性病変は糖尿病腎症以外にも認められる．糖尿病とは無関係の特発性の結節性病変は高齢女性，喫煙者にみられやすい．また，免疫グロブリンの軽鎖が蓄積する軽鎖沈着症（light chain disease）でも類似した病変がみられる．

場合には，糖尿病性腎症患者の1/3は網膜症の合併がないので，他の症状と併せて腎生検するかどうかを決めます．

糖尿病性腎症は蛋白尿が主体ですが1/3に血尿を認めます．ただし，肉眼的血尿や赤血球円柱は稀です．糖尿病性腎症では，細胞増殖や間質に沈着や線維化がおきるので，末期腎不全でも腎臓が萎縮しないという特徴もあります．

J-04 糖尿病性腎症の治療

血糖コントロールの指標であるHbA1cが，腎不全や微小血管病変とよく相関するので，血糖コントロールが糖尿病性腎症の予防や進行防止に重要です．ただし，マクロ血管病変はHbA1cと相関せず，また，血糖降下薬の副作用や低血糖も腎症ではおこしやすくなるので，HbA1c＜6.9%の標準的な目標より緩和します．

高血圧がなくてもARBやACE阻害薬の投与や，血圧を130/80 mmHg以下にするのも有効です（蛋白尿1 g/gCr以上では125/75 mmHg以下に）．収縮期血圧が110 mmHg以上になると，血管合併症がおきてくるといわれており，収縮期血圧はできるだけ低くします．さらに，ACE阻害薬もしくはARBの投与は，輸出細動脈を拡張して糸球体内圧を低下させるので血管内皮とポドサイトの傷害を軽減させます．また，蛋白制限をすると輸入細動脈の血管拡張が抑制されるため，さらに糸球体内圧を低下することができます．

一方，ACE阻害薬とARBの併用は，副作用である高K血症のリスクを高めるだけなので勧められません．腎不全が高度（血清クレアチニン2.5 mg/dL以上）

Tab. 糖尿病性腎症の病期別の治療法

病期	主な治療法
第1期 腎症前期	血糖コントロール
第2期 早期腎症期	厳格な血糖コントロール 降圧治療
第3期-A 顕性腎症前期	厳格な血糖コントロール 降圧治療，蛋白制限食
第3期-B 顕性腎症後期	厳格な降圧療法 蛋白制限食
第4期 腎不全期	厳格な降圧療法 低蛋白食，透析療法の導入
第5期 透析療法期	移植

One More Navi
腎臓は肝臓の半分近くの糖新生をしているので，腎不全では低血糖が遷延しやすい．経口糖尿病薬の排泄も腎不全では遅延するので，腎機能の低下した糖尿病患者の血糖コントロールはインスリンが原則（インスリンも腎排泄なので投与量を減らしたり，短時間作用型にする）．

One More Navi
膵臓移植で血糖コントロールを正常にすると，10年後にⅠ型糖尿病性腎症の基底膜肥厚や硬化病変が改善する．

One More Navi
HbA1cの数値は2012年4月からJDS値に0.4%を加えた国際標準値（NGSP）が使われている．

Assist Navi 糖尿病腎症の病期分類と組織学的進展

病期	臨床的特徴		組織学的進展	血圧
	尿蛋白（アルブミン）	GFR (Ccr)		
第1期 腎症前期	正常	正常，時に高値	びまん性病変：なし〜軽度	正常
第2期 早期腎症期	微量アルブミン尿	正常，時に高値	びまん性病変：なし〜軽度 結節性病変：時に存在	正常
第3期-A 顕性腎症前期	持続性蛋白尿（1 g/日未満）	ほぼ正常（＞60）	びまん性病変：中等度 結節性病変：多くは存在	拡張期血圧上昇
第3期-B 顕性腎症後期	持続性蛋白尿（1 g/日以上）	低下（≦60）	びまん性病変：高度 結節性病変：多くは存在	上昇
第4期 腎不全期	持続性蛋白尿，ネフローゼ症候群	著しく低下（≦30）（血清Cr値上昇）	荒廃糸球体	上昇
第5期 透析療法期	透析療法			

〔厚生労働省研究班〕

One More Navi
透析導入後の5年生存率は50％である．

な患者では，ACE阻害薬またはARBの投与で，高K血症や血清Crの上昇をおこすことが懸念されます．Cr上昇率が投与前の30%以内なら薬は中止しなくても次第に低下することが少なくありませんが，Crが30%以上に上昇する場合は薬を中止します．他のネフローゼ疾患によく使用されるステロイドは，血糖上昇と糸球体硬化病変を悪化させるので禁忌です．

国試出題症例
[国試102-D52]

● 45歳の女性．健康診査で尿の異常と高血圧とを指摘され来院した．22歳での第一子出産時には尿の異常は指摘されていなかった．身長156 cm，体重66 kg．脈拍72/分，整．血圧158/96 mmHg．心音と呼吸音とに異常を認めない．浮腫は認めない．尿所見：蛋白2＋，糖1＋．血液所見：赤血球452万，Hb 13.0 g/dL，Ht 39%，白血球6,800，血小板21万．血液生化学所見：空腹時血糖140 mg/dL，HbA1c 8.0%（基準4.3〜4.5%），総蛋白7.0 g/dL，アルブミン3.6 g/dL，尿素窒素8.0 mg/dL，クレアチニン0.7 mg/dL
⇒糖尿病性腎症が疑われるが，尿所見や眼底所見などを参考に他の腎疾患も考慮する．

J-05 膠原病に伴う腎症

膠原病に伴う腎症に含まれる疾患は，ループス腎炎：全身エリテマトーデス（SLE），血管炎症候群，Goodpasture症候群があげられます．それぞれの疾患については，▶I-10を参照して下さい．

J-06 紫斑病性腎炎

▶レファレンス
- ハリソン④：p.2418
- 新臨内科⑨：p.1033-1034
- 標準小児⑦：p.600

One More Navi
白血球破砕性血管炎；過敏性血管炎：主に小さい皮膚血管を侵す血管炎であり，原因には血清病，リウマチ性疾患，感染症（C型肝炎），癌，薬物過敏症などがある．免疫複合体の沈着と好中球の小血管周囲への細胞浸潤や血管内崩壊（白血球崩壊），血管壁のフィブリノイド変性がみられる．

紫斑病性腎炎(Henoch-Schönlein purpura nephritis；HSPN)は2〜10歳の小児に好発します．溶連菌などの感染症がトリガーとなっておきる血管炎に続発する糸球体腎炎です．病変は小血管の白血球破砕性血管炎(leukocytoclastic vasculitis)で，IgA免疫複合体の血管沈着による全身性の小血管炎です．

Fig. 紫斑病性腎炎の小出血斑

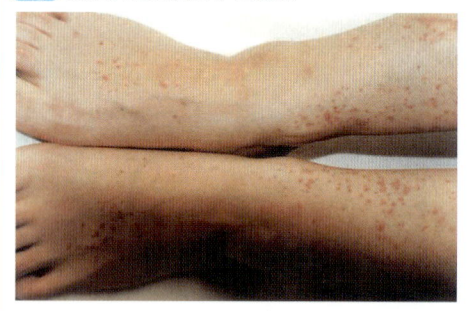

〔国試102-E48〕

皮膚の紫斑（小出血斑：血小板は正常だが，血管炎で血管が破れた出血で重力のかかる下腿に好発），腹痛（腸管の血管炎で腸管の血管透過性亢進して腸管浮腫，下痢，下血）および関節痛（炎症性サイトカイン）を3主徴とします．

皮膚症状（紫斑）のピークが過ぎてから，主に血尿で発症します．腎炎はIgA腎症▶I-16と類似の所見です．90%は発症後3〜6か月で尿蛋白も消失する軽症例です．稀な成人発症では，腎障害合併頻度が高くなります．

国試出題症例
[国試102-E48]

● 21歳の女性．繰り返す腹痛と皮疹とを主訴に来院した．2週前に感冒様症状が出現し，軽快した後から軽度の腹痛を自覚していた．2, 3日前から両下腿に隆起性の皮疹を多数認めていた．意識は清明．体温36.6℃．血圧110/66 mmHg．腹部は平坦，軟で，圧痛や抵抗を認めない．尿所見：蛋白1+，糖(－)，潜血1+．血液所見：赤血球425万，Hb 12.4 g/dL，白血球 8,300（桿状核好中球1%，分葉核好中球42%，好酸球30%，好塩基球1%，単球8%，リンパ球18%），血小板31万．

⇒紫斑病性腎炎が疑われるが，薬剤アレルギーや膠原病も考慮する．

J-07 血液疾患と腎疾患

▶レファレンス
- ハリソン④：p.847-848
- 新臨内科⑨：p.1034-1035

J-08 血栓性血小板減少性紫斑病（TTP）

Fig. VWFとVWF特異的切断酵素

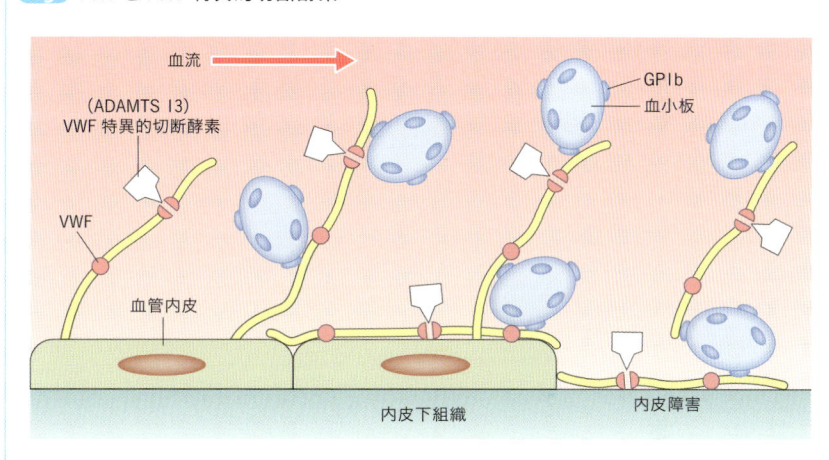

病態 正常な状態であれば，障害を受けた血管の内皮下への血小板の粘着，凝集に関与するvon Willebrand因子（VWF）は，VWF特異的切断酵素（VWF-cleaving protease；VWF-CP），別名ADAMTS 13（a disintegrin-like and metalloproteinase with thrombospondin type 1 motifs 13）によって切断されるため，巨大分子化がおこることはありません．

ところが，血栓性血小板減少性紫斑病（thrombotic thrombocytopenic purpura；TTP）では，多くの患者でVWF-CPへの自己抗体（IgG）がVWF-CPを減少させてしまい，VWFが切断されず，血管内皮細胞にVWFの超巨大多分子化がおきて，血小板がそれに粘着して血小板凝集がおきます．

TTPの多くは特発性ですが，癌の全身転移の患者の5%にTTPが合併します．

Fig. TTPの末梢血塗抹標本

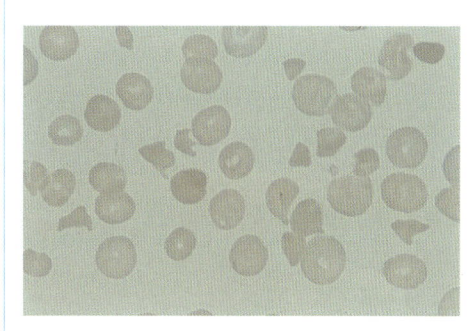

末梢血塗抹May-Giemsa染色標本で，多彩な断片化した赤血球（破砕赤血球）が認められる．〔国試98-D34〕

症状　発熱や腎機能障害に加えて血小板の減少に伴う出血症状とともに貧血症状がおこります．また，頭痛，せん妄，錯乱，運動麻痺，失語症，運動失調，けいれんなど，中枢神経障害による多彩な精神神経症状を呈します．血液所見として破砕赤血球が出現することも特徴です．

治療　自己抗体の除去や VWF-CP 補充目的の血漿交換で治療しなければ，死亡率は 90% となります．

国試出題症例
[国試98-D34]

● 66 歳の男性．発熱と意識障害とのため来院し，直ちに入院した．1 週間前から 37℃ 台の発熱が続き，昨日から家族との会話に支障をきたすようになった．2 か月前に冠動脈狭窄に対して冠動脈ステント留置術を受けた．その後，再狭窄予防のため抗血小板薬の投与を受けていた．呼びかけに応じるが話す内容にまとまりがない．体温 38.2℃．脈拍 112/分，整．血圧 130/86 mmHg．眼瞼結膜は蒼白で眼球結膜に黄染を認める．血液所見：赤血球 270 万，Hb 7.8 g/dL，Ht 25%，網赤血球 56‰，白血球 6,700，血小板 3 万．
⇒血栓性血小板減少性紫斑病（TTP）で原因として抗血小板薬が疑われる．

J-09　溶血性尿毒症症候群（HUS）

病態　溶血性尿毒症症候群（hemolytic uremic syndrome；HUS）はベロ毒素を産生する大腸菌感染か，遺伝性の補体調節異常（factor H，I）によっておきます．糸球体毛細血管にしかないベロ毒素の受容体に，腸管で大腸菌から産生されたベロ毒素が，白血球によって運ばれてきます．そして，ベロ毒素が ADAMTS 13 を抑制することで，糸球体毛細血管に限局した血栓ができます．

稀に HUS は妊娠高血圧症候群（可溶性の血管内皮増殖因子 VEGF 受容体によって VEGF が減少）に合併したり，抗癌剤のベバシズマブ（抗 VEGF 抗体）の副作用によると思われる症例もあります．これらは血管内皮細胞の傷害で，VWF の分泌が増加して，血栓ができるために生じると考えられます．カルシニューリン阻害薬（シクロスポリン，タクロリムス）でも HUS がみられますが，これはホスファターゼ活性が阻害されて糸球体毛細血管からの VWF の分泌が増加し，血栓ができるためと考えられます．下痢と無関係の HUS では，補体調節因子の遺伝子異常による可能性があります．

症状　小児では HUS は，大腸菌（O-157 など）感染による下痢の後におきます．腎不全に細血管障害性溶血性貧血（microangiopathic hemolytic anemia；MAHA）や血小板減少があれば HUS を疑います．また，塗抹標本では，破壊赤血球や変形赤血球がみられます．

HUS は神経学的異常，腎機能異常，発熱などを伴いますが，MAHA と血小板減少の原因が他に見当たらなければ HUS と診断して，直ちに治療を開始しないと手遅れになります．

TTP は神経合併症が多く，HUS は腎疾患の合併が多い傾向がありますが，オーバーラップもあり，TTP と HUS の両者は症状のみでは鑑別困難です．

Fig. 溶血性尿毒症症候群の末梢血球像

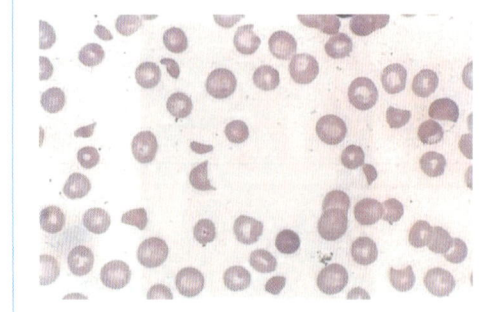

破裂赤血球が認められる．　　　〔国試 103-A31〕

治療　TTP・HUSでは，無治療だと85%が死亡しますが，血漿交換によって，それを10〜30%に低下できます．したがって，TTP・HUSの疑いのある患者は，確定診断を待たずに速やかに血漿交換治療を開始します．血漿交換がすぐできないときは，新鮮冷凍血漿をまず投与することでVWF-CPを補充します．ステロイド投与も，VWF-CPに対する自己抗体を低下させる効果が期待できます．

一方，血小板減少の治療目的で血小板輸血をすると，血栓が増加して病状を悪化させてしまいます．また，TTPでVWF-CPが高度に低下している症例は再発しやすいので注意が必要です．

J-10　抗リン脂質抗体症候群（APS）

病態　血液中に抗リン脂質抗体（抗カルジオリピン抗体やループス・アンチコアグラント）と呼ばれる自己抗体が認められ，血栓症を合併する症候群を抗リン脂質抗体症候群（antiphospholipid syndrome；APS）といいます．APSの半分が全身性エリテマトーデス（SLE）を合併しており，SLEの合併症としては10%にのぼります．APSは非定型的SLEに認められることが多く，必ずしもSLEの活動性と一致しません．マイナス荷電を持つリン脂質，または凝固因子とリン脂質の複合体に対する自己抗体をループス・アンチコアグラントと呼びます．凝固系検査では，ループス・アンチコアグラントはプロトロンビンを阻害するので試験管内では凝固は遅延しますが，生体中では血栓症をおこしやく，腎病変は血栓性微小血管障害（thrombotic microangiopathy；TMA）の像を示します．

診断　血栓症，または妊娠異常（妊娠10週以降の胎児死亡，子癇または胎盤血流不全による妊娠34週以前の早産，妊娠10週以前の3回以上の流産歴）があって，検査でβ_2-糖蛋白I結合性の抗カルジオリピン抗体またはループス・アンチコアグラント陽性ならばAPSと診断します．

治療　APSの治療には，一般的にはワルファリンカリウムが使用されますが，軽症例ではアスピリンで代用されることもあります．妊娠中にはワルファリンカリウムは催奇形性のため使えないので，ヘパリンがかわりに用いられます．

J-11　血清蛋白異常症

▶レファレンス
・ハリソン④：p.2433-2434
・新臨内科⑨：p.1037-1039

J-12　多発性骨髄腫

病態　多発性骨髄腫（multiple myeloma）は，免疫グロブリンを産生する形質細胞が腫瘍化したものですが，半分の患者で経過中に腎障害が出現します．これは，濾過された免疫グロブリン軽鎖が大量に再吸収され，尿細管障害，炎症，線維化をおこすことによるものです．よくみられるミエローマ腎（cast nephropathy）は，免疫グロブリン軽鎖とTamm-Horsfallムコ蛋白が遠位尿細管に析出して，円柱を形成して閉塞することで生じます．

一方，免疫グロブリン軽鎖の糸球体への沈着は，糖尿病腎症に似た結節性病変（軽鎖腎症；light chain nephropathy）を呈しますが，λ鎖はκ鎖より予後がよくありません．なお，アミロイドーシスの2割に多発性骨髄腫がみられますが，骨髄腫関連腎疾患はアミロイド腎以外の腎疾患のことを指します．

症状　骨髄腫関連腎疾患は，高度の腎不全と軽度の蛋白尿を呈します．そのため，多発性骨髄腫の診断時に，1/4の患者は腎不全になっています．尿細管障害（尿

Fig. 骨髄腫腎の組織所見

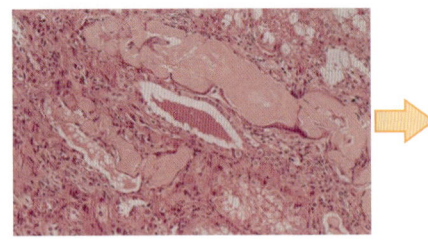

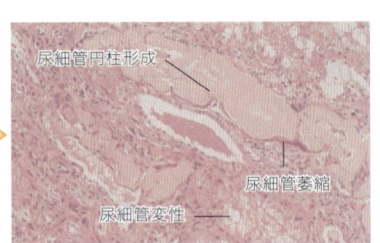

尿細管円柱の形成と尿細管の変性，萎縮を認める．
〔国試 92-F29〕

尿細管円柱形成
尿細管萎縮
尿細管変性

One More Navi

Bence Jones 蛋白：尿中に見られる骨髄腫蛋白M蛋白は，λ型，あるいはκ型軽鎖からなっている．検尿テープでは検査できず，Bence Jones 蛋白の量は 24 時間あたり何gか，という単位で表される．わずかでも，Bence Jones 蛋白が発見されれば異常であり，尿細管を直接障害する．

One More Navi

高Ca血症はサイトカイン産生による骨融解（punched out 像：造骨反応がないのでくっきりした境界）によって引きおこされる．骨痛にはビスホスホネートが有効．

One More Navi

多発性骨髄腫の診断にはM蛋白だけでなく症状の存在が不可欠．CRAB（蟹）と覚える．
Calcium（高Ca血症）
Renal failure（腎不全）
Anemia（貧血）
Bone（骨融解）

細管性アシドーシス，濃縮障害，Fanconi 症候群）を合併し，1/4 以下ではネフローゼ症候群を呈します．

多発性骨髄腫の半分近くに，円柱で尿細管が閉塞するミエローマ腎が発症し，重症の腎不全になります．ミエローマ腎では，脱水，感染症，高Ca血症，造影剤，NSAIDs でも腎機能が低下しやすいので注意が必要です．

骨髄腫関連腎疾患では，アルブミンしか検知できない検尿テープによる尿定性では蛋白（－）となりますが，蛋白定量（スルホサリチル酸法）では大量の蛋白尿を認めます．これは免疫グロブリン軽鎖などの非アルブミン蛋白がスルホサリチル酸を加えられて沈殿し，検出できるようになるためです．

治療 ミエローマ腎では，補液，尿アルカリ化で治療します．腎毒性薬剤や造影剤を使わないことも重要です．さらに，合併しやすい高Ca血症の治療も円柱形成や腎石灰沈着による腎不全進行を軽減できます．免疫グロブリンを除去する血漿交換は，腎不全になると有効ではありません．腎機能は多発性骨髄腫の予後に影響する重要な因子なので，悪化させないことが重要です．

関連項目

▶ ミエローマ腎症

多発性骨髄腫の 20% に腎疾患があります．これは免疫グロブリン軽鎖が尿細管を閉塞して AKI をおこすためで，ミエローマ腎症（キャスト性腎症 cast nephropathy）と呼ばれます．40 歳以上の，原因不明の AKI ではこのミエローマ腎症を疑います．検尿テープで蛋白陰性でも，スルホサリチル酸反応で，免疫グロブリン軽鎖を検出できます．血清蛋白電気泳動，血清免疫グロブリン軽鎖測定，24 時間蓄尿の免疫蛋白電気泳動を行います．化学療法と血漿交換が治療に用いられてきましたが，これらは，腎機能の改善には寄与するものの，生存率は変えないことがわかりました．ビスホスホネートは，骨髄腫の患者に AKI とネフローゼ症候群をおこすことがあります．経口ビスホスホネートは GFR 30 mL/分/1.73 m² 以下では無形成骨症になる危険があるので投与禁忌です．

J-13 アミロイドーシス

One More Navi

アミロイド線維（80Å）が主に糸球体に沈着しているものをアミロイド腎といい，疾患名をアミロイド腎症という．

病態 アミロイドーシスは，線維状の前駆蛋白が蓄積する種々の病態のことです．蓄積する臓器によって，種々の症状がみられます．腎アミロイドーシスでは，蛋白尿と腎不全がみられます．診断時には 1/4 以上にネフローゼ症候群がみられます．

腹部脂肪組織，直腸や十二指腸粘膜を生検して，Congo-red 染色すると，アミロイドが光顕では赤色に，偏光顕微鏡では緑色に染まります．電顕ではアミロイド

Fig. 骨髄腫腎の組織所見

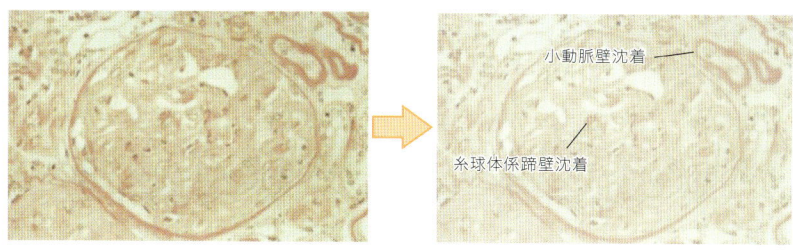

PAS染色で糸球体係蹄壁と小動脈壁へのアミロイドの沈着を認める．　〔国試82-D20〕

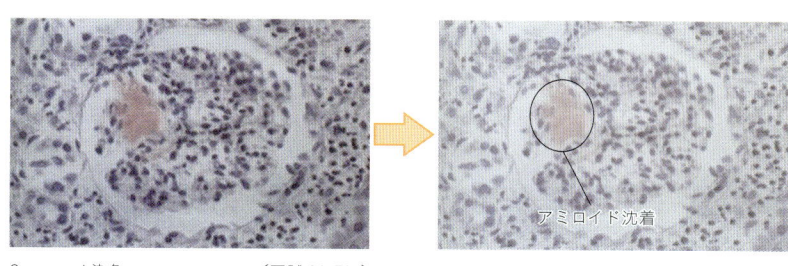

小動脈壁沈着
糸球体係蹄壁沈着

Congo-red染色．　〔国試84-E35〕

アミロイド沈着

One More Navi
出血しやすいので腎生検は最後の手段である．

One More Navi
アミロイド原性蛋白は，グリコサミノグリカンとの相互作用で線維原が集積して，アミロイド組織沈着する．エプロジセート（eprodisate）は，マイナス電荷をもち，低分子量のヘパラン硫酸に類似した硫酸化物質で，アミロイド合成蛋白（AAまたはAL）とグリコサミノグリカンとの相互関係に干渉し，アミロイド原線維（amyloid fibril）のポリマー化を抑制し，原線維の組織沈着を抑制する．

線維が不規則な配列として観察されます．糖尿病性腎症と同じく、末期まで腎臓の大きさが保たれることが特徴です．

分類　アミロイドーシスは，蓄積している蛋白のタイプによって分類されます．

①**免疫細胞性（AL）アミロイドーシス**：免疫グロブリン軽鎖やその一部が蓄積しています．重鎖が蓄積するのは稀で，多発性骨髄腫，形質細胞異常症，リンパ腫に合併します．単クローン性免疫グロブリン（M蛋白）を証明することで診断できます．

②**反応性（AA）アミロイドーシス**：AAアミロイドーシスは，開発途上国によく見られ，急性炎症反応として肝臓で作られる血清アミロイドA蛋白が蓄積しておきます．慢性炎症に合併してみられます．

③**家族性（AF）アミロイドーシス**：常染色体優性遺伝で，変性トランスサイレチンの蓄積でおきます．フィブリノーゲンAα鎖の蓄積でもおきます．

治療　ALアミロイドーシスは，メルファランなどの化学療法や末梢幹細胞移植で，アミロイドの産生を抑えます．AAアミロイドーシスでは，慢性疾患をコントロールするのも重要です．トランスサイレチンの家族性アミロイドーシスには，肝臓移植が有効です．

K
遺伝性腎疾患

Preview

K-01　常染色体優性多発性囊胞腎
▶最も発生率が高い遺伝性腎疾患

K-02　常染色体劣性多発性囊胞腎
▶小児期に発症する稀な遺伝性疾患

K-03　Alport症候群
▶コラーゲン蛋白の異常による腎障害

> **Navi 1　遺伝性に腎障害がおきる疾患3つ**
>
> 遺伝性腎疾患としては，腎臓に多数の囊胞が出現するものや，異常な蛋白質によって糸球体基底膜が破綻するものなどがあります。
>
> ▶ K-01 ～ K-03 で，腎障害を引きおこす遺伝性の疾患をみていきましょう。

K-01　常染色体優性多発性囊胞腎

▶レファレンス
・ハリソン④：p.2041-2044
・新臨内科⑨：p.1055

One More Navi
多発性囊胞腎では局所の疼痛がよくみられ，囊胞出血，破裂，感染，尿路結石などが原因になる。

病態　常染色体優性多発性囊胞腎（autosomal dominant polycystic kidney disease；ADPKD）は，500～3,000人に1人と最も多い遺伝性腎疾患です．常染色体優性遺伝でPKD1とPKD2の遺伝子異常でおきますが，PKD1によるものが多く（85％），進行も速いのが特徴です．

　囊胞（水がたまった袋）がたくさんできて腎臓が巨大化し，腎機能が徐々に低下し，60歳までに半分の患者が透析導入になります．透析患者全体の3～4％を占めます．

症状　症状としては，巨大腎，腰痛，側腹部痛，腎結石，尿路感染，高血圧，血尿があります．蛋白尿は稀ですが，蛋白尿は末期腎不全のリスクです．1g/gCr以上の蛋白尿はむしろ他の腎疾患の合併を疑う必要があります．腎臓が大きいほど腎不全が進行し（正常組織を囊胞が圧迫する），ほとんどの患者は50～60歳までに腎不全になります．

　囊胞は肝臓，膵臓，脾臓，甲状腺，精囊，くも膜にもできます．35歳までに肝臓にMRIで囊胞がみつかり，女性では重症の肝囊胞になります．脳動脈瘤は5％にみられ，その半分は破裂します．特に脳動脈瘤の家系ではできやすいので，脳動脈瘤のスクリーニングをします．

診断　診断にはまず腎エコー▶D-23での検査を行います．ADPKDの患者でも20歳以下では単純腎囊胞は稀です．両腎に腎囊胞が3つ以上あればADPKDと診断できます．

Fig. 常染色体優性多発囊胞腎

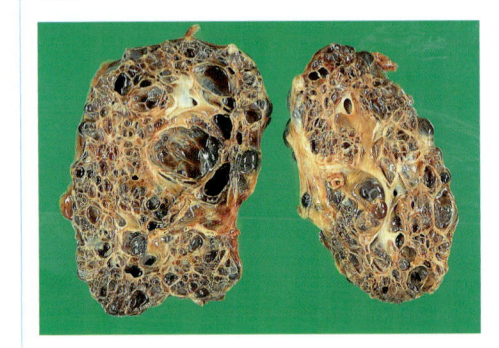

両腎に大小の囊胞がみられる．
『標準病理学 第4版』[18]より

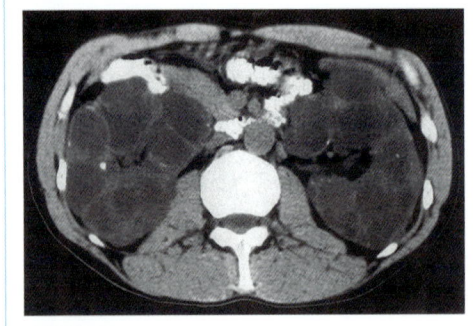

腹部単純CT
両腎に大小多数の囊胞があり，腎は拡張している．また，腎実質は囊胞により圧迫され，萎縮している．（国試95-G41）

しかし正常でも年齢に応じて腎嚢胞ができるので、60歳以上では8個以上ないとADPKDとは診断できません。*PKD1*の家系では30歳でも腎エコーで嚢胞がみられなければ80％の確率でADPKDではないといえます（*PKD2*家系なら67％）。30歳以上で嚢胞がなければ95％の確率でADPKDではないといえます。

治療 高血圧は75％に合併し、あると予後が悪くなります。ACE阻害薬かARBをまず使用して血圧を125/75 mmHg以下にコントロールします。

嚢胞感染合併では側腹部痛、発熱はありますが検尿は正常で、培養も陰性です。治療はグラム陰性桿菌への感受性があって、嚢胞に浸透する脂溶性抗菌薬（フルオロキノロン系、ST合剤）を2～4週投与します。また、嚢胞内出血では微熱と肉眼的血尿がみられます。多くは自然治癒するので安静と飲水で十分です。血尿がない嚢胞内出血は嚢胞が肥大して痛みを伴います。さらに、腎結石が1/4に合併して顕微鏡的血尿がみられ、側腹部痛や稀に発熱があります。

嚢胞の開窓術・動脈塞栓術は、患者のQOLを改善しますが、腎機能障害の進行抑制効果は期待できません。

One More Navi

現在、バソプレシンのV₂受容体阻害薬のトルバプタンで、V₂受容体への刺激による腎集合尿細管のcAMP上昇を抑え、嚢胞壁の増殖抑制によって嚢胞腎の進行を遅延させることができるか治験が進行中。バソプレシンを上昇させるような脱水を避けるためにも飲水を勧めることが有用かもしれないが、この場合は夜間頻尿の問題がある。

国試出題症例
〔国試95-G41〕

● 43歳の男性。腹部の腫瘤に気付き、精査を希望して来院した。健康診断で時々高血圧、軽度の蛋白尿および血尿を指摘されていた。父親と叔父とが血液透析を受けている。血圧160/94 mmHg。腹部に凹凸のある巨大な腫瘤を触れる。尿所見：蛋白1＋、糖（－）、潜血1＋。血液所見：赤血球350万、Hb 10.1 g/dl、白血球7,800。血清生化学所見：総蛋白7.5 g/dL、クレアチニン4.6 mg/dL。
⇒常染色体優性多発性嚢胞腎

関連項目

▶結節性硬化症

結節性硬化症（tuberous sclerosis；TSC）は、*TSC1*、*TSC2*の遺伝子変異が原因の常染色体優性遺伝の全身疾患で、全身の過誤腫を特徴とし、大脳皮質や側脳室に結節ができます。中枢神経系の腫瘍がこの疾患の障害および死亡の最大原因で、皮膚白斑（木の葉型白斑）や血管線維腫、頭蓋内の石灰化が見られ、けいれんや知能障害を伴います。

また、腎血管筋脂肪腫も死因になります。腎血管筋脂肪腫が4 cm以上になると痛みや致死的な出血がみられ、血腫が腎実質を置き換えて末期腎不全になります。免疫抑制剤の一種のテムシロリムスや血管塞栓術で治療します。

K-02 常染色体劣性多発性嚢胞腎

▶レファレンス
・ハリソン④：p.2044-2045
・新臨内科⑨：p.1055

病態・症状 非常に稀な疾患で、小児期に症状が出て20歳までに腎不全になります。尿管拡張が特徴で出生時から腎臓肥大、腹部腫瘤、呼吸不全があり、難治性高血圧や成長障害がよくみられます。肝線維化は必発で、20～30歳には肝線維症、門脈圧亢進による症状が出現します。

治療 高血圧は塩分制限とACE阻害薬で治療します。透析も必要になることがあります。

K-03 Alport症候群

▶レファレンス
- ハリソン④：p.2037-2038
- 新臨内科⑨：p.1013
- 標準小児⑦：p.603

Fig. Alport症候群による糸球体基底膜の障害

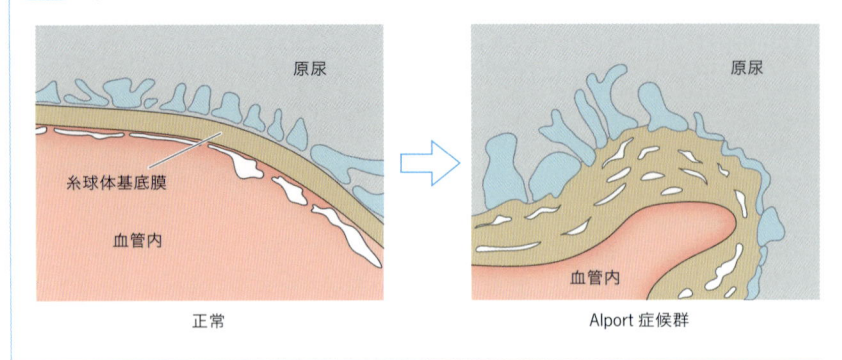

正常 → Alport症候群
（原尿／糸球体基底膜／血管内）

One More Navi
Alport症候群は1927年に南アフリカの医師 Arthur Cecil Alport（1880-1959）によって報告された.

One More Navi
先天的に糸球体基底膜が脆弱なので，酵素による切断や血圧などによる物理的なストレスから徐々に糸球体障害が進行すると考えられる．初期には基底膜は薄いが，進行するにつれて厚みの不規則な多層化した織籠状の基底膜へと変化していく．

病態・症状 Alport（アルポート）症候群は，コラーゲン蛋白の異常による糸球体基底膜（尿細管基底膜，Bowman嚢基底膜）障害による遺伝性進行性腎炎で，神経性難聴，血尿，眼症状を伴います．X染色体伴性遺伝が多い（80％）ため男児に好発し，男児のほうが予後不良です．Ⅳ型コラーゲンのα5鎖の異常でおきます．

一方，10％は常染色体劣性遺伝で，Ⅳ型コラーゲンのα3鎖とα4鎖遺伝子（2番染色体）の変異でおきます．幼児期に無症候性血尿で発症し，その後蛋白尿も増加して，X染色体伴性型の男性は進行性に20～30歳で腎不全になりますが，女性は軽症（顕微鏡的血尿）のことも多く，60歳ごろに末期腎不全になります．しかし，常染色体型では女性も早期に腎死に至りX染色体伴性型の男性と同様です．基底膜の破綻に伴って眼所見（円錐角膜，白内障，球状水晶体など）や高音域の感音性難聴があります．

治療 現時点でAlport症候群に対する特別な治療法はありません．▶I-18 ネフローゼ症候群を呈する場合は，対症療法的な治療を行います．

関連項目

▶**菲薄基底膜腎症**

菲薄基底膜腎症（thin basement membrane nephropathy）は反復性の血尿でも，末期腎不全に至ることのない良性家族性血尿として知られ，電顕でどの基底膜も一様に菲薄化しているのが特徴的です．Ⅳ型コラーゲンのα3鎖とα4鎖（常染色体劣性遺伝）の異常によります．

▶**Fabry病**

Fabry（ファブリ）病ではX染色体性遺伝型のα-ガラクトシダーゼの先天的欠損により，リソソーム内に糖脂質であるグロボトリアオシルセラミドが集積し，細胞が障害されます．α-ガラクトシダーゼをもつ細胞（腎・神経細胞）とセラミドトリヘキソシドを取り込む内皮細胞や平滑筋細胞が最も著明に障害されます．中等量の蛋白尿，徐々に進行する腎不全，皮膚被角血管腫（angiokeratoma），手の有痛性異常感覚，若年性冠動脈疾患，30～40歳で末期腎不全になります．遺伝子組み換えα-ガラクトシダーゼAを点滴で補充し，体内で蓄積している糖脂質を分解・代謝する治療法が有効です．

国試出題症例
〔国試102-A43〕

- 21歳の _P男性．_P難聴を主訴に来院した．10歳頃から両側難聴があったが原因不明と言われていた．3年前から両側難聴が進行し，昨年から補聴器を装用している．時々，浮動性めまいを自覚している．また，_P家族性腎炎の診断で7歳から透析を受けている．オージオグラムを示す．

⇒気導も骨導も高音域の障害が大きい感音性難聴．Alport症候群が疑われる

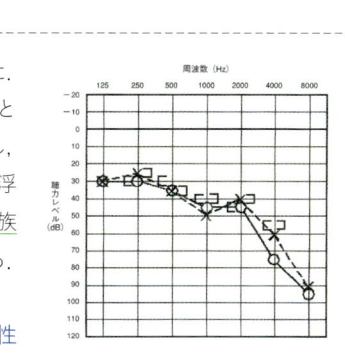

L

急性腎障害

Preview

L-01	急性腎障害
L-02	急性腎障害の病態
L-03	急性腎障害の症状・診断
L-04	急性腎障害の原因と鑑別

L-05	腎前性腎不全（腎前性高窒素血症）
L-06	肝腎症候群

L-07	腎性腎不全
L-08	急性尿細管壊死
L-09	造影剤腎症
L-10	コレステロール塞栓症
L-11	薬剤性腎障害
L-12	急性尿細管間質性腎炎
L-13	色素性腎障害（横紋筋融解症）

L-14	腎後性腎不全
L-15	閉塞性腎症

Navi 1　急激な腎機能の低下

急激な腎機能低下が認められたときには、それが腎灌流障害に起因するものか、腎実質障害によるものか、尿路閉塞によるものかなど、原因の特定が必要です。

▶ L-01 ～ L-04 では、急性腎障害の病態のほか、症状や診断、鑑別法などを解説していきます。

Navi 2　腎前性，腎性，腎後性の3つに分けて考える

正常な腎機能を保てなくなる原因には、腎前性、腎性、腎後性の3つが考えられます。

▶ L-05 ～ L-15 で、腎前性、腎性、腎後性の病態とそれぞれに該当する疾患をみていきましょう。

L-01　急性腎障害

▶レファレンス
・ハリソン④：p.1988-2000
・新臨内科⑨：p.991-993

One More Navi
AKIのおき始めや回復時のように腎機能が変動しているときには血清Cr値はGFRを反映していないことがある．

L-02　急性腎障害の病態

血清Cr値のみで評価する**急性腎不全**に対して、最近では急性の尿量変化も組み入れて名づけられた**急性腎障害**（acute kidney injury；AKI）という言葉が使われるようになってきています．AKIは、数時間〜数日でおきる**急激な腎機能の低下**を特徴とします．

AKIには複数の定義があり、たとえば、①2日以内に血清Crが0.3 mg/dL以上上昇するもの、②血清Cr値が50％以上上昇するもの、③6時間以上にわたって尿量が0.5 mL/kg/時以下となるもの、などと定義されています．

GFRが半分になっても、血清Cr値は1〜2 mg/dLに増加する程度であるため、上記の定義で血清Cr値が0.3 mg/dL上昇するということは、かなりの腎機能低下を意味していると考えられます．

Fig. AKIの経過とGFR，尿量，BUNの推移

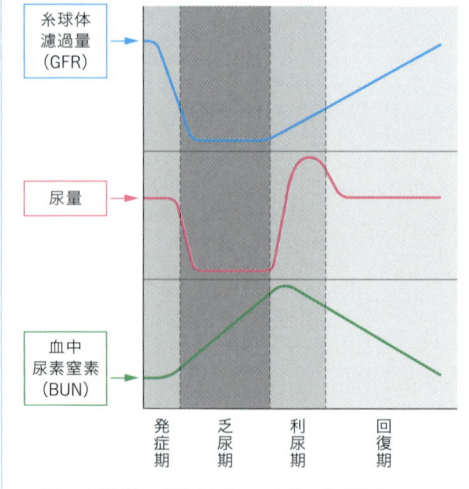

グラフは乏尿性のAKIを示しているが、非乏尿性のAKIの場合、乏尿期の尿量があまり低下しないことがある

このように，血清 Cr 値の変化は GFR の低下に比べて軽微であるため，集中治療室（ICU）のように時間単位で腎機能をモニターしなければいけない場合には，尿量の低下がよい指標になります．しかし，尿量だけでは非乏尿性（1日尿量 500 mL 以上）の AKI の場合に誤った評価をしてしまう危険性があるため注意が必要です．

AKI のリスクファクターは，慢性腎臓病，糖尿病性腎症，心不全，肝疾患，脱水，50 歳以上があげられます．AKI の原因にかかわらず，AKI を合併すると死亡率が上昇します．

L-03 急性腎障害の症状・診断

よくある AKI の症状は，尿素や Cr のような窒素代謝廃棄物の蓄積，細胞外液量の調節不全による体液貯留，代謝性アシドーシス，高 K 血症，貧血，臓器不全です．AKI が疑われる患者には造影剤，NSAIDs，ACE 阻害薬，ARB，シクロオキシゲナーゼ 2（COX-2）阻害薬などの腎毒性薬剤の使用の有無について，よく問診する必要があります．

身体所見では体液量の評価や AKI の原因になりそうな皮膚所見（血管炎の紫斑），尿沈渣（急性間質性腎炎，尿路感染，コレステロール塞栓症でみられる尿中好酸球）も重要です．

腎エコーは，腎臓の形態（慢性腎不全では腎萎縮や薄い皮質，ただし糖尿病腎症とアミロイド腎では萎縮しにくい）や，エコー輝度（腎実質病変でエコー輝度上昇），水腎症を否定するために AKI の全例で行うべき検査です．

また，腎生検で治療方針や予後がわかるので，確定診断が下せない場合には，腎生検を考慮します．

L-04 急性腎障害の原因と鑑別

AKI の原因は，腎灌流の低下に起因する腎前性，腎実質障害に起因する腎性，尿路閉塞などに起因する腎後性の 3 つに分類されます．

One More Navi
BUN/Cr は急性尿細管壊死では基準値の 10～15 であるのに対して腎前性では 20 以上となる．

One More Navi
腎前性 AKI では，バソプレシンが増加して尿細管での尿素の再吸収が亢進するので尿素はクレアチニンよりも速く上昇する（BUN/Cr 比の上昇）．髄質に濃縮された窒素のために尿中の窒素濃度は増加して尿中尿素の血中尿素（血中尿素窒素）に対する比率が高くなる．一方，尿細管からの分泌増加から尿中 Cr の血清 Cr に対する比率も高くなる．これに対して尿細管機能が低下した急性尿細管壊死ではともに低下し，尿を濃縮も希釈もできない等張尿で，尿中 Na は高値（40 mEq/L 以上）．

One More Navi
腎前性と急性尿細管壊死（ATN）が合併していることもあるので ATN に生理食塩水投与がいつも無意味なわけではない．

Assist Navi 尿生化学的検査と尿所見による急性腎不全の鑑別

		腎性	
	腎前性	乏尿性糸球体腎炎 急性間質性腎炎	急性尿細管壊死
尿量	乏尿	乏尿～無尿	乏尿，無尿，非乏尿
尿比重	>1.020	>1.020	1.010
尿浸透圧（U_{OSM}）	>500 mOsm/kgH$_2$O	>400 mOsm/kgH$_2$O	300 mOsm/kgH$_2$O 前後
尿中 Na 濃度	<20 mEq/L	<20 mEq/L	>40 mEq/L
尿中 Na 排泄率（FE_{Na}）	<1%	<1%	≧2%
（尿／血清）クレアチニン比	>40	>40	<20
（尿／血清）尿素窒素比	>20	>20	<20
尿所見 尿蛋白	－, ＋	＋＋～＋＋＋	－, ＋
尿所見 尿沈渣	正常～硝子円柱	赤血球円柱 多核白血球 好酸球	腎上皮細胞 粗大顆粒円柱 腎上皮円柱

Fig. 急性腎障害の鑑別

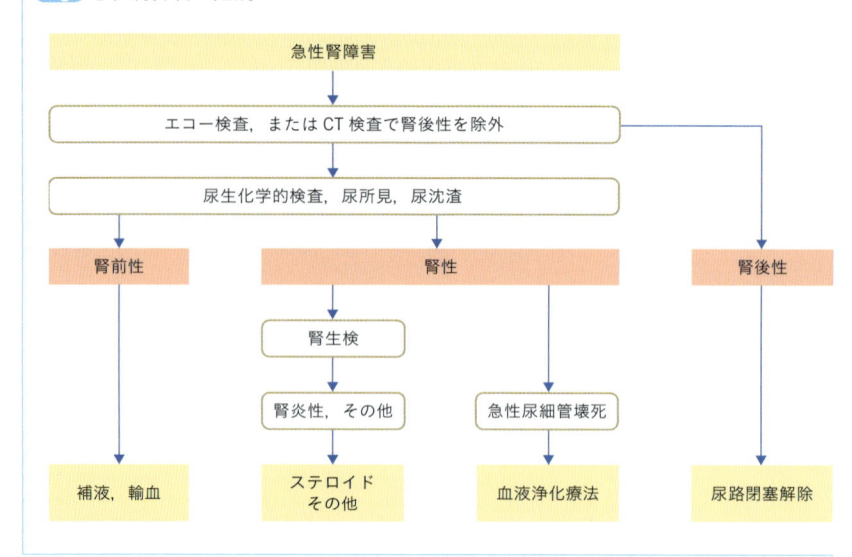

```
                        急性腎障害
                            ↓
              エコー検査，またはCT検査で腎後性を除外
                            ↓
                 尿生化学的検査，尿所見，尿沈渣
                            ↓
        ┌───────────────┼───────────────┐
      腎前性            腎性            腎後性
                        ↓
                       腎生検
                        ↓
                ┌───────┴───────┐
             腎炎性，その他    急性尿細管壊死
        ↓       ↓              ↓              ↓
     補液，輸血  ステロイド   血液浄化療法    尿路閉塞解除
               その他
```

これらの原因を探るためには，尿中 Na 排泄率（FE_Na）を計算することが有用です．FE_Na は以下の式で求めることができます．

$$FE_{Na} = \frac{Na\ クリアランス}{Cr\ クリアランス} \times 100\% = \frac{尿中\ Na \times 血清\ Cr}{血清\ Na \times 尿中\ Cr} \times 100\%$$

乏尿性 AKI で，FE_Na が 1% 以下である場合，尿細管が盛んに Na を再吸収していることが示唆されており，尿沈渣に異常がなければ腎前性 AKI を疑います．一方，FE_Na が 2% 以上の場合は，尿細管での Na の再吸収に障害があることが考えられ，急性尿細管壊死（腎性 AKI）が疑われます．ただし，慢性腎臓病（CKD）の患者では，尿細管の Na 再吸収機能がすでに低下しており，FE_Na が 2% 以上でも腎前性 AKI を合併していることもあります．

なお，腎後性の AKI では FE_Na はさまざまな値を示すため鑑別には使えません．腎後性の AKI は腎エコーや CT による画像診断で，はじめに除外しておくことが大切です．

L-05 腎前性腎不全（腎前性高窒素血症）

▶レファレンス
・ハリソン④：p.1989-1990

病態 腎前性腎不全の原因の多くは脱水もしくは心不全です．腎血流量の自動調節能が破綻して，糸球体濾過を維持できなくなった状態で，平均血圧が 60 mmHg 以下になるとおきやすくなります．それ以上の血圧でも，慢性腎臓病や糸球体血流が変化する薬（NSAIDs など）を使用している場合は，注意が必要です．

脱水があると体液減少を示す起立性低血圧を呈することがよくありますが，AKI の半分の患者では脱水が明らかでなく，体液量が正常や体液貯留の状態であっても糸球体血流変化によって腎前性腎不全がおきます．たとえば，心不全や肝疾患では，有効動脈血量が減っている（血管内脱水）ために，浮腫や腹水などの体液貯留があると腎前性腎不全がおきます．肝硬変では大量腹水穿刺後に腎前性腎不全がおきる危険があります．また，糸球体輸入細動脈の狭窄や攣縮，輸出細動脈の拡張や収縮不全があると，軽度の血圧低下でも糸球体内圧の低下がおきて，GFR が低下しやすくなります．

治療 糸球体血流の減少の原因を取り除き，補液・輸血などで喪失分を補うことが大切です．心不全がある場合は，併せて心不全の治療を行います．

One More Navi
輸入細動脈の狭窄・攣縮（スパズム）は NSAIDs や交感神経緊張でおきやすい．また，輸出細動脈の拡張や収縮不全はアンジオテンシンⅡ抑制や動脈硬化でおきやすい．

L-06 肝腎症候群

Fig. 肝硬変から腎血流の減少に至るメカニズム

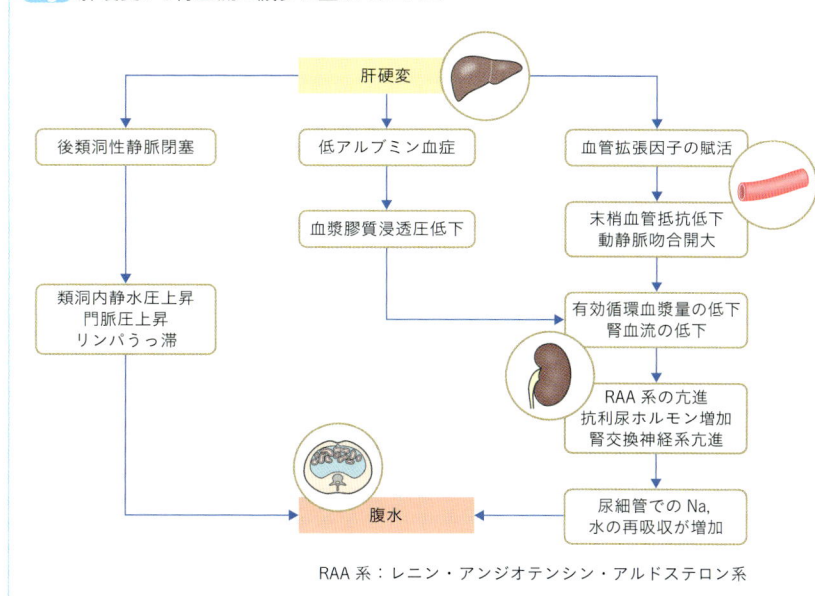

```
                    肝硬変
        ┌─────────────┼─────────────┐
   後類洞性静脈閉塞   低アルブミン血症   血管拡張因子の賦活
        │             │               │
        │        血漿膠質浸透圧低下   末梢血管抵抗低下
        │             │            動静脈吻合開大
   類洞内静水圧上昇    │               │
   門脈圧上昇          │         有効循環血漿量の低下
   リンパうっ滞        │         腎血流の低下
        │             │               │
        │             │          RAA系の亢進
        │             │          抗利尿ホルモン増加
        │             │          腎交換神経系亢進
        │             ↓               │
        └──────────→ 腹水 ←──── 尿細管でのNa,
                                   水の再吸収が増加
```

RAA系：レニン・アンジオテンシン・アルドステロン系

One More Navi

肝腎症候群では細胞外液は増加しているが腎臓はNaを貯留するような間違った反応をしている（全身の血管が拡張していても腎動脈が収縮して腎血流量は減っているため）．通常の腎前性AKIと違い，輸液では腎機能は回復せず浮腫や腹水が悪化する．

病態 肝腎症候群（hepatorenal syndrome）は肝不全で腎血流量が低下して，高窒素血症になる病態です．最近では敗血症ショックのない細菌感染と考えられています．**1型肝腎症候群**は，2週間以内にGFRが半減して20 mL/分/1.73 m² 以下か，血清Crが倍増して2.5 mg/dL以上になります．劇症肝炎，食道静脈瘤破裂，特発性細菌性腹膜炎，敗血症，過度の利尿，大量腹水穿刺でおこります．特発性細菌性腹膜炎の患者では，1型肝腎症候群の**予防にアルブミン投与**が勧められます．

一方，**2型肝腎症候群**は，治療抵抗性腹水のある患者に徐々におきます．

治療 肝腎症候群では，腎臓以外の血管が拡張しており，また，腹水のために有効動脈血液量が減少しています．治療としては，体液補充と血管収縮薬によって腎血流量を増加させます．まず，肝腎症候群の疑われる患者には，**アルブミン1 g/kg/日を最高100 g/日まで投与して体液を増加**させます．これで腎機能が改善するようなら，腎前性腎不全の可能性があります．

Fig. 経頸静脈的肝内門脈肝静脈シャント形成術

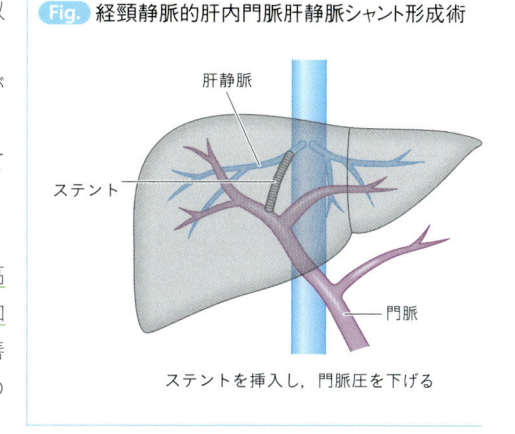

肝静脈／ステント／門脈
ステントを挿入し，門脈圧を下げる

次に，血圧を上げる血管収縮薬による支持療法を行います．血管収縮薬にはテリプレシン（本邦未承認，バソプレシン類似体），ノルアドレナリン，ミドドリン塩酸塩（交感神経α刺激薬），オクトレオチド酢酸塩（ソマトスタチン類似体）があります．

これらの併用とアルブミンでも腎機能の改善が得られなければ，カテーテルによるステント挿入で**経頸静脈的肝内門脈肝静脈シャント形成術**（transjugular intrahepatic portosystemic shunt；TIPS）を行い，門脈圧を下げます．肝臓を迂回するシャント血

流が増加すると，肝性脳症の危険があるので，重症肝不全の患者に限って行います．
　肝移植が肝腎症候群の患者には最適治療ですが，肝移植できなければ，透析治療を行わざるをえません．しかし，感染性合併症や低血圧のために透析の予後は不良です．

関連項目

▶心腎症候群

　急性非代償性心不全時におきる腎機能障害のことです．入院中の非代償性心不全患者の1/3に合併して，入院期間の延長や7倍の死亡率増加の原因になっています．ヒト心房性ナトリウム利尿ペプチド（hANP）は，血管拡張作用，利尿作用がありフロセミドに比べてカリウムへの影響が少なく，レニン・アンジオテンシン・アルドステロン系に対して抑制効果を示すので，非代償性うっ血性心不全に使用されます．しかし，類似薬の脳性Na利尿ペプチド（BNP）であるネシリチド（本邦未承認）を使うと，腎機能障害をおこし，予後が悪くなると報告されているので注意が必要です．

▶腹部コンパートメント症候群

　腹腔内出血，重症膵炎，イレウス（腸管浮腫），大量輸液後，腹部手術後の患者は，腹腔内圧が上昇して，呼吸・循環障害を生じます．このときAKIを合併しやすいですが，腎不全の原因は腎静脈圧の上昇と考えられています．膀胱カテーテルでの，膀胱内圧が20 mmHg以上あって，左心不全と末梢血管抵抗上昇があれば，腹部コンパートメント症候群と診断されます．外科的に腹圧を減圧すると，速やかに腎機能は回復します．

One More Navi
腹部コンパートメント症候群は腎前性だが補液によって腸管の浮腫が増加して腎不全が悪化する．逆に術後に補液で改善しない場合にはこの疾患を疑う．

L-07　腎性腎不全

L-08　急性尿細管壊死

▶レファレンス
・ハリソン④：p.1990

病態　急性尿細管壊死（acute tubular necrosis；ATN）は，入院患者で最も多いAKIの原因です．腎虚血が続く場合や腎毒性薬剤によって引きおこされます．ATNが最も多く発生する部位は，再吸収がさかんで酸素消費量の多い近位尿細管です．尿細管は，障害の程度によっては再生可能な場合もあるため，2週間で治ることもあります．その一方で，非可逆性の末期腎不全になるケースもあります．検尿で泥様の褐色円柱（壊死した尿細管が尿中へ）がみられ，多くはFE$_{Na}$が2%以上です．
治療　尿量低下時には過剰な輸液は体液貯留を招き，心不全を

Fig. 急性尿細管壊死

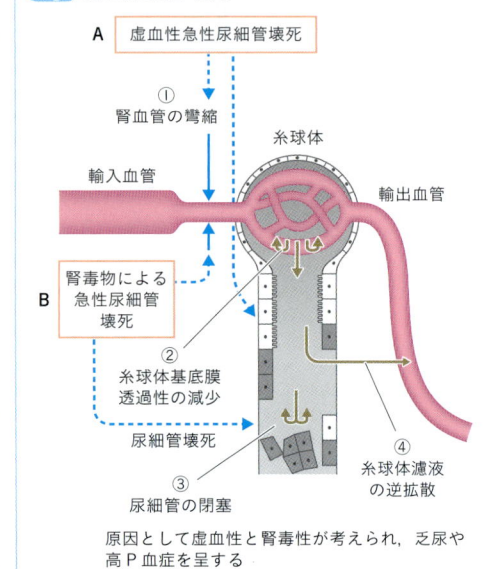

A 虚血性急性尿細管壊死
① 腎血管の攣縮
B 腎毒物による急性尿細管壊死
② 糸球体基底膜透過性の減少
③ 尿細管の閉塞
④ 糸球体濾液の逆拡散

原因として虚血性と腎毒性が考えられ，乏尿や高P血症を呈する

引きおこすので平均血圧を 65 mmHg 以上に保つように補液や昇圧薬を投与します（左心不全ではもう少し低めでもよい）．

AKI の薬物療法の有効性は示されていません．たとえば，高用量のドパミンは血圧を維持するのに有効でも，腎血流を低下させるので AKI は悪化します．一方，腎血流を減らさない低用量ドパミンを点滴しても，AKI の回復や死亡率は改善しません．ループ利尿薬も体液貯留や高 K 血症の治療には有効ですが，AKI の予防や乏尿（500 mL/日以下）の回復には寄与せず，血液浄化療法への移行も減らすことはできません．

食事療法（低蛋白，減塩，K 制限食），血液浄化療法を開始するのは CKD の場合と同様です．ただ，CKD より AKI では急速に病態が変化し，また，老廃物の除去よりも水分除去を目的として血液浄化療法が行われることが多いので，CKD の基準より早期に血液透析に導入します．しかし，血液浄化療法開始の決定にあたっては，血液透析で抗凝固薬を使ったり，血圧が不安定になったり，血液と透析膜の接触で白血球や補体が活性化されたりするなど，急性腎不全からの回復に悪影響を及ぼす可能性もあることを考慮に入れておく必要があります．

経過・予後 2 週間ほどの乏尿期の後に，貯留した体液が排泄される利尿期がきます．これは尿細管再生の後，未熟なために尿濃縮が回復していないことも示唆しています．1 日に 2～3 L 以上，多い人では 10 L の尿が出ることがあるので，脱水にならないように尿量や体重をみながら補液します．尿濃縮に異常がある非乏尿性 AKI は，利尿期から発症した AKI とも考えられます．なお，透析などで十分除水されていると利尿期は観察されないこともあります．

AKI の予後は，AKI の重症度のみならず，合併疾患の有無にも左右されます．たとえば，透析をせずに回復した AKI は 8 割以上が腎機能正常まで回復しますが，多臓器不全を合併した AKI では半分以上が死亡します．非乏尿性 AKI が乏尿性 AKI よりも予後が良いのも，非乏尿性 AKI では尿細管障害が軽いからです．

L-09 造影剤腎症

病態 造影剤投与後，1～2 日で血清 Cr が上昇するのが造影剤腎症（contrast nephropathy）です．多くは非乏尿性 AKI で 1～2 週の経過で回復します．

冠動脈造影では，血清 Cr 値が 1.5 mg/dL 以上または GFR 60 mL/分/1.73 m² 以下の CKD や，糖尿病の合併例で造影剤腎症がおきやすくなります．そのほかに脱水，腎毒性薬物併用，心機能低下，高度動脈硬化，多発性骨髄腫，造影剤の頻回使用，高齢などがリスクになります．

予防 発症を予防するもっとも有効な方法は 0.9% 生理食塩水による補液です．一方，0.45% 生食（half saline）の効果は劣ります．造影剤投与 3～12 時間前から，1～1.5 mL/kg/ 時の速度で点滴し，術後も 6～24 時間継続する補液が勧められます．

造影剤投与前に，NSAIDs（PGE₂ 産生低下して PGE₂ による輸入細動脈拡張が弱まる）とメトホルミン（腎不全になると乳酸アシドーシスをおこしやすい）を中止すべきです．逆に，ACE 阻害薬や ARB 長期投与中の患者は投薬を継続すべきです．抗酸化ストレス作用のある N- アセチルシステイン製剤が，予防に有効かどうかは不明ですが，副作用も少ないので高リスク患者には考慮します．また非イオン性の，低浸透圧性（500～850 mOsm），等浸透圧性（290 mOsm）造影剤が，高リスク患者には安全です．造影剤の使用量はできる限り少なくすることが望まれます（最大 5 mL/kg 体重，または 250 mL；腎機能低下時は血清 Cr 値で割る）．なお，造影剤投与後の腎症予防を目的とした血液透析は効果がないだけでなく，腎症のリスクを高くすることが示唆されているので推奨されません．

One More Navi
デキストランやアルブミンなどの膠質輸液や心房性 Na 利尿ペプチド（ANP）やエリスロポエチンなどの増殖因子もヒトでの有効性は示されていない．

One More Navi
ヨードアレルギーはヨード造影剤が直接補体を活性化することでおきるアナフィラキシーに似たアナフィラクトイドなので，初回投与でも少量でもおきる危険がある．造影剤腎症は活性酸素による血管収縮が原因で，腎前性腎障害．

One More Navi
尿量などの臨床症状から造影剤腎症は診断できないので，造影剤が投与された患者は全例で 24 時間後に血清 Cr を測定すべきである．

関連項目

▶ 透析患者への造影剤投与

　乏尿あるいは無尿の慢性維持血液透析患者において，造影剤使用直後の緊急的な血液透析は，体液量過剰がない限り必要でないことが示されています．したがって，造影剤検査はなるべく予定透析日の午前中に行うことが望ましいといえます．

　透析患者でも残腎機能があるので，それを障害しないように造影剤やアミノグリコシド系抗菌薬の投与は控える必要があります．

▶ ヨード系造影剤に代わるもの

　MRI に使用するガドリニウム含有造影剤は，腎排泄ながら腎毒性が少ないため，造影 CT より腎障害に用いやすいと考えられてきました．しかし，最近，腎性全身性線維症（nephrogenic systemic fibrosis；NSF）という，皮膚が樹皮状に線維化，硬化して，関節の拘縮や痛み，さらには肺や肝の線維化で半分が死亡する重篤な疾患の原因が，ガドリニウム含有造影剤であることがわかりました．そのため，GFR 30 mL/分/1.73 m^2 以下の患者には，ガドリニウム含有造影 MRI は禁忌です．CO_2 ガス造影による血管造影もありますが，横隔膜より上の血管の造影では，脳毒性の問題があります．

L-10　コレステロール塞栓症

病態　コレステロール塞栓症（cholesterol embolism）は大動脈や比較的太い動脈の動脈硬化性プラークから発生したコレステロール結晶が小動脈で多発性の塞栓をおこし，多臓器障害を発症する疾患です．動脈硬化性プラークのある患者では，コレステロール結晶塞栓によって AKI を発症することがあります．自然にもおきますが，冠動脈造影や腎血管造影，大動脈術後に発症しやすく，また，ヘパリン，ワルファリンカリウム，線溶薬による抗凝固療法でもおきやすいともいわれます．

症状　腎障害は亜急性に発症して数週にわたります．皮膚症状も 10〜15% にみられ，網目のような皮疹（網状皮斑）（livedo reticularis），皮膚潰瘍，結節などがみられます．腎外症状としては，腹痛，消化管出血，膵炎，網膜血栓症（Hollenhorst 斑）があります．

　検尿は通常は正常ですが，変形赤血球や赤血球円柱が見られることもあります．赤沈亢進，好酸球増加，補体低下が初期にみられますが，一過性であるため 1 週間で正常化します．

治療　予後は不良で，治療はアテローマの予防しかありません（血圧，脂質，血糖，禁煙）．高リスク患者でのカテーテル操作や大血管手術は避けるべきです．

国試出題症例
[国試 103-A50]

● 60 歳の男性．腎機能の低下について他科からのコンサルテーションを受けた．5 年前から年に数回胸痛を訴えており，最近頻度が増加したので，1 週前に精査のため入院した．6 日前に心臓カテーテル検査で 1 枝病変が確認された．3 日前から血清クレアチニンの上昇が認められ，徐々に悪化している．昨日から第 2 趾先端部に疼痛を伴う紫色の変色が認められた．30 歳から高血圧で降圧薬の投与を受けている．40 歳から糖尿病で経口糖尿病薬の投与を受けている．喫煙は 30 本/日を 30 年間．飲酒はビール大瓶 2 本/日を 25 年間．意識は清明．身長 170 cm，体重 95 kg．体温 37.2℃．脈拍 72/分，整．血圧

160/90 mmHg．尿所見：蛋白 1＋，糖 1＋，潜血 3＋．血液所見：赤血球 420 万，Hb 14 g/dL，Ht 42％，白血球 7,000，血小板 14 万．血液生化学所見：血糖 180 mg/dL，HbA1C 7.5％，総蛋白 7.0 g/dL，アルブミン 4.5 g/dL，尿素窒素 70 mg/dL，クレアチニン 5.2 mg/dL，尿酸 8.0 mg/dL，総コレステロール 310 mg/dL，トリグリセリド 220 mg/dL，総ビリルビン 1.0 mg/dL，直接ビリルビン 0.5 mg/dL，AST 32 IU/L，ALT 25 IU/L，LD 480 IU/L（基準 176～353），ALP 250 IU/L（基準 115～359），Na 141 mEq/L，K 5.2 mEq/L，Cl 102 mEq/L，Ca 9.0 mg/dL，P 5.1 mg/dL，CRP 1.2 mg/dL

⇒コレステロール塞栓で補体低下と好酸球増加がありうる．

One More Navi
アミノグリコシド系抗菌薬は，多くが腎排泄され，少量が近位尿細管で再吸収されリソソームに蓄積されて腎障害をおこす．非乏尿性腎障害で可逆的だが進行すると不可逆的になる．

One More Navi
化学療法による腎障害
シスプラチンは，直接尿細管を障害するが，テオフィリンの前投与で軽減される．イホスファミド，エトポシド，カルボプラチンも急性尿細管障害をおこすが，補液を事前にすることで腎毒性が軽減できる．メトトレキサートは尿細管管腔に析出するが，補液と尿アルカリ化で軽減できる．ゲムシタビン塩酸塩とブレオマイシンは，血漿交換で治らない血栓性微小血管障害をおこす．ベバシズマブのような血管内皮増殖因子阻害薬も血栓性血小板減少性紫斑病（TTP）をおこす．

L-11 薬剤性腎障害

病態 入院患者の急性腎不全の原因の 20％ が薬剤性で，その約半数が抗菌薬といわれます．薬物性腎不全による死亡率は高く，50％ 前後です．

薬剤性腎障害を引きおこす薬剤としては，抗菌薬では，アミノグリコシド系，バンコマイシン，セファロスポリン，テトラサイクリン，ペンタミジン，リファンピシン，アムホテリシンB（真菌治療薬），アシクロビル（ヘルペスウイルス治療薬），ホスカルネット（サイトメガロウイルス治療薬）があります．また，抗癌剤ではシスプラチン，免疫抑制薬ではシクロスポリン．浸透圧障害としてマンニトール，X 線造影剤，鎮痛薬の NSAIDs（アセトアミノフェンは比較的少ない）があります．

用量依存的な中毒性の薬剤の場合，急性尿細管壊死を引きおこしやすく，一方で用量非依存的な過敏反応によるものは急性尿細管間質性腎炎になります．最近ではプロトンポンプ阻害薬による腎障害も多くなってきています．

Tab. 薬剤性腎障害の種類

	腎障害形式	臨床症状
中毒性 ・用量依存性	尿細管機能障害 ↓ 腎皮質 ・尿細管壊死（ATN）	尿濃縮力↓ 低張・多尿 脱水 塩喪失 急性腎不全 BUN，血清 Cr 上昇
過敏性 ・用量非依存性		発熱，発疹，好酸球尿 急性腎不全

国試出題症例
[国試97-A38]

● 55 歳の男性．尿量の減少と全身倦怠感のため来院した．腰痛のため市販の非ステロイド性抗炎症薬を 3 日間大量に服用した．顔面と下腿とに軽い浮腫を認める．脈拍 104/分，整．血圧 180/100 mmHg．肺野に coarse crackles〈水泡音〉を聴取する．尿道カテーテルを留置し 10 mL/時の尿量が得られた．尿所見：蛋白 3＋，糖 1＋，クレアチニン 95 mg/dL，Na 50 mEq/L，K 11 mEq/L．血清生化学所見：総蛋白 6.3 g/dL，尿素窒素 40 mg/dL，クレアチニン 4.2 mg/dL，Na 131 mEq/L，K 6.7 mEq/L，Cl 100 mEq/L．腹部 X 線単純写真で腎陰影の長径は左右とも 14 cm である．

⇒非ステロイド性抗炎症鎮痛薬による中毒性急性腎不全（薬剤性腎障害）．

L-12 急性尿細管間質性腎炎

病態 急性尿細管間質性腎炎（acute tubulointerstitial nephritis）は尿細管間質領域に浮腫や細胞浸潤などの急性病変を認めるものを指します．糸球体には大きな変化はみられません．薬剤へのアレルギー反応でよくおきますが，感染症や自己免疫

疾患でもおきます．

症状　薬剤性の急性尿細管間質性腎炎は，発疹，掻痒感，㋐好酸球増加，発熱を伴いますが，NSAIDsやプロトンポンプ阻害薬による急性尿細管間質性腎炎では，これらの症状がみられないこともあります．

　検尿では，白血球（特にリンパ球），好酸球，白血球円柱，中等量以下の蛋白がみられます．㋐尿中好酸球やガリウムシンチ（間質に取り込まれる）は感度や特異性が低く，リンパ球刺激試験も参考程度です．

治療　薬剤の中止で回復することが多いので，薬剤性を疑ったら薬剤を中止して，2〜3週間，腎機能回復をモニターします．㋐悪化する時はステロイドを投与します．ただし，ステロイドは炎症細胞浸潤を腎生検で確認できれば有効かもしれませんが，前向き研究での有効性は証明されていません．

Fig. 急性尿細管間質性腎炎の光顕所見

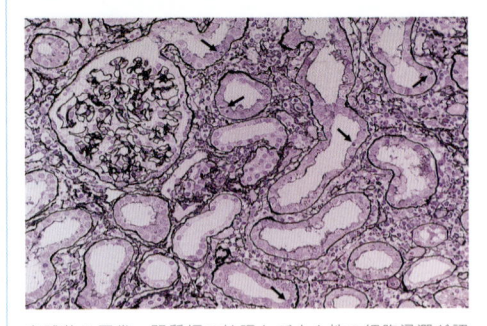

糸球体は正常．間質幅の拡張とびまん性の細胞浸潤が認められる．また，一部の尿細管でリンパ球が入り込んで，尿細管炎の所見を呈している（矢印）．
『新臨床内科学9版』[(9)]より

L-13　色素性腎障害（横紋筋融解症）

Fig. 横紋筋融解症と色素性腎障害

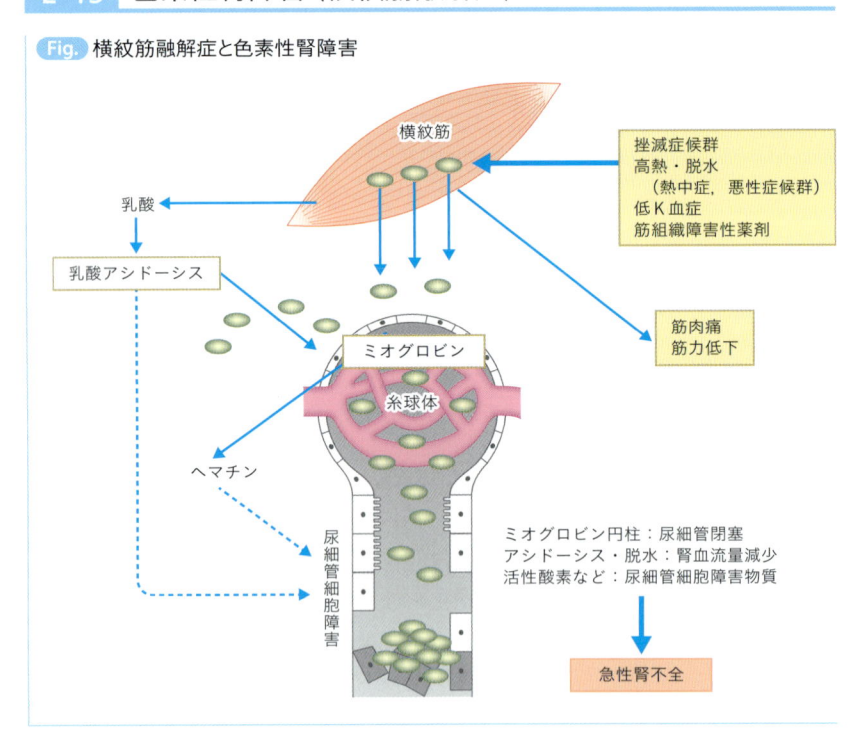

ミオグロビン円柱：尿細管閉塞
アシドーシス・脱水：腎血流量減少
活性酸素など：尿細管細胞障害物質
→急性腎不全

病態　体細胞の障害で放出される物質により引きおこされるAKIで，溶血や横紋筋融解（rhabdomyolysis）の際の㋐ヘモグロビンやミオグロビンが腎障害の原因となるものを色素性腎障害（pigment nephropathy）といいます．

　ミオグロビンは，腎虚血や尿細管閉塞をおこして腎障害が生じ（ミオグロビン尿は潜血反応陽性），㋐横紋筋融解症の半分がAKIになります．横紋筋融解は筋毒性薬剤（フィブラート，スタチン，炭酸リチウム，抗精神病薬，抗ヒスタミン薬，バ

ルプロ酸ナトリウムなど）の使用，感染，過度の運動，長期不動，挫滅症候群，激しい全身性けいれん，熱射病，悪性高熱，動脈閉塞による筋虚血などで発症しやすくなります．また，アルコール，コカイン，低K血症，甲状腺ホルモン異常でも好発します．

診断 血中のクレアチンキナーゼが 1,000 U/L では薬剤を中止し，5,000 U/L 以上は横紋筋融解症を否定しにくいです．合併症として，高P血症や高尿酸血症（筋肉より流出），低Ca血症（リンと結合して結晶化），代謝性アシドーシス，急性筋コンパートメント症候群（筋浮腫や出血が神経や血管を圧迫），四肢虚血があります．

治療 0.9% 生理食塩水での補液が腎障害の進行をおさえるのにもっとも有効です．回復時のリバウンドがあるので，Ca 補充は，低Ca血症の症状（けいれんなど）がある場合に限ります．尿のアルカリ化も有効です．

関連項目

▶腫瘍崩壊症候群

腫瘍崩壊症候群は化学療法によって腫瘍細胞が破壊されたり，大きい腫瘍では自然に融解しておきます．尿細管内に，尿酸とCaがリン酸カルシウムとして析出して，閉塞するのでAKIがおきます．

急に乏尿になり，血清尿酸，リン酸，カリウムが上昇して発症します．腫瘍量の大きい患者では，化学療法前にアロプリノールの予防投与が有効です．治療前から尿酸高値の患者では，尿酸をさらに酸化してアラントインを生成する尿酸酸化酵素薬（遺伝子組み換えラスブリカーゼ）がさらに有効です．また，十分な補液をすることも重要で，治療前に血清尿酸やLDLが高値で腫瘍量の多い患者や腎不全の患者は，入院して補液をしながら治療後に腎機能，血清K，リン，尿酸をモニターします．かつては，尿アルカリ化が治療に用いられましたが，リン酸カルシウムの析出を促進して，腎機能が悪化するので現在は用いられません．0.9% 生理食塩水の補液で尿中濃度を低下させるほうが重要です．乏尿や致死的な高カリウム血症では，早期に透析します．

▶血栓性微小血管症

血栓性微小血管症（thrombotic microangiopathy；TMA）とは，血管内皮細胞傷害によって，血漿成分が動脈壁や糸球体毛細血管の内皮下に滲入してきておきます．血管内腔が狭窄して血栓ができ，虚血性腎障害をおこし，細血管障害性溶血性貧血を合併したAKIとして発症します．半分に補体C3低下がありますが，検尿ではほとんど異常がありません．稀に，急性尿細管壊死のような泥様の褐色円柱を認めることもあります．

寒冷刺激や脱水，感染症，NSAIDs，ステロイド大量投与などを誘因として，輸入細動脈が攣縮（スパズム）すると，強皮症腎クリーゼとなり，悪性高血圧やAKIになります．これとは別に，血小板数低下と溶血を呈する血栓性微小血管障害からの，強皮症腎クリーゼへの進行もあります．ともにACE阻害薬の治療で回復が期待できます．

One More Navi

強皮症腎クリーゼや悪性高血圧では，血管攣縮のために腎臓からアンジオテンシンⅡが産生され，それがまた血管攣縮をおこすという悪循環で進行性に腎機能が悪化する（破砕赤血球もみられる）．しかしACE阻害薬によって著しく予後が改善した．

L-14 腎後性腎不全

▶レファレンス
・ハリソン④：p.1995-1996

L-15 閉塞性腎症

病態 閉塞性腎症（obstructive nephropathy）は，AKI の原因の 5% を占めます．尿路が閉塞すると腎内動脈攣縮，虚血性尿細管障害，間質線維化がおきます．開放されなければ末期腎不全に進行します．完全閉塞では尿量がかなり減少しますが，🅿部分閉塞では，尿細管機能障害や老廃物蓄積後排出でむしろ多尿になります．

診断 前立腺疾患や腎盂悪性腫瘍の患者では，AKI の原因に尿路閉塞を疑います．🅿閉塞性障害の患者は水腎症になりやすいので，まず腎エコーで後腎性 AKI の有無を診断することが重要です．ただ，尿管全体にわたる閉塞（後腹膜線維症など）や尿路閉塞早期，極度の脱水の合併では腎後性腎不全でも水腎症の所見が目立たないこともあります．また，🅿片側の尿管閉塞だけでは腎不全にならないので，閉塞していないほうの腎機能の有無とともに，両側尿管閉塞，前立腺疾患の確認も必要です．

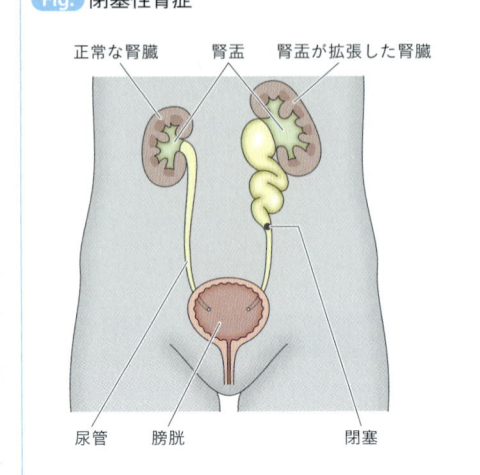

治療 🅿発症 1 週間以内に閉塞を解除すれば腎後性 AKI は予後良好です．3 か月を過ぎると間質の線維化のために回復は困難です．

Fig. 閉塞性腎症

正常な腎臓　腎盂　腎盂が拡張した腎臓
尿管　膀胱　閉塞

M
慢性腎臓病

Preview

M-01	慢性腎臓病
M-02	慢性腎臓病のスクリーニング
M-03	慢性腎臓病の症状・診断

M-04	慢性腎臓病の治療―全身管理
M-05	治療目標と全身管理
M-06	高血圧の管理

| M-07 | 末期腎不全の治療 |

M-08	透析療法
M-09	透析方法の選択（血液透析か，腹膜透析か）
M-10	血液透析
M-11	腹膜透析
M-12	透析の合併症

M-13	腎移植
M-14	免疫抑制療法
M-15	腎移植の合併症

M-16	慢性腎臓病の合併症
M-17	心血管系疾患
M-18	貧血
M-19	ミネラル代謝異常（骨異常）

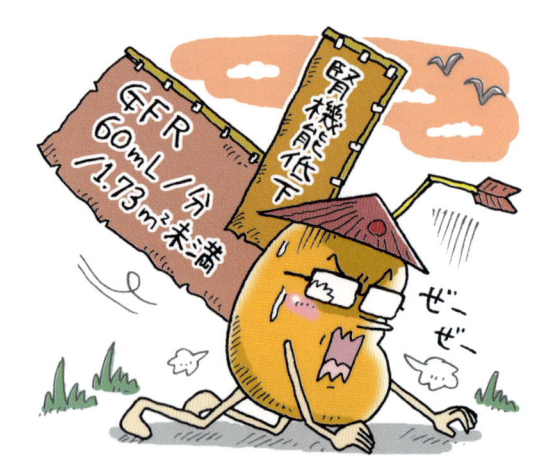

Navi 1 3か月以上にわたる腎障害と腎機能低下

3か月以上にわたって腎障害があるか，糸球体濾過値（GFR）<60 mL/分/1.73 m^{2}である場合が慢性腎臓病（CKD）とされています．

CKDの治療目標は病期の進行を遅らせ，症状の軽減と合併症の発症リスクを低減させることにあります．まずは，慢性腎臓病とは何かを▶M-01～M-03で確認し，▶M-04～M-06で病期にあわせた全身管理についてみていきましょう．

Navi 2 透析療法か，腎移植か？

末期腎不全の治療には透析療法と腎移植のいずれかの治療法が選択されます．

透析療法には，血液透析と腹膜透析の2つの方法があります．▶M-08～M-12では透析方法の選択と，それぞれの方法について述べ，透析におこりやすい合併症についてみていきます．
また，腎移植については，▶M-13～M-15で免疫抑制療法と腎移植に伴う合併症について，考えていきましょう．

Navi 3 心血管系疾患のリスクが極めて高い！

CKDが進行するにしたがって，心血管系疾患のリスクと死亡率はともに上昇します．また，貧血やミネラル代謝異常などが引きおこされます．

▶M-16～M-19で，CKDと関係が深い合併症について，それぞれ取り上げていきます．

M-01 慢性腎臓病

▶レファレンス
・ハリソン④：p.2001-2012
・新臨内科⑨：p.993-995

One More Navi
CKD Stage 2 では GFR が基準値の 90 mL/分/1.73 m² 以下になるだけでは不十分で，蛋白尿や血尿などの腎障害が 3 か月以上あることが必須．これは加齢に伴う生理的腎機能低下の症例を除外するためである．

One More Navi
CKD は進行性で非可逆性であることが重要で，3 か月以上続くことを確認するのが不可欠．

One More Navi
CKD は原疾患にかかわらず代償機能が働いて安定した病態を呈し，共通した末期腎不全になる．そのため原疾患にかかわらず予防や治療を検討できるが，これは糸球体よりも尿細管の病変が腎機能低下をよく反映していることによる．

One More Navi
CKD では残存ネフロンに負荷がかかってネフロンがさらに減少するという悪循環から，進行的に腎機能が低下する（血清 Cr の逆数が直線的に低下）と考えられていたが，すべてがそうではない．多発性嚢胞腎では腎不全が進行して透析が必要になるのは半数であり，原疾患による差もみられる．

病態 3 か月以上にわたって腎障害があるか，糸球体濾過量（GFR）が 60 mL/分/1.73 m² 未満である場合を，慢性腎臓病（chronic kidney disease；CKD）といいます．腎障害とは形態的，機能的異常を広く含む概念で，画像検査，検尿，血液検査異常も含みます．CKD は血清 Cr 値，性，年齢から算出した GFR の程度を 90，60，30，15 で区切り，Stage 1～5 として分類します．

Tab. CKD の Stage 分類

分類	定義	GFR (mL/分/1.73 m²)
Stage 1	腎機能が正常の腎障害	≧90
Stage 2	軽度腎機能低下の腎障害	60～89
Stage 3	中等度腎機能低下	30～59
Stage 4	重度腎機能低下	15～29
Stage 5	腎不全	<15 or 透析

経過 現在，人口全体の 1 割以上が CKD にかかっているとされ，この割合は年々増加しています．これは腎障害をおこす糖尿病，高血圧，肥満，メタボリック症候群の患者が増加しているためと考えられます．

CKD にかかると，減少したネフロンに，ますます負荷がかかって疲弊するので，次第に GFR が低下していきます．その速度は無症状の慢性糸球体腎炎のように 1 mL/分/1.73 m²/年から，重症の糖尿病性腎症のように 12 mL/分/1.73 m²/年と幅がありますが，同一患者では一定ですので，1/Cr を縦軸にとると横軸の年数に応じて直線状に低下します（ⓐⓑⓒ）．その傾きは，蛋白尿の程度，高血圧，人種，原疾患によって違ってきます．この直線から外れた経過をたどる場合，高血圧の悪化に伴う加速（ⓓ）や薬物介入による減速（ⓔ）などの要因が考えられるため，経過観察のよい指標になります．

Fig. CKD の経過

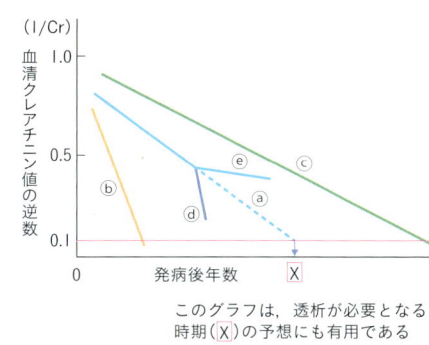

このグラフは，透析が必要となる時期（X）の予想にも有用である

M-02 慢性腎臓病のスクリーニング

有効な介入によって CKD の進行抑制が期待できるので，早期に CKD 患者をみつけることが重要です．

CKD のリスクファクターは高齢，男性，既往歴（脳卒中，心筋梗塞，心不全），足の循環障害，蛋白尿，糖尿病，高血圧，脂質異常症，肥満，家族に透析患者です．特に，糖尿病，高血圧，心血管系疾患は最重要のリスクファクターです．

すべての患者で検尿，早朝尿の尿蛋白または尿中アルブミン／Cr 比を検査します．そして，高リスク患者ではさらに血清 Cr 値と，それから算出される推算糸球体濾過量（estimated glomerular filtration rate：eGFR）を求めます．

関連項目

▶ **推算糸球体濾過量の求め方**

日本人推算糸球体濾過量（eGFR）計算式（成人の場合）

eGFR（男）＝ 194 × 血清 Cr 値$^{-1.094}$ × 年齢$^{-0.287}$

eGFR（女）＝ eGFR（男）× 0.739

たとえば男性で 20 歳，血清 Cr 1 mg/dL では eGFR は 82.1 mL/分/1.73 m^2，55 歳，血清 Cr 1 mg/dL では eGFR は 61.7 mL/分/1.73 m^2 です．これらに蛋白尿があれば Stage 2 になります．逆に蛋白尿などの腎障害がなければ CKD とは診断しません．

しかし，70 歳，血清 Cr 1 mg/dL では eGFR は 57.3 mL/分/1.73 m^2 です．女性では eGFR は 42.4 mL/分/1.73 m^2 で，蛋白尿がなくても Stage 3 の CKD と診断されます．したがって高齢者では，血清 Cr を 1 mg/dL を正常値としていると CKD を見落として，薬剤投与量を調節し忘れる危険があります．

One More Navi

CKDの進行を遅くするには消炎鎮痛薬（NSAIDs）の使用を控えること，1日1.5〜2Lの水を飲むこと，血圧のコントロールが重要（糖尿病では血糖コントロール：高齢者ではHbA1c 6.5%以下，若ければ6.1%以下）．

M-03 慢性腎臓病の症状・診断

症状 CKD の症状は原疾患と CKD のステージによって異なります．Stage 1，2 の CKD は，通常は無症状です．Stage 3，4 の CKD では進行性の心血管系病変，骨とミネラル代謝異常，貧血による症状がみられます．Stage 5 の CKD では，尿毒症に伴う症状（吐き気，痒み，意識障害），心不全に伴う症状（浮腫，呼吸困難）があります．

診断 CKD の臨床症状は軽微なことが多いので，進行性の貧血や高尿素血症による疲労感のような非特異的な症状が出て初めて受診したり，GFR が 5〜10 mL/分/1.73 m^2 という透析が必要なレベルになって，初めて CKD と診断されることもあります．また，予後や治療法，合併症が違ってくるので，すべての CKD 患者は，原因疾患を明らかにする必要があります．

CKD の評価のために，血清電解質（Na，K，Cl，HCO$_3$，Ca，P），スポット尿での蛋白尿，さらに血管炎の診断のためには，血清抗核抗体，補体，蛋白電気泳動の検査を行います．尿沈渣検査と腎エコーは，すべての CKD 患者に行います．最終的には，腎生検が必要になることもあります．たとえば，通常では，糖尿病性腎症の診断には腎生検は必要ありませんが，網膜症がなかったり，突然発症のネフローゼ症候群であったり，尿沈渣で赤血球円柱がみられるような場合は，糖尿病性腎症以外の腎疾患の疑いがあるので，腎生検で診断することがあります．

One More Navi

糖尿病性網膜症があれば，血尿があっても糖尿病性腎症が疑われるので腎生検をすることは少ない（進行性の腎機能障害があれば別）．一方，網膜症がなくても2型糖尿病では糖尿病性腎症がありうるので，経過も含めて腎生検の適応を慎重に決める．顕微鏡的血尿は糖尿病性腎症や膜性腎症でもみられるし，微小変化群ですらありうる．ただ肉眼的血尿は他疾患の合併を考慮するべきである．

M-04 慢性腎臓病の治療―全身管理

▶ **レファレンス**
- ハリソン④：p.2008-2012
- 新臨内科⑨：p.985-990

M-05 治療目標と全身管理

CKD の治療目標は病期の進行抑制，症状の軽減，心血管病などよくある合併症の発症リスクを軽減することにあります．CKD の進行を抑える治療法には原疾患の治療，高血圧の治療，レニン・アンジオテンシン・アルドステロン系の抑制があります．

糸球体腎炎や血管炎のように，免疫抑制療法が原疾患の治療に必要であるならば，できるだけ投与します．代謝性アシドーシスは，HCO$_3^-$ を 20〜26 mEq/L にコントロールして，蛋白異化防止や近位尿細管の 1α水酸化によるビタミン D の活性

M 慢性腎臓病

Fig. CKDの予防・治療目標

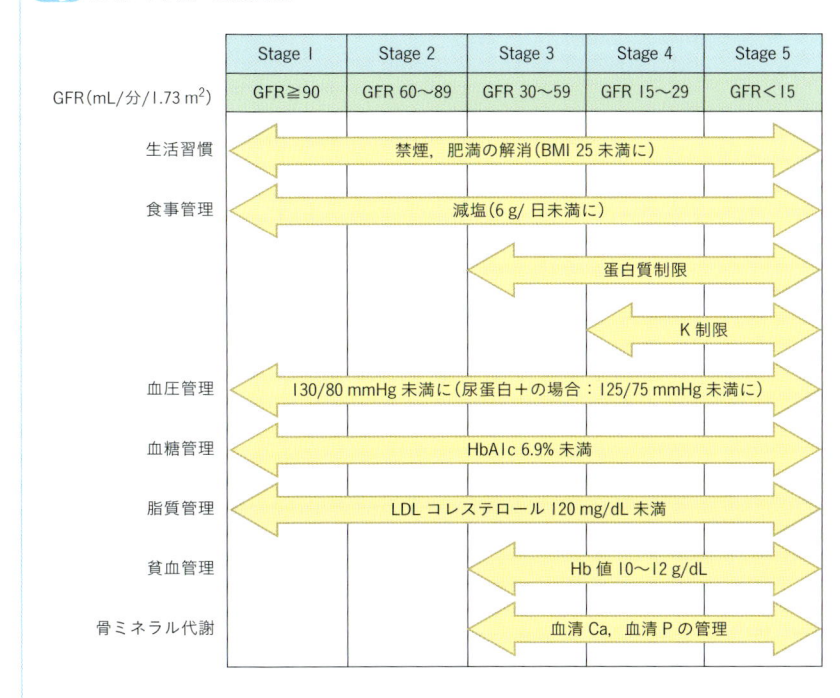

	Stage 1	Stage 2	Stage 3	Stage 4	Stage 5
GFR(mL/分/1.73 m²)	GFR≧90	GFR 60〜89	GFR 30〜59	GFR 15〜29	GFR<15
生活習慣	←―― 禁煙，肥満の解消(BMI 25 未満に) ――→				
食事管理	←―― 減塩(6 g/日未満に) ――→				
蛋白質制限			←―― 蛋白質制限 ――→		
K制限				←―― K制限 ――→	
血圧管理	←―― 130/80 mmHg 未満に(尿蛋白＋の場合：125/75 mmHg 未満に) ――→				
血糖管理	←―― HbA1c 6.9% 未満 ――→				
脂質管理	←―― LDL コレステロール 120 mg/dL 未満 ――→				
貧血管理			←―― Hb 値 10〜12 g/dL ――→		
骨ミネラル代謝			←―― 血清 Ca，血清 P の管理 ――→		

One More Navi
野菜果物は代謝されるとアルカリになることから，これらの多い食事でアシドーシスが改善されて腎不全の進行を抑制した報告もある(高K血症がない場合)．

One More Navi
腎性貧血は間質病変が強ければ，エリスロポエチンの産生が減るのでStage 3の初期でもおきうる．ACE阻害薬やARBの投与でおきやすくなる場合もある．ただ，腎性貧血だけでHtが25%をきることは珍しい．

One More Navi
HbA1cは日本(JDS)では米国よりも0.4%低く表示されることに注意．2012からは日本でも国際基準である米国の表示(NGSP)が採用された．

One More Navi
鎮痛薬のNSAIDsをなるべく使用しないで，やむを得ない場合はアセトアミノフェンが勧められる．飲水1.5〜2 L/日を勧めることも重要．

化を維持します．CKDのアシドーシスを補正することは，生理学的には適切と考えられますが，逆に，アルカリ投与で腎石灰化が進んで腎不全が進行する可能性もあります．

CKDでの食事性蛋白制限の有効性は，動物実験では示されていますが，ヒトでは不明です．0.6〜0.8 g/kg/日の蛋白制限とケトン体補充は，尿毒症発症を遅らせるかもしれませんが，他方で蛋白栄養失調になる危険もあります．一方，CKDは消耗性疾患なので肥満がない場合は高エネルギー食(35 kcal/kg/日以上)も勧められます．

CKDで糖尿病を合併している患者では，血糖のコントロールも重要です．強化血糖コントロールは糖尿病腎症の進行を遅らせることから，月単位の血糖コントロールの指標であるHbA1cを6.9%にコントロールします．なお，CKDが進むと，溶血などのために赤血球寿命が短縮し，見かけ上HbA1cが低めになることに注意します．

CKDの患者では，Mgやリン酸含有緩下剤，NSAIDs，選択的シクロオキシゲナーゼ2(COX-2)阻害薬，ヨード含有造影剤のような腎毒性薬剤の使用を控えます．メトホルミンも腎排泄ですので，GFR 50 mL/分/1.73 m²以下になったら，乳酸アシドーシスの危険があるので中止します．ビスホスホネートもGFR 30 mL/分/1.73 m²以下になったら，無形成骨症をおこす危険があるので中止します．ガドリニウム造影剤は，腎性全身性線維症をおこす危険があるので，GFR 30 mL/分/1.73 m²以下の患者では好ましくなく，末期腎不全患者には禁忌です．

国試出題症例
[国試95-C41]

● 41歳の男性．全身倦怠感があり来院した．23歳のとき，IgA腎症と診断されたが放置していた．身長175 cm，体重70 kg．血圧156/94 mmHg．下腿に浮腫はない．尿所見：尿量2,000 mL/日，糖（－），蛋白1.5 g/日，沈渣に赤血球15～20/1視野，白血球1～2/1視野．血液所見：赤血球330万，Hb 10 g/dL，Ht 30%．血清生化学所見：尿素窒素54 mg/dL，クレアチニン4.0 mg/dL，Na 137 mEq/L，K 5.2 mEq/L．胸部X線写真に異常はない．この患者の食事療法は？

⇒水分摂取量は尿量プラス不感蒸泄だが低Na血症が進行するようなら減らし，エネルギー摂取量は2,300 kcal/日，蛋白摂取量は～0.7 g/kg/日，高血圧があるので食塩摂取量は6 g/日とする．また，Kが高めなので新鮮な野菜や果物を制限．

M-06 高血圧の管理

原疾患にかかわらず，血圧を目標値まで低下させることは，すべてのCKD患者に重要です．これによって心血管系のリスクが減少し，末期腎不全への進行も遅らせます．たとえば，少量蛋白尿の患者では135/85 mmHgを目標とし，蛋白尿1 g/日以上の患者では125/75 mmHgを目標にします．

Tab. 疾患別目標血圧

原疾患	目標血圧
高血圧のみ	<140/90 mmHg
糖尿病＋高血圧	<130/80 mmHg
腎疾患＋高血圧	<135/85 mmHg
腎疾患（蛋白尿1 g以上or糖尿病合併）	<125/75 mmHg

ACE阻害薬とARBが降圧薬としてCKD患者，特に蛋白尿のある患者に推奨されます．さらに，Stage 3，4のCKDまで継続して使用することで，腎保護作用が期待できます．ACE阻害薬とARBは輸出細動脈の血管抵抗を下げて，糸球体内圧を低下させます．そのため，GFRの低下した患者では軽度の血清Cr上昇をみることがあります．30％以内の血清Cr上昇は許容範囲で，経過中にもとにもどります．

ACE阻害薬もARBも，アルドステロンを低下させて血清Kを上昇させるので注意します．この高K血症の危険があるので，初めての投与は1日1回少量から開始します．血清Crと血清Kを3～5日後に測定して，その後も2～3か月おきにモニターします．

高K血症の治療は食事K制限（40 mEq/日），水分摂取，ループ利尿薬投与です．これでもKを安全域（5.5 mEq/L以下）に保てない場合には，ACE阻害薬あるいはARBの治療を中止します．

無症状の高血圧患者では，降圧薬の投与量は，毎週血圧をモニターしながら変更していきます．進行したCKDの患者では，目標血圧まで下げるのに，しばしば2つ以上の降圧薬が使用されます．さらに塩分を6 g/日以下にして利尿薬，特にフロセミドを追加すると，降圧薬の血圧低下，蛋白尿低下作用が増強します．しかし，Stage 4，5のCKDではサイアザイド利尿薬はあまり効きません（フロセミドと併用すると効く場合もあります）．狭心症患者の降圧薬としては，β遮断薬が狭心症予防もするので適切です．

One More Navi

ACE阻害薬は空咳や血管浮腫の副作用があるが，ARBはそれらが少なく血清K上昇作用も弱い．ただし，降圧作用も弱い．心不全治療でのARBはACE阻害薬に明らかに劣るが，腎作用は同等とされる（直接の比較試験が少ない）．

One More Navi

減塩醤油のような低Na食品は，NaClの一部をKClに代用してNaClの量を減らしている．このため，K制限が必要な腎不全では高K血症となる危険がある．「薄口醤油」も「濃い口醤油」よりも塩分が多いことがある．

One More Navi

β遮断薬でもACE阻害薬やARBほどではないにせよ高K血症をおこしうる．

M-07 末期腎不全の治療

末期腎不全の治療には透析療法と腎移植がありますが，ほとんどの患者は，まず透析療法を受けます．どの治療法を選択するかに関しては，治療開始の1年前あるいはGFRが30 mL/分/1.73 m² 以下になった時点で患者と話し合います．その時，最も適切な透析方法と腎移植の適応があるかを検討します．腎移植が多くの患者で最善の治療法です．移植をしても，心血管系のリスクファクターは残りますが，透析患者に比べれば，はるかにリスクは低くなります．また，糖尿病患者の生存率は腎移植のほうが高くなります．

Fig. 末期腎不全治療法

末期腎不全の治療
- 透析療法
  - 血液透析
  - 腹膜透析
- 腎移植
  - 生体腎移植
  - 献腎移植

One More Navi
慢性血液透析を開始するかどうかは患者や家族を含めてよく話し合って個々に決める．透析をしないで保存的に治療しても生存率に差がない場合もある．

M-08 透析療法

▶レファレンス
- ハリソン④：p.2012-2016
- 新臨内科⑨：p.995-997

One More Navi
血液透析には100〜250 mL/分の血流量が必要で，シャントの状態ではそれ以上の300〜800 mL/分が流れる．このため，心拍出量が1〜2割増加して心不全が悪化したり心臓に負担になる．

One More Navi
中心静脈カテーテルの上肢挿入は，血栓がおきると将来の内シャント作成を難しくするので，Stage 3以上のCKDでは避けるべき．

▶ブラッドアクセス

透析予定のCKD患者では，GFRが60 mL/分/1.73 m² 以下になった後は，将来の透析のブラッドアクセスとして使うので，手首より近位の血管は採血や点滴に使用しないようにします．末梢穿刺の中心静脈ラインも，シャント作成や血流に影響するので控えます．もし中心静脈ラインが必要な場合は内頸静脈を使用します．

ブラッドアクセスの種類には，内シャント，グラフト，カテーテルがあります．最も長期に使用できて，死亡率も低いのは内シャントです．

内シャントは静脈を動脈に吻合して，静脈を動脈化する方法です．内シャントは発育するのに3〜6か月かかるので，GFRが30 mL/分/1.73 m² 以下，または血清Cr濃度が4 mg/dL以上になった時点，あるいは透析開始の半年前に，血管外科医に紹介する必要があります．GFRの低下速度も考慮に入れて急速に悪化する患者では，これより早めに紹介します．

グラフトは人工血管を動脈と静脈の間において，それぞれ吻合します．
カテーテルは中心静脈に皮下トンネルを通した太いカテーテルを入れます．

Assist Navi ブラッドアクセスの種類

内シャント	グラフト	カテーテル
静脈を動脈に吻合して，静脈を動脈化する．最も長期間使用することができ，死亡率も低い．	腕または大腿部の動脈と静脈を人工血管でつなぐ．内シャントの作成が困難な場合に用いる．	頸部や肩，大腿の静脈にカテーテル挿入し，血液を取り出す．内シャントやグラフトによるブラッドアクセスの確保が難しい場合に行われる．

> One More Navi
> 腎不全での出血傾向は尿毒素による血小板機能低下であり，止血には透析以外にはバソプレシン投与によるフォンヴィルブラント因子の放出なども有用．

> One More Navi
> 心外膜炎では血性心嚢水から心タンポナーデをおこしうる．尿毒素による漿膜炎なので透析以外ではアスピリンが有効．

▶透析の導入時期

いつ透析を開始するのがよいか，また，早期開始がよいかどうかは難しい問題です．進行した尿毒症の症状が現れる前に透析を開始するべきですが，まずは血清 Cr 濃度が 8 mg/dL 以上か，GFR 10 mL/分以下を透析開始の目安とします．しかし，合併症の多い高齢者，糖尿病患者，心不全患者では生命予後や良好な社会復帰のために Stage 5 の CKD になる前に，透析を開始することも必要です．

透析の絶対的適応はコントロールできない高 K 血症や体液過剰貯留，意識障害，心外膜炎，尿毒性血小板機能低下による出血傾向（眼底出血など）です．そのほかにも重症高血圧，不眠，頭痛，悪心・嘔吐などでも考慮します．しかし，無症状の患者に透析をはじめてしまうと，無用な治療というだけでなく，合併症（出血，感染）をおこすリスクが増えます．

新規導入患者の平均年齢は 67 歳で，年々高齢化しています．透析導入になる原疾患は糖尿病腎症が 37 ％で，これも増加中です．

国試出題症例
[国試97-D38]

● 58 歳の男性．動悸と息切れとを主訴に近医から紹介されて入院した．43 歳時の定期健康診断で尿糖を指摘され，その後も度々専門医を受診するよう勧められていたが，自覚症状がなく放置していた．1 週前の忘年会後から浮腫が増強し，呼吸も苦しくなってきた．身長 167 cm，体重 76 kg．脈拍 92/分，整．血圧 176/112 mmHg．尿所見：蛋白 3 ＋，糖 3 ＋，ケトン体（－），潜血（－）．Ht 21％．血清生化学所見：血糖 350 mg/dL，HbA1c 8.8％（基準 4.3〜5.8），アルブミン 2.3 g/dL，尿素窒素 98 mg/dL，クレアチニン 6.5 mg/dL，Na 136 mEq/L，K 7.0 mEq/L，Cl 106 mEq/L．動脈血ガス分析（自発呼吸，room air）：pH 7.26，PaO₂ 80 Torr，PaCO₂ 28 Torr，HCO₃⁻ 12 mEq/L．胸部 X 線写真で両側に胸水の貯留を認める．まず行うべき処置は？
⇒糖尿病性腎症の末期腎不全でネフローゼになっている．血液透析を導入する．

M-09 透析方法の選択（血液透析か，腹膜透析か）

血液透析と腹膜透析のどちらを選択するかは，至便性，患者の好み，心血管系疾患合併などにより患者が体液シフトに耐えられるかどうか，ブラッドアクセスの困難さ，などで決められます．さらに，腹膜透析では手術などで腹膜が損傷していないことが条件です．両方法とも外科手術が必要ですが，特に血液透析では透析開始時までに，長持ちする使用可能なブラッドアクセスを作成しておく必要があります．多くの患者が腹膜透析（＜5％）より血液透析（95％，30 万人）を選んでいます．

M-10 血液透析

> One More Navi
> 腹膜では浸透圧勾配による拡散で水を除去するが，透析膜では膜に圧（濾過圧）をかけることで水を除去（除水）している．透析液がなくても吸引ポンプ（痰の吸引用にベッドサイドにある）で陰圧をかけて水だけ除去できる（体外限外濾過法（extracorporeal ultrafiltration method；ECUM））．速やかに溢水状態（心不全など）を改善することができる．

抗凝固薬（ヘパリン）で凝固しなくした血液を，ポンプで体外循環させて，血液浄化器（ダイアライザー）を通します．ダイアライザー内で，血液は透析膜を介して透析液と接するので，溶質と水の移動によって体内不要物質と水が除去されます．血液透析では小分子物質の除去効率がよいため，小分子物質と一緒に水が移動して血圧低下をおこしやすい欠点があります．また，急激な小分子物質の除去で，細胞内外で浸透圧差や物質濃度差が生じて，頭痛，嘔吐，筋肉けいれんなどをおこす不均等症候群もおきやすい欠点もあります．さらに，絶えず透析膜と接する血液は，その刺激で補体が活性化され，種々のサイトカインが産生されて患者の免疫

Fig. 血液透析の仕組み

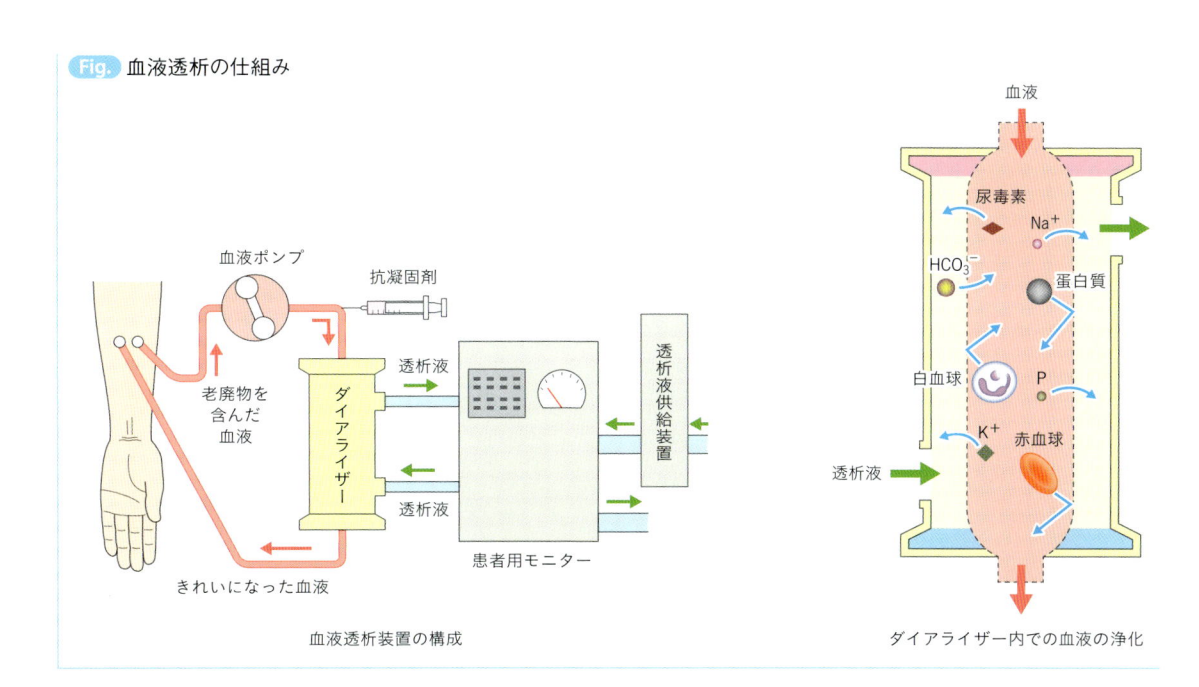

血液透析装置の構成

ダイアライザー内での血液の浄化

能に影響します．

　血液浄化療法で使用が認可されている抗凝固薬にはヘパリン，低分子ヘパリン，ナファモスタットメシル酸塩（半減期の短い，蛋白分解酵素阻害薬で，広範囲の凝固因子を阻害），アルガトロバン（合成抗トロンビン薬）があります．出血性病変，または出血傾向を有する患者では，ほぼ体外循環回路内でしか作用しないので出血しにくいナファモスタットメシル酸塩を使います．

関連項目

▶ダイアライザーの透析膜の選び方

　血液透析導入時は小さな膜面積のダイアライザーを選択し，血液透析に慣れてくれば，体格に応じて徐々に膜面積の大きなダイアライザーに変更します．

　標準的な膜は，小分子量毒素（BUN やクレアチニン）の除去に適し，合併症のない患者に使用しますが，一方，ハイフラックス膜やハイパフォーマンス膜と呼ばれる高性能膜は，中分子から低分子量蛋白領域（β_2 ミクログロブリンなど）までの除去に適し，また除水能（水を除く力）も高いので，体重増加の多い患者や合併症のある患者に使用することがあります．

　膜素材には大きく分けてセルロース系膜と合成高分子系膜があります．セルロース系膜は物理的作用として，「限外濾過」や「拡散」の作用で，尿毒症毒素を除去し，合成高分子系膜はそれらに加え吸着作用も含め尿毒症毒素を除去します．血液と透析膜が接触することにより，白血球，補体，凝固系などの活性化がおきます．エチレンビニルアルコール（EVAL 膜）やセルローストリアセテート（CTA 膜）が抗血栓性に優れますが，幅広い溶質除去性能を持つポリスルホン（PS）合成高分子系膜がよく使われます．なお，ポリアクリロニトリル膜（PAN 膜）はマイナス荷電が強く，ACE 阻害薬を服用中の患者に使用すると，アナフィラキシーをおこす可能性があるので，その１つの AN69 膜は禁忌（マイナス荷電によってブラジキニンが増加し，ACE 阻害薬はブラジキニンを不活性化させるキニナーゼⅡを阻害する）になっています．

M-11 腹膜透析

腹腔に透析液を一定時間滞留させ，腹膜を介して血管からの溶質と水の移動によって，体内不要物質と水が透析液に移動して，これを排液することにより体液の調整を図ります．血液透析に比べ，小分子物質の除去は劣りますが，中・高分子物質の除去に優れます．抗凝固薬も不必要です．緩徐で連続的なため不均衡症候群の発症が少なく，また，ブラッドアクセスに問題のある患者，血液透析中の血圧低下や血圧不安定な透析困難症などが適応となることがあります．さらに，在宅で行うことが可能であり，就寝中に，器械を使って透析液の交換をする方法〔自動腹膜透析（automated peritoneal dialysis；APD）〕や，1日に数回透析液を交換する方法〔連続携行式腹膜透析（continuous ambulatory peritoneal dialysis；CAPD）〕があります．腹膜透析では，透析液を慢性的に出し入れするためのカテーテルを，腹膜の中に挿入しなければなりませんが，透析開始の1か月前に挿入するのが理想的です．最も心配されるのは腹膜炎で，患者1人あたり3年に1回の頻度で発生します．

腹膜劣化をおこす腹膜硬化症だけでなく，それから進展しやすい硬化性被嚢性腹膜炎は，腹膜透析の最終合併症として恐れられ，小腸や腸間膜が繭状の線維性被膜により覆われ，イレウスのために食事がとれなくなります．原因として透析液（高張，酸性）や尿毒症自体の問題，腹膜炎の既往，免疫学的機序，遺伝的素因などが考えられています．発症率2.5％ですが，5年以上の腹膜透析でおきやすくなります．そのため腹膜透析は5年（長くても10年）で血液透析や腎移植に移行します．

One More Navi
腹膜透析の利点の1つとして内シャントが不要なので心臓への負担がなく，脱水にならないため残存腎機能が保たれやすいことがあげられる．また，食事制限が透析より緩やかである．

Fig. 腹膜透析の仕組み

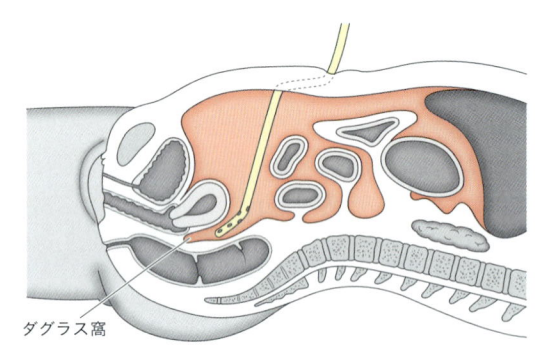

腹腔カテーテルの先端をダグラス窩に置き，カテーテルは皮下トンネルをくぐらせて腹壁に出す

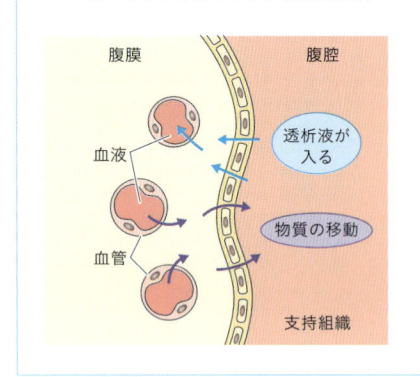

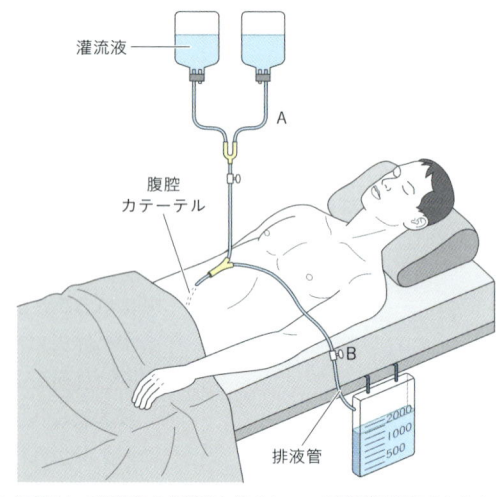

Aを開放して灌流液を腹腔内に注入し，一定時間停留させたあとBを開放して排液する

M-12 透析の合併症

▶心血管系疾患

多くの透析合併症は Stage 4 の CKD の患者と同じですが，透析を行っている末期腎不全患者では他にも合併症があります．

末期腎不全患者の死亡原因の半分は心血管病です．心臓に悪影響を及ぼす要因は，高血圧，貧血，内シャント血流，高 K 血症のほか，最も大きいものは Na と水の過剰による容量負荷です．そして，急性心筋梗塞をおこすと予後が悪くなります．これは心筋梗塞の心電図が典型的でなく，診断が遅れて再灌流治療に間に合わなくなったり，CKD による電解質異常で不整脈や突然死がおきやすくなるためです．

▶透析アミロイド症

透析アミロイド症では β_2 ミクログロブリンからアミロイドが生じ，骨，関節，腸などに沈着します．手首の正中神経周辺に沈着すると，指がしびれ，手が痛み，握力が低下する手根管症候群をおこします．β_2 ミクログロブリンを除きやすいハイパフォーマンス膜や β_2 ミクログロブリンを吸着するカラムや，血液濾過透析（補液をしながら透析）で治療します．

Fig. 手根管症候群の症状

- 握力の低下，握りこぶしが作れない
- ばね指も同時に認めることが多い
- 正中神経支配領域のしびれ，痛み，知覚低下など
- 手根管部を叩いたり，手首を強く屈曲すると痛みが増強
- 母指球の筋萎縮
- 正中神経

▶後天性囊胞腎

後天性腎囊胞は透析患者によくみられ，透析が長いほどおきやすくなります．特に，小さくなった多囊胞化萎縮腎は，透析患者の半分近くにみられ，皮質と髄質にできます．多くは無症状ですが，合併症として，二次性多血症，感染，出血，腎破裂，腎結石，腎細胞癌があります．

One More Navi
透析患者の予後を考慮に入れて，むやみに癌スクリーニングをしないことも重要．

M-13 腎移植

▶レファレンス
- ハリソン④：p.2016-2022
- 新臨内科⑨：p.997-998

One More Navi
生体腎移植ではドナーもCKDになり，残存ネフロンへの負荷で高血圧や蛋白尿がおきやすくなる可能性や人種によっても異なる（多くは白人のデータ）．また非血縁の場合は金銭による臓器売買も問題になる．

透析導入前に行われる，先行的腎移植（preemptive transplantation）や短期透析後の腎移植は，従来の透析導入後の腎移植に比べて，患者生存率や移植腎生着率に優れています．したがって，生体腎移植ドナーが見つけやすいように，進行性CKD患者を適切な時期に，腎移植専門医に紹介することが重要です．腎移植をするかどうかを決める時に，生体腎移植が可能かどうかも決めます．腎移植の禁忌は，最近の癌や転移性癌（転移があると免疫抑制薬で進行），未治療の感染症（免疫抑制薬で増悪），腎臓以外の重篤な不治の疾患（予後がそれに規定される），コンプライアンス不良（免疫抑制薬を長期に服用するので）などです．

移植腎には死体腎（献腎）と生体腎があります．1年，5年移植腎生着率とも，生体腎が優れており，1年で89〜95%，5年で67〜80%です．深刻なドナー不足のために，年間移植患者数は，死体腎で180人，生体腎で1,000人ほどですが，免疫抑制薬の進歩で生体腎の適応患者（血縁間以外に夫婦間も）が増加しています．

Fig. 腎移植

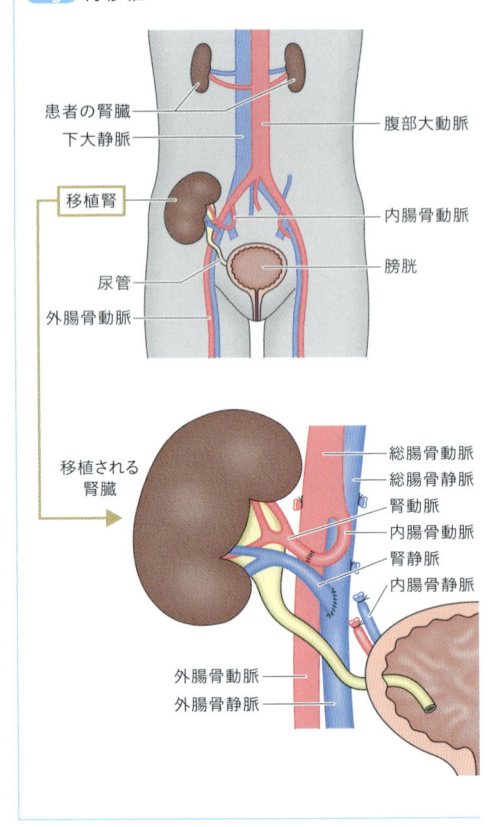

M-14 免疫抑制療法

腎移植後，一卵性双生児以外のドナーの場合は拒絶反応を抑えるために免疫抑制療法が必要となります．免疫抑制薬には種々の薬剤がありますが，副作用を最小にするために，複数の薬剤を少量ずつ組み合わせて用います．

拒絶反応には，まず，移植される前から持っていた感作抗体によって，術中にもおきる超急性拒絶反応があります．次いで，術後数週または数か月におきるのが移植腎に刺激を受けたTリンパ球によって引きおこされる急性拒絶反応です．導入免疫抑制薬は，早期拒絶反応のリスクを減らすために手術前後に用いられ，急速で強力な免疫抑制をするために免疫細胞やサイトカインをターゲットにした抗体製剤がよく使われます．この抗体中心の導入療法のおかげで，カルシニューリン抑制薬のような腎毒性がある免疫抑制薬の投与を遅らせられます．ABO不適合移植の場合は，血漿交換などにより抗体を除去し，十分な免疫抑制を行います．

維持免疫抑制療法とは，移植腎が拒絶されないように長期に投与される免疫抑制薬のことです．違うターゲットの免疫抑制薬を組み合わせることで，個々の投与量を減少させて副作用を減らすことができます．維持療法の目標は，副作用を避けながら拒絶反応を抑えることです．腎機能が低下した場合，拒絶反応か免疫抑制

Fig. 腎移植後の免疫抑制療法と生体防御機能

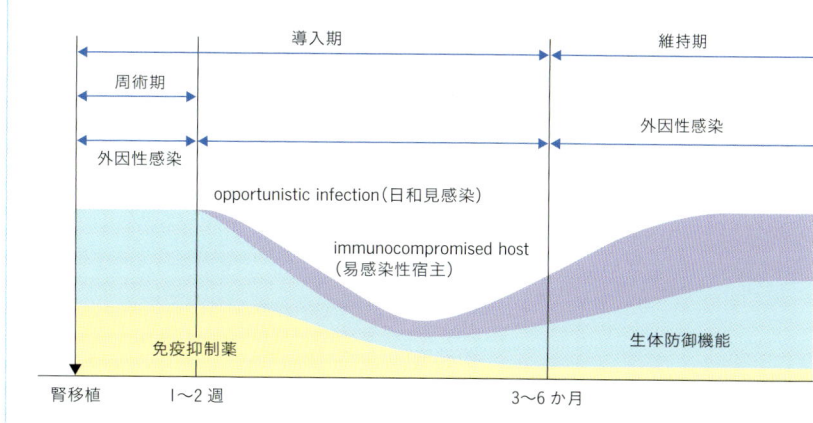

導入期には拒絶反応を抑えるため免疫抑制薬が多く用いられるが周術期以後は漸減させる
『専門医のための腎臓病学 第2版』[20]より

薬の副作用かの鑑別が問題になりますが，腎生検を行うと，拒絶反応では血管内皮障害より尿細管周囲炎が主体です．これは拒絶反応をおこす抗原が尿細管細胞であるためです．

維持免疫抑制薬で，移植後すぐ使用するのは**タクロリムス**，ミコフェノール酸モフェチル（MMF），ステロイドです．副作用と免疫抑制のリスクに基づいて，どの薬剤を使用するかが決められます．特に，心血管系，感染性，発癌性，腎毒性の副作用が重要です．このほか，多毛，脱毛，ニキビ，中心性肥満などの外見的副作用もあります．たとえば，骨髄抑制が少ないという利点のあるカルシニューリン抑制薬として，タクロリムスと**シクロスポリン**がありますが，タクロリムスのほうが，腎毒性が少ない利点があります．ただ両者とも腎毒性があるので免疫抑制が安定したら，MMFやアザチオプリンのような代謝拮抗薬を主体とした組み合わせにシフトしていきます．また，移植後も骨病変は完全には正常化しませんので，移植後6か月以内にステロイドを投与すると，急激に骨がもろくなって骨折しやすくなることがあります．

移植後3か月以降になると，ゆっくり腎機能が悪化する**慢性拒絶反応（免疫抑制薬がききにくい）**と，薬剤の副作用による慢性の腎障害がみられるようになります．移植腎の平均生着年数は17年です．なお，腎移植レシピエントと腎移植ドナーは，移植後にStage 3～5のCKDの腎機能障害を示すことが多いので，両者に，長期的かつ定期的なCKDケアが必要です．

関連項目

▶薬物代謝酵素

薬物代謝酵素であるシトクロムP450 3A4を誘導する薬物は，カルシニューリン抑制薬の代謝を促進して，免疫抑制作用を弱めて，拒絶反応をおこしやすくします．カルシニューリン抑制作用を減弱させる薬剤はリファンピシン，イソニアジド，フェニトイン，バルビタール，セントジョーンズ草，トリメトプリム，セファロスポリン，シプロフロキサシンです．

逆に，シトクロムP450 3A4による代謝に拮抗する薬物は，カルシニューリン抑制薬の代謝を抑制して，これらの血中濃度を上昇させ，毒性を増強させます．カルシニューリン抑制作用を増加させる薬はベラパミル塩酸塩，ジルチアゼム塩酸塩，アムロジピンベシル酸塩，メトロニダゾール，フルコナゾール，テムシロ

One More Navi
シトクロムP450は水酸化酵素ファミリーの総称でCYP（シップ）ともいう

リムス，メチルプレドニゾロン，エリスロマイシン，アジスロマイシン，インジナビル，リトナビルがあります．グレープフルーツや**グレープフルーツジュース**もカルシニューリン阻害薬の血中濃度を上昇させます．

> **国試出題症例**
> [国試100-A39]
>
> ● 41歳の男性．3週間前に**生体腎移植**を受けた．術後経過は順調であったが2日前から軽度の発熱と移植腎部の疼痛とが出現し，**尿量が減少した**．意識は清明．体温 37.4℃．**血圧 150/90 mmHg**．24時間尿量 800 mL．血清生化学所見：**尿素窒素 30 mg/dL**，クレアチニン 2.1 mg/dL，Na 134 mEq/L，K 5.0 mEq/L，Cl 97 mEq/L．胸部X線写真に異常を認めない．腹部超音波ドプラ検査で**移植腎の腫大と腎血流の減少**とを認める．腎盂腎杯の拡張像は認めない．
> ⇒生体腎移植後の**急性拒絶反応**が疑われる．

M-15 腎移植の合併症

移植後の主な死因は心血管系合併症，感染症，悪性疾患です．移植によって糖尿病，肥満，高コレステロール血症，貧血，心血管系のリスクが増加するだけでなく，腎移植を受けても血圧が下がりにくいので，心血管系の合併症がおきやくなります．

免疫抑制薬の改善や感染の予防策がとられるようになって，移植後の感染症は減少しましたが，移植後1年で移植患者の半分に感染がみられます．感染するかどうかは，免疫抑制状態の程度と感染症の流行によります．**最も多い感染症が尿路感染**ですが，サイトメガロウイルスや真菌，ニューモシスティス肺炎などもあります．特に，サイトメガロウイルス感染症の診断は困難です．サイトメガロウイルス感染の症状は発熱，頭痛，下痢，肺症状で，検査では肝機能異常，白血球減少，血小板減少がよくみられます．感染症予防に，移植前に種々のワクチンを受けておくべきですが，移植後6か月に免疫抑制が安定してきたらワクチン接種も可能です．しかし，**免疫抑制状態での生ワクチンは禁忌**です．

腎移植患者は免疫抑制状態のために癌ができやすくなっています．皮膚癌，特に多いのが扁平上皮癌です．Kaposi（カポジ）肉腫，リンパ腫，白血病，多発性骨髄腫もみられます．

移植後に腎臓の原疾患が再発することがあります．特に**巣状分節性糸球体硬化症（FSGS）**が再発しやすく，それも早期におきやすい傾向があります．糖尿病性腎症も，血糖コントロールが不良だと，再発する可能性があります．

> **One More Navi**
>
> **生ワクチン**：抗原に毒性を弱めた微生物やウイルスを使用するので，液性免疫のみならず細胞免疫も獲得できるため，不活化ワクチンに比べて獲得免疫力が強く免疫持続期間も長い．BCG，経口生ポリオワクチン（海外では不活化），麻疹ワクチン，風疹ワクチン，流行性耳下腺炎（おたふく）ワクチン，水痘ワクチン，黄熱ワクチンがある．

M-16 慢性腎臓病の合併症

▶レファレンス
・ハリソン④：p.2003-2008

M-17 心血管系疾患

病態 疫学調査で，**CKD患者は末期腎不全に至る前に心血管系疾患で死亡する**ことが多いことがわかっています．つまり，末期腎不全の治療である血液透析を受けるまで生きる患者は少ないということです．さらに，CKD患者は心血管系疾患を合併しているだけでなく，心血管系疾患を発症するリスクも負っています．しかも，**GFR低下と蛋白尿は，独立した心血管系疾患のリスクファクター**ですので，蛋白尿にも注目する必要があります．

Fig. CKD有無別の心血管疾患累積発生率（久山町研究より）

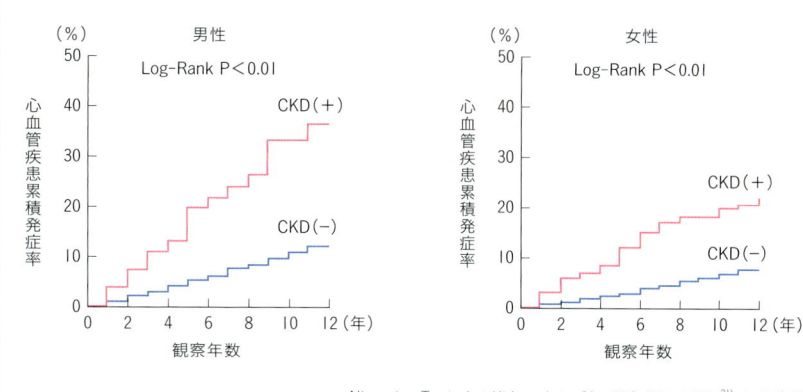

男性　Log-Rank P<0.01
女性　Log-Rank P<0.01

Ninomiya T, et al.：Kidney Int , 68：228-236, 2005 [21] より改変

CKDが進行するにつれて，心血管系疾患のリスクと心血管系疾患のよる死亡率はともに上昇します．これはGFRが低下することで血管石灰化が増加し，血管コンプライアンスと大動脈弾性が低下して，心血管系疾患のリスクを上昇させるためと考えられます．また，GFRの低下は心不全のリスクを増大させ，死亡率をさらに上昇させます．GFRが10 mL/分/1.73 m^{2}低下するごとに，死亡率が7%上昇するといわれています．

CKD患者は，心血管系疾患を発症した後の予後が悪いことも指摘されています．これには急性心筋梗塞を発症しても，冠動脈の再灌流療法を受ける機会が少ないことも関係しています．その理由として，典型的な胸痛を訴えないことが多いために診断が遅れることや冠動脈造影の造影剤によるCKDの進行を懸念して，循環器科医が造影剤の使用に慎重になることがあげられます．また，副作用への懸念から，退院時にβ遮断薬，スタチン，ACE阻害薬，アスピリンを処方されることが少ないことも予後を悪くする要因になっています．

治療　CKD患者では高血圧を治療すると，CKDや心血管病の進行を遅らせることができます．また，CKD患者でも，腎障害をおこさない低用量アスピリンで心血管病の予防ができる可能性があります．心血管系リスクを減らし，治療していく，積極的な介入が望まれます．

One More Navi

最近，透析中の2型糖尿病患者へのスタチン投与が，生存率を変えなかったと報告された．Stage 5のCKDでは，血管の石灰化など，コレステロールとは別の血管障害が進んでいるためかもしれない．しかし，Stage 2〜4のCKDで，スタチンが心血管系イベントを減らしたという報告や，透析患者へのβ遮断薬投与が死亡率を下げたという報告もあるので，心血管系リスクを減らし，治療していくことが望まれる．たとえば，LDLコレステロール値は120 mg/dLよりも少ないことが推奨されている．

M-18　貧血

病態　貧血によって，生活の質（QOL）の低下，左心室肥大，心血管系合併症がおきやすくなります．これには次のような悪循環が関係しています．

腎性貧血は，CKDを増悪させるとともに，心不全を増悪させ，死亡率・入院率を高めます．また，心不全は腎血流量を減らすので，CKDの増悪因子であるとともに，腎性貧血を増悪させます．さらに，心疾患患者がCKDを合併すると予後不良となります．つまりCKD，心不全および貧血が，互いにリスク

Fig. 貧血による悪循環

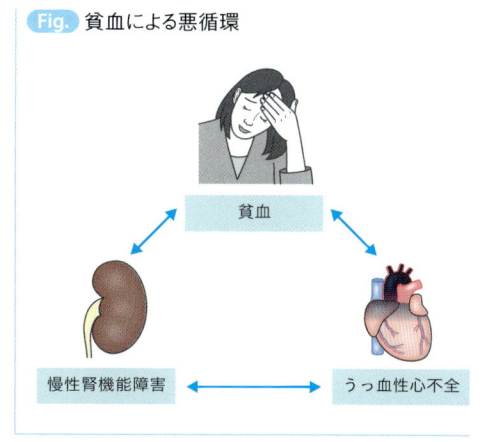

貧血 ― うっ血性心不全 ― 慢性腎機能障害

ファクターとして関連しています〔心腎貧血症候群（cardio-renal anemia syndrome）〕．

CKD の貧血は主にエリスロポエチン産生の低下によりますが，Stage 4，5 の CKD になってから，腎性貧血があきらかになります．血清エリスロポエチンの測定は，貧血の鑑別や治療法選択には役立たないので勧められません．CKD による貧血は，他の貧血の原因（消化管出血，ビタミン B_{12} 欠乏，溶血など）を除外して，初めて診断できます．

治療 CKD でヘモグロビン値（Hb）が 10 g/dL 以下の中等度の貧血を改善させるのには，エポエチンアルファやダルベポエチンアルファ（分解されにくく，半減期が 3 倍に延長）のようなエリスロポエチン受容体刺激薬（ESA）を投与します．これによって貧血症状を軽減させ，輸血を回避できます．

しかし，Hb を 13 g/dL 以上にすると，脳血管障害，血栓症，高血圧，頭痛などがおこり，かえって死亡率を上昇させてしまう危険性があります．CKD 患者では，透析の有無にかかわらず，Hb 11〜12 g/dL を治療目標値にして，13 g/dL を超えないようにします．ESA 治療による Hb の変動は大きいので，2 週間ごとにチェックします．そして，Hb の増加を 2 週間で 1 g/dL 以下のゆっくりした増加速度で治療すると，ESA で誘発される高血圧を防止できます．

ESA 治療中の患者では，鉄を補充して，血清鉄飽和率 20％ 以上とフェリチン 100 ng/mL 以上になるようにします．フェリチンが 250 ng/mL を超えると，ヘモジデローシス（過剰な鉄の沈着）の危険があり，1,000 ng/mL を超えると鉄中毒の治療が必要です．まず，鉄の経口薬を使用しますが，透析患者では鉄の消化管からの吸収が確実でないので，静注もよく行われます．ESA 治療でも，Hb 11 g/dL 以上にできない患者では，鉄欠乏，月経血を含む出血性疾患，感染症，二次性副甲状腺機能亢進症，栄養障害，溶血，悪性疾患を検索します．また，ESA 治療で高血圧をおこしやすいので血圧もモニターします．

M-19 ミネラル代謝異常（骨異常）

病態 CKD では，進行性のミネラル代謝異常と骨の異常がおきて，骨と骨以外の異常石灰化（異所性石灰化）などの血管病変を修飾します．また，ほとんどすべての CKD 患者に二次性副甲状腺機能亢進症と骨疾患がおきます．これは高 P 血症，低 Ca 血症，1,25-ビタミン D_3 欠損によって，副甲状腺ホルモン（PTH）の分泌が刺激されるためです．

CKD では，ネフロン減少によって，濾過される 25-（OH）ビタミン D_3 が減少するので，近位尿細管での再吸収も減少します．そのため，活性型 1,25（OH）$_2$ ビタミン D_3 産生が減少し，消化管からの Ca 吸収が減り，低 Ca 血症になります．また，血中 Ca を補正するために，Stage 2，3 の CKD では PTH 分泌増加によって骨からの Ca 動員と尿中 Ca 排泄抑制がおきます．さらに，Stage 3 の CKD では，食事中の P 負荷のために，食後に一過性に高 P 血症になり，それが近位尿細管の 1αヒドロキシラーゼ活性を低下させるので，1,25-ビタミン D はますます低下し，再び低 Ca 血症になります．低 Ca 血症だけでなく，この高 P 血症も直接 PTH 分泌を刺激するので，二次性副甲状腺機能亢進症が悪化します．

GFR がさらに低下して Stage 4，5 の CKD になると，腎からの P 排泄は低下が続き，慢性的に高 P 血症になり，PTH がますます高値になります．血清 Ca×P 値が増加すると，中動脈が石灰化し，血管コンプライアンス低下と心血管病死増加がおきるので，ミネラル代謝異常は心血管系のリスクファクターになっています．実際，高

One More Navi

ヘモグロビン 10 g/dL 以上で ESA 投与すると，血圧上昇や血栓増加のリスクのほうが生活の質や心機能改善を上回るという．

One More Navi

通常，血清中の鉄はトランスフェリンの 1/3 と結合し，残りは未結合で存在する．不飽和（未結合）のトランスフェリンと結合しうる鉄量を不飽和鉄結合能（unsaturated iron binding capacity；UIBC）といい，それに血清鉄を足したものが総鉄結合能（total iron binding capacity；TIBC）である．また，「血清鉄÷TIBC×100」で求めるトランスフェリン飽和度（transferrin saturation；TSAT）＝鉄飽和率や，貯蔵鉄の指標としてフェリチンが使われる．最近では従来の鉄は不十分で，フェリチンが 100〜800 mg/dL，TSAT は 20〜50％ を目安に鉄の補充をすることが ESA の使用量を減らし合併症も減少させるとされている．

One More Navi

PTH と同じく，高 P 血症で増加する FGF-23（fibroblast growth factor）は，腎臓でのビタミン D の活性化を抑制する（PTH はビタミン D の活性化を促進），さらに腸管からの P 吸収を抑制する（PTH はビタミン D を介して腸管 P 吸収を促進）．FGF-23 も PTH も近位尿細管での P の再吸収を抑制し尿中に排泄するが，腎臓以外への作用は異なる．

One More Navi

活性型ビタミン D_3：1α, 25-ジヒドロキシビタミン D_3（カルシトリオール）は細胞質の受容体に結合して核内に移行して遺伝子発現を制御する．1α がつくことで受容体への親和性が 1,000 倍上昇する．一方，1α-ヒドロキシ化酵素が不活性な場合には，別の酵素が C-24 をヒドロキシ化して 24R, 25(OH)2D_3 という不活性体を生成する．

One More Navi
血液透析では主に細胞内に分布するKやPの除去は不十分であり，食事からの摂取を制限する必要がある．特にPのコントロールは骨病変や異所性石灰化の防止に重要で，食事中のPを吸着させる薬剤を食直後に内服する．

One More Navi
高P血症は，腎でのビタミンD_3合成を抑制する．

One More Navi
ビタミンD_3受容体数が副甲状腺で低下すると，ビタミンD_3によるPTH分泌抑制作用が弱まる．

One More Navi
PTHの最大分泌の半分にするのに必要なCa濃度をCaのset pointといい，腎不全では高濃度になる．

One More Navi
Ca×P値高値（＞70）は異所性石灰化をおこす（特にアルカローシスで）ので，55以下にすることが重要．しかし，最近になって血管の石灰化は余分なCaとPの単なる沈着ではなく，血中のP濃度が重要な誘因となり，血管壁の中に骨（組織）を誘導・形成することがわかった（正確には「石灰化」ではなく「骨化」である）．結局は血中のPが高いことがよくない．

One More Navi
腎不全では，骨芽細胞のPTHレセプター発現が減少するため，PTH抵抗性になる．そのため，健常人の2〜6倍のPTH濃度が必要となる．

Fig. ミネラル代謝異常（骨異常）

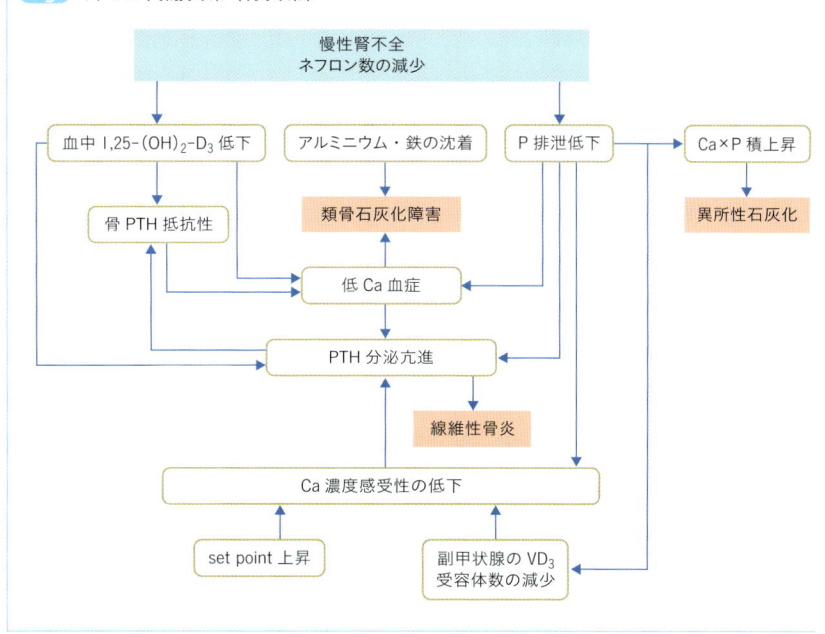

P血症はCKDの進行やStage 5のCKD患者の死亡率増加と相関しています．したがって，ビタミンDとCaの補充療法は，腸管のCa，P吸収を増加させ，Ca×P値の上昇を招いて血管石灰化を促進する可能性もあるので，積極的には勧められません．

CKD患者ではPTHのカルボキシ側を含む不活性型の種々の長さのペプチドが腎臓から排泄されずに血中に蓄積するので，PTHは見かけ上高値になります．このため，正確なPTHの血中濃度を測定するために，2か所の抗原部位を利用するインタクトPTH（全分子PTH）測定が必要です．

治療 治療としては，Stage 2〜4のCKDでは，副甲状腺腫大をおこさないようにするために，血中PTHとPをコントロールすることが重要です．食事中のP（蛋白に多い）制限と経口P吸着薬（食直後に服用）が勧められます．PTH分泌を抑制する目的（インタクトPTHを60 pg/mL〜180 pg/mLにコントロール）で，ビタミンDが投与されますが，最近，より強力なCa感受性受容体作動薬（calcimimetic）シナカルセト塩酸塩が，透析患者でのみ使われ始めました．シナカルセト塩酸塩がStage 4以上のCKDで使われるのは，腎機能が残っている患者では，PTH分泌を抑制すると腎からのP排泄が減少して，高P血症になる危険があるからです．

このほかに外科手術として，副甲状腺全摘術（PTX），副甲状腺亜全摘術，低侵襲性副甲状腺摘出術，内視鏡下手術の4つの術式があります．また，超音波下局注療法として，選択的副甲状腺経皮的エタノール注入療法（percutaneous ethanol injection therapy；PEIT），副甲状腺内カルシトリオール局所注入療法，副甲状腺内マキサカルシトール局所注入療法があります．局注療法は，ビタミンDパルス療法とPTXとの間に位置する治療法です．

PTXでは，すべての腺を摘出して一部移植を行うのに対して，PEITでは内科的治療に抵抗性がある結節性過形成した腫大腺のみを破壊して，残った腺を内科的にコントロールします．

関連項目

▶ **副甲状腺ホルモン（PTH）の各種測定法**

　PTHは分泌後分解され，血中には未分解の全長PTH，N端，C端，中間部などが存在します．PTH-N末端に活性がありますが，その半減期は非常に短く測定困難です．_PPTH-C末端は腎不全で蓄積するので意味がありません．高感度PTHは，全長PTHと中間部を含むPTH断片を測定しますが，やはり腎不全で蓄積します．インタクトPTHは，全長PTHを測定する最も高感度な測定方法で腎不全の影響を受けませんが，採血後直ちに遠心してEDTA血漿を分離して分解を防ぐ必要があります．PTH活性はPTH断片で阻害されるので，全長PTHのみを測定するwhole-PTH測定が最も有用です．

▶ **囊胞性線維性骨炎**

　持続性の二次性副甲状腺機能亢進症は，高代謝回転型骨病変である囊胞性線維性骨炎（osteitis fibrosa cystica）をおこします．初期には無症状でも，後に骨痛を生じ，骨折しやすくなります．X線像では，特に指節骨や鎖骨の遠位端で骨膜下骨吸収がみられます．一方，_P脊椎骨にはラガージャージ（ラグビー選手が着るジャージのような横縞模様に椎体が見える）と呼ばれる骨硬化と骨軟化が混在した病変がみられます．骨芽細胞が産生する骨型アルカリホスファターゼの血中濃度の上昇も認めます．また，急速な破骨細胞の活性化と線維化のために，腫瘍に類似した骨褐色腫（brown tumor）が，溶骨部位にできます．

　治療ではビタミンD，シナカルセト塩酸塩，高P血症のコントロールによって，血清PTHを低下させることが重要です．外科的に副甲状腺を切除することもあります．

▶ **骨軟化症**

　骨軟化症（osteomalacia）は，_PビタミンD不足と，高度の低Ca血症でおきる低代謝回転骨病変で，未石灰化の類骨が多く存在するのが特徴です．CKDでは，骨軟化症は高代謝回転骨疾患と共存していることが多く，混合性骨異栄養症とよばれます．従来，高P血症の治療として使用されていたアルミゲル（1987年より禁止）を代表とするアルミニウム製剤の長期連用に起因するアルミニウム関連骨症のほか，鉄やカドミウムなども原因となる場合があります．

▶ **無形成骨症**

　無形成骨症はビタミンD過剰投与やCa補充のために，_P副甲状腺機能低下になっておきる低回転型の骨疾患です．Stage 5のCKDで_P最も多い骨疾患の1つです．

　破骨細胞と骨芽細胞の両方の活性が低下しています．注射用ビタミンD製剤投与で，副甲状腺機能低下症をおこしたり，副甲状腺過剰切除でも，無形成骨症を引きおこす可能性があります．血清PTHは60 pg/mL以下と低値で，骨折と骨痛があります．高齢者，糖尿病，栄養失調，治療によるPTH過剰抑制が，発症リスクになります．治療はPTHの分泌を刺激することです．そのために，ビタミンD中止と，P吸着目的のカルシウム薬（炭酸カルシウムなど）の中止，インタクトPTHが150 pg/mL以下ならシナカルセト塩酸塩も中止します．

▶骨粗鬆症

骨粗鬆症は，骨基質が減少して骨量の減少，骨梁（骨の中の支柱）や骨皮質が弱くなる病変です．骨粗鬆症も CKD 患者によくおきますが，他の骨病変と混在しています．そのため，二重 X 線吸収測定法（dual energy X-ray absorptiometry；DEXA）で骨密度を測定しても，Stage 3〜5 の CKD 患者の骨折を予測できません．

骨粗鬆症のリスクファクターはステロイド治療の既往，性腺機能低下症，栄養不良，ビタミン D 持続低下です．

骨 X 線では，骨軟化症の像を示します．Stage 1，2 の CKD では，腎性骨異栄養症をまだ発症していないので，DEXA だけで骨粗鬆症の診断が可能で，ビスホスホネートによる治療を試みる価値があります．一方，Stage 3〜5 の CKD で，高度の骨粗鬆症が疑われる時は DEXA だけで診断できないので，ビスホスホネート治療の前に骨生検で診断します．

ビスホスホネートは，腎排泄なので投与量を GFR に応じて減らします．GFR が 30 mL/分/1.73 m^2 以下では，無形成骨症になる危険があるのでビスホスホネートを中止します．

N その他の腎疾患 腎関連疾患

Preview

N-01	間質性腎疾患
N-02	尿細管間質性腎疾患
N-03	急性腎盂腎炎
N-04	薬剤性腎障害
N-05	尿細管性アシドーシス（RTA）

Navi 1　主たる病変が尿細管や間質にあるもの

糸球体疾患を除く腎病変で，尿細管や腎盂などに問題が発生します．

▶ N-02 で尿細管間質性腎疾患について，▶ N-03 で急性腎盂腎炎についてみていきます．

N-06	尿路結石
N-07	尿路結石の病態・症状
N-08	尿路結石の治療
N-09	尿路結石の予防

Navi 2　急性腹症の1つ

シュウ酸カルシウムなどの結晶が腎結石をつくり，背部から脇腹，下腹部へと疼痛が広がることがあります．

▶ N-06 〜 N-09 では，尿路結石の病態，症状，治療をみていきます．また，再発率が極めて高い疾患でもあることから，その予防についてもみていきましょう．

N-10	腎腫瘍
N-11	腎細胞癌
N-12	Wilms腫瘍（腎芽腫）

N-13	腎と妊娠
N-14	妊娠時の生理的変化
N-15	妊娠高血圧症候群，子癇前症
N-16	妊娠高血圧

Navi 3　妊娠は腎機能に影響を与える

妊娠中は，ホルモンの働きによって腎血流が増加します．また，GFRも増加します．

▶ N-14 で妊娠時の生理的変化について概要をつかみ，次に ▶ N-15 で妊娠高血圧症候群の病態と治療について考えていきます．

N-01 間質性腎疾患

▶レファレンス
- ハリソン④：p.2052-2058
- 新臨内科⑨：p.1014-1016

One More Navi

尿細管間質性腎疾患の原因
免疫異常：Sjögren症候群，サルコイドーシス（ビタミンD活性化による高Ca血症も原因），SLEなど
感染症：結核，細菌（慢性腎盂腎炎に多い），ウイルス（移植腎に多い）など
悪性疾患：多発性骨髄腫，白血病など
薬剤性：鎮痛薬，カルシニューリン抑制薬（5～10年後の移植腎），リチウムなど
代謝疾患：重金属（鉛，水銀，カドミウム），高尿酸，シスチン蓄積症（cystinosis），アミロイドーシス，電解質異常（低K血症，高Ca血症）など
閉塞性疾患：前立腺肥大，癌，尿管結石，膀胱尿管逆流（逆流性腎症）など
遺伝性疾患：髄質海綿腎など
放射線照射：放射線腎症

N-02 尿細管間質性腎疾患

病態 主たる病変が尿細管や間質（血管を含む）にあって糸球体病変がほとんどない疾患を尿細管間質性腎疾患や尿細管間質性腎炎といいます．尿細管細胞やそこに分布する蛋白が障害を受けておきますが，原因は感染，薬剤，虚血，代謝異常など多彩です．

　最も多いものは慢性高血圧に伴う腎硬化症による間質病変です．また鎮痛薬によるのも多く，年間300g以上のアスピリン内服は末期腎不全になりやすいといわれます．また尿路閉塞が2～3か月続くと非可逆性腎不全になります．

　急性病変は間質の浮腫や細胞浸潤を主体としており，急性腎障害（AKI）の急性尿細管間質性腎炎の項も参照してください．糸球体疾患や血管系疾患から二次的に尿細管や間質が侵される場合もあり，間質の線維化が腎不全の進行とよく相関します．

　慢性尿細管間質性腎炎では間質の線維化や尿細管萎縮を主体としています．

症状 慢性尿細管間質性腎炎は徐々に進行する慢性腎臓病（CKD）の症状がみられます．種々の尿細管障害を伴っており，濃縮障害で多尿や夜間頻尿がみられます．高齢者と女性では腎不全が進行します．ときに，乳頭壊死をおこすと腰痛，発熱，血尿，膿尿がみられます．急性尿細管間質性腎炎では膿尿，好酸球尿，急性腎不全を特徴とします．

診断 徐々に進行するCKDで尿所見が乏しく，蛋白尿も2g/gCr以下の場合には慢性尿細管間質性腎炎を疑います．低分子蛋白であるβ_2ミクログロブリンやTamm-Horsfallムコ蛋白（ウロモデュリン），免疫グロブリン軽鎖が尿中にみられますが，アルブミンはみられません．GFR低下と尿酸性化障害による代謝性アシドーシス（尿細管性アシドーシス：非アニオンギャップ性）もみられます．腎エコーで腎萎縮と輝度の亢進の観察と，尿路閉塞の有無を確認しておきます．腎生検では間質のリンパ球浸潤，線維化，尿細管萎縮がみられ，さらに動脈硬化，糸球体周囲の線維化，全糸球体硬化のように糸球体や血管まで病変が及ぶこともあります．

治療 原因を除去しても病変は非可逆性です．腎毒性の薬剤や造影剤を使用しないようにすることが重要です．

関連項目

▶**尿細管間質の虚血**

　ほとんどの腎疾患は最終的には尿細管間質の慢性虚血によって腎不全が進行します．これは尿細管間質が糸球体輸出細動脈の下流にある尿細管周辺の毛細血管（傍尿細管毛細血管）によっての酸素化されていることによります．つまり，糸球体病変で糸球体毛細血管が閉塞すると傍尿細管毛細血管の血流低下と，その灌流域の虚血を引きおこします．

　逆に，輸出細動脈を拡張させるACE阻害薬やARBは傍尿細管毛細血管の血流を増加させ，尿細管の保護が期待できます．

N-03 急性腎盂腎炎

病態 急性腎盂腎炎（acute pyelonephritis）は腎盂におこる急性の感染症で，上行性感染によることが多いので多くは片側性です．糖尿病と妊娠がリスクファクターです．尿道が短くて，尿路感染をおこしやすい学童期から壮年期の女性に好発します．起炎菌は便由来の大腸菌，プロテウス，クレブシエラ，腸球菌が主です．妊婦の細菌尿検査とその治療は腎盂腎炎を予防する効果があります．

症状・診断 全身症状（発熱，悪寒，戦慄）や，膀胱炎を併発（若い女性に多く，高齢者では前立腺肥大）すると排尿痛，頻尿，尿混濁の症状があります．第12肋骨と脊椎部分（肋骨脊柱角）の叩打痛がみられます．検査では膿尿，白血球円柱（上部尿路の感染），CRPと赤沈亢進がみられます．尿培養で 10^4 CFU/mL 以上の細菌をみとめます．

治療 全身状態がよく，外来治療が可能な症例ではフルオロキノロン系抗菌薬を特に合併症がなければ10〜14日間投与します．重症患者では敗血症で死亡することもあるので入院治療が原則です．セファロスポリン系やアミノグリコシド系などの抗菌薬を静脈投与します．

N-04 薬剤性腎障害

抗菌薬などの薬剤の使用が腎機能を障害し，腎不全を招くことがあります．▶L-10

N-05 尿細管性アシドーシス（RTA）

尿細管でのHCO$_3^-$の再吸収や酸の排泄が障害されるため引きおこされる代謝性アシドーシスです．▶G-08

N-06 尿路結石

N-07 尿路結石の病態・症状

病態 腎結石（renal stone）の成分にはシュウ酸カルシウム，リン酸カルシウム，尿酸，リン酸アンモニウムマグネシウム（struvite結石），シスチンがあります．80%以上はシュウ酸カルシウムで，10%以下がリン酸カルシウムです．上部尿路結石（腎結石と尿管結石）がほとんどで，下部尿路結石（膀胱結石と尿道結石）は5%以下です．

リスクファクターは男性（2倍），水分摂取不足，高蛋白食，低Ca食，肥満，メタボリック症候群／2型糖尿病です．

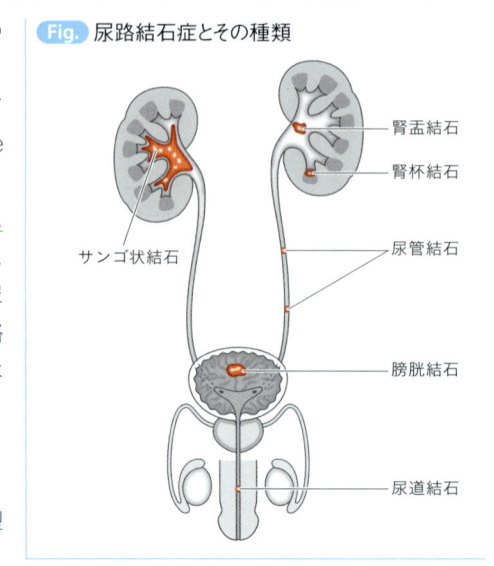

Fig. 尿路結石症とその種類

One More Navi

肋骨脊柱角（costovertebral angle；CVA）：第12肋骨と脊椎が作る三角部のことで，腎盂腎炎，水腎症では，CVAの叩打痛がおこる．

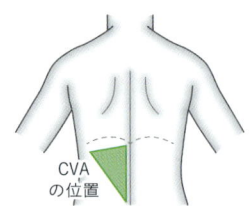

CVAの位置

One More Navi

症状のある男性では 10^3 CFU/mL 以上の非原病菌でも有意です．また，無症状の場合では 10^5 CFU/mL 以上で有意．

▶レファレンス
・ハリソン④：p.2065-2070
・標準泌尿⑧：p.208-217
・新臨内科⑨：p.1050-1054

One More Navi

シスチン（蓄積）症（cystinosis）：リソソーム蓄積症で，リソソームからの輸送障害が原因で細胞内にシスチンが蓄積して，腎Fanconi症候群や角膜のシスチン結晶（羞明）をおこす．

シスチン尿症（cystinuria）：シスチンの再吸収障害により尿中排泄が増加して尿路内にシスチン結石ができる遺伝病．シスチンはギリシャ語で膀胱を意味する．

なお，システインは単量体でシスチンは二量体（溶けにくい）．

One More Navi

尿管結石の好発部位（結石が狭窄部に引っかかる）は，①腎盂尿管移行部，②総腸骨動脈と尿管の交叉部，③尿管膀胱移行部の生理的狭窄部位．

One More Navi

エチレングリコールは肝臓で代謝されて，シュウ酸エステルなどが産生されてシュウ酸結石ができやすい．ワインに甘み成分として混入していると，シュウ酸カルシウムによって腎臓がダメージを受け腎不全になって死亡しうる．

症状 無症状の場合もあります．疼痛発作（疝痛）は急性腹症の1つで腎臓のある背部から脇腹，下腹部へと拡がり，吐き気と嘔吐を伴うこともあります．下部尿管や尿道の結石では頻尿もみられます．多くの場合，血尿がみられますが，間欠的なこともあります．

尿検査〔顕微鏡でシスチンの結晶（六角形），尿酸（ひし形）〕，1日蓄尿（尿量，pH，Cr，Na，Ca，尿酸，シュウ酸，クエン酸），末梢血液検査，CRP，血液生化学検査（Cr，尿酸，Ca，リン），KUB単純X線撮影（尿酸結石とシスチン結石はX線透過性），腹部エコーやCTスキャン（ヘリカルCTでは1mm結石も可）を行います．静脈性尿路造影は造影剤による腎障害の危険があるのでCTでの画像診断が中心です．

Fig. 尿沈渣で確認されたシュウ酸カルシウム結晶

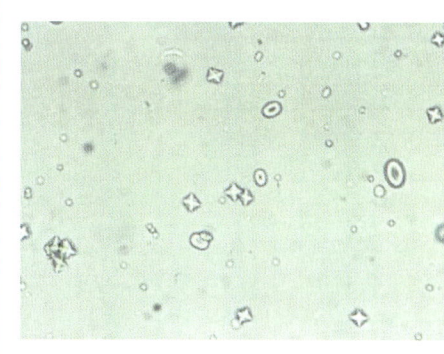

〔国試99-A35〕

N-08 尿路結石の治療

無症状の結石は尿路閉塞がなければ治療の必要はすぐにはありませんが，原因検索や進展予防について検討します．5mm以下の石は通常2〜3日で自然排石が期待できます．1〜2か月でも排石しなければ保存的治療では困難です（7mm以上は難しい）．疼痛のコントロールに非ステロイド抗炎症鎮痛薬（NSAIDs）や麻薬を使いますが，NSAIDsは腎不全では禁忌です．軽症では抗コリン薬などの鎮痙薬が有効なこともあります．α遮断薬またはCa拮抗薬の投与で尿管を拡張させ，ステロイドで炎症による浮腫をとると排石が促進されることがあります．

Fig. 体外衝撃波結石破砕術

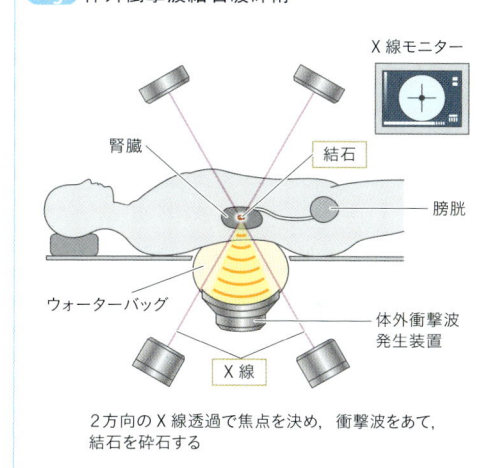

2方向のX線透過で焦点を決め，衝撃波をあて，結石を砕石する

腎臓内と上部尿管の1cm以上の結石は体外衝撃波結石破砕術（ESWL）で小さくして排石します．結石が大きく衝撃波では破砕困難な場合や，衝撃波による腎機能障害が心配される場合は，腎に直接内視鏡を挿入して超音波などで結石を破砕して摘出する治療方法（経皮的腎結石摘出術）がありますが全身麻酔が必要です．内視鏡的に結石を取り出したり，同じく内視鏡的に超音波，レーザー，圧搾空気で石を砕く方法も行われます．したがって開腹手術は稀にしか行われない最後の手段です．

N-09 尿路結石の予防

繰り返す尿路結石症は腎機能低下や尿路に不可逆な障害をおこすことがあるので再発予防が重要です．尿路結石の再発率は50%で，一度再発すると再発する確

> **One More Navi**
> 動物性蛋白質は尿中 Ca，シュウ酸，尿酸排泄を増加させ，結石を防ぐ尿中クエン酸排泄を減少させる．

> **One More Navi**
> Na 過剰摂取により尿中 Ca 排泄が増加するだけでなく，増加した尿中 Na から尿酸ナトリウム塩が多く産生される．尿酸ナトリウム結晶は Ca の結晶化の核となって結石ができやすくなる．

率は 90％ にもなります．再発予防は十分な水分摂取と食事，ライフスタイルの改善です．1 日 2.5 L 以上飲水すると 30％ 結石のリスクが減ります．結石成分によって異なる予防法があるので，結石成分を同定することは極めて重要です．食事指導では動物性蛋白過剰摂取やカロリー過剰がリスク要因になります．腸管内の Ca 不足は腸内の非結合型シュウ酸を増加させてシュウ酸の過剰な吸収をおこします．食事中 Ca を 1〜4 g/日に増加させます．脂肪酸はカルシウムと結合するので，過剰な脂肪酸摂取もシュウ酸カルシウム結石のリスクになります．サイアザイド系利尿薬は尿中 Ca を減らして Ca 結石の再発を減らします．ピーナツ，ホウレンソウ，チョコレートなどシュウ酸の多い食物も避けます．尿酸結石の予防には尿アルカリ化による尿酸の溶解度増加による予防も重要です．クエン酸製剤の投与で尿 pH 6〜6.5 にしますがそれ以上のアルカリ化はリン酸カルシウム結石をおこしやすくします．低プリン体食でも尿中尿酸が多い場合はアロプリノールの投与で尿酸の合成を抑制します．シスチン結石も尿アルカリ化（pH 7.5 以上）で予防しますが，無理ならペニシラミンやカプトプリルで血清シスチンを下げます．

N-10 腎腫瘍

▶レファレンス
・新臨内科⑨：p.1057-1059

N-11 腎細胞癌

病態 腎細胞癌（renal cell carcinoma）は腎実質に発生する腫瘍の約 90％ を占め，多くは近位尿細管から発生し，Grawitz 腫瘍とも呼ばれます．好発年齢は 50 歳以上で，男女比は 3：1 で，腺癌が多いのが特徴です．

細胞質にグリコーゲンを貯めている腫瘍細胞は，病理組織で明るくみえる淡明細胞癌（clear cell carcinoma）で，腎細胞癌の 8 割を占めます．その 6 割に癌抑制遺伝子の 1 つである von Hippel-Lindau 遺伝子（*VHL* 遺伝子）異常を伴うことがあります．VHL の異常で，低酸素環境適応因子（hypoxia inducible factor；HIF）が分解できなくなり，腫瘍細胞の増殖因子が過剰生産されることになり，腎細胞癌の発生や新生血管増殖の原因になると考えられます．

血管に富むので血行転移をおこしやすく（肺転移が多い），2 割の腎癌は転移後に発見されています．また，転移なしで手術をしても，2〜3 割が再発します．そのため長期にわたる経過観察が必要です．全身に転移すると，発熱，CRP 陽性など炎症性症状を呈します．その場合，予後不良です．また，血行転移しやすいので生検は禁忌です．

症状 多様な症状（癌が産生するホルモンによって赤血球増多症や高血圧，高 Ca 血症）があります．肉眼的血尿，腹部腫瘤，腎部疼痛，貧血，発熱を伴うこともあります．

治療 治療の原則は手術による摘出です．転移がある場合でも，転移巣の摘出

Fig. 淡明細胞癌の病理所見

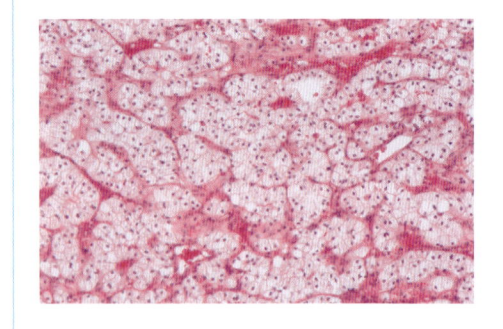

腎細胞癌の 8 割を占め，病理組織で明るく見える
『標準病理学 4 版』[22] より

> **One More Navi**
> HIF は低酸素誘導因子ともいい，転写因子で 2,000 以上の遺伝子の発現に関与する．

Fig. 淡明腎細胞癌における発癌のメカニズム

【正常な状態】
VHL 遺伝子（癌抑制遺伝子）
↓
VHL タンパク質 ― HIFα
VHL は HIFα と結合
↓
HIFα を分解する

【異常な状態】
VHL 遺伝子（癌抑制遺伝子）に異常があると……
×
VHL タンパク質（破壊）　HIFα
↓
HIFα が増加
↓
様々な成長遺伝子が異常に蓄積される
- VEGF
- TGFα
- PDGF
→ 血管新生，細胞増殖・成長を促す

が可能と判断されれば転移巣＋腎摘除手術を行います．手術できない症例では薬物治療をおこないます．放射線療法，抗癌薬の投与はほとんど無効なので，従来，サイトカイン療法として，特に肺転移に対して有効なインターフェロンαやγ，インターロイキン-2 が投与されていました．近年，腎癌を対象とする新たな分子標的薬で，予後が改善されつつあります．血管新生を抑制するスニチニブリンゴ酸塩，ソラフェニブトシル酸塩などがあります．

N-12　Wilms 腫瘍（腎芽腫）

病態　小児の腎腫瘍の 90％ は Wilms 腫瘍（腎芽腫）です．主に 5 歳未満の小児に発症し，幼児に多く，さまざまな形態異常を伴います．5％は両側性です．癌抑制遺伝子 *WT-1* と *WT-2* 遺伝子の異常が 3 割に認められています．日本では欧米の 1 割の頻度です．高度悪性，転移性で，肺や肝によく転移します．

治療　放射線や化学療法に反応がよく，転移があっても 70〜95％は生存します（治療に反応しない予後不良組織群が 1 割）．術前に化学療法を行い，腫瘍を小さくしてから腫瘍を摘出して，腎臓をなるべく温存します．化学療法薬は，アクチノマイシン D，ビンクリスチン硫酸塩，ドキソルビシン塩酸塩などです．

Fig. 左腎の Wilms 腫瘍

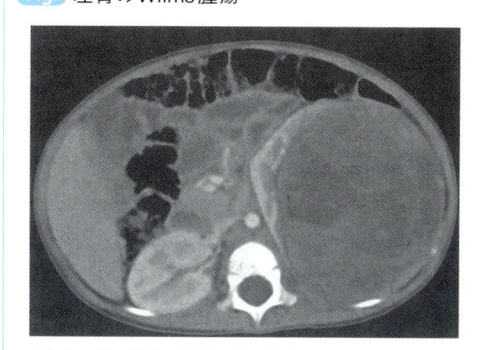

1 歳 5 か月の男児．腹部腫瘤を主訴として来院
〔国試 98-A39〕

N-13 腎と妊娠

▶レファレンス
・新臨内科⑨：p.1041-1043

N-14 妊娠時の生理的変化

妊娠 6 週から血管拡張がおき，末梢血管抵抗が減少して血圧は低下します．同時に，エストロゲン，プロゲステロンなどのホルモンの増加に応じて，循環血液量が増加し，心拍出量も 30～50％ 増大します．腎血流増加で腎腫大や尿量増加がみられ，腎杯，腎盂，尿管の拡張（プロゲステロンによる平滑筋拡張も加わる）がおきます．GFR も 30～50％ 増加し，血清 BUN，Cr は低下（0.4～0.8 mg/dL）し，尿細管で再吸収できなかった糖が尿中に出，尿蛋白も 300 mg/日以下の範囲で出ることもあります．妊娠でレニンが上昇（エストロゲンが肝のレニン基質を増やす）して，そのためにアルドステロンが増えるので，体液貯留や低 K 血症傾向になります．血漿量増加で血液が薄まり貧血傾向（Hb 13 g/dL から 12 g/dL に低下）になります．妊娠中は，胎児胎盤の負荷で酸素消費量が 20％ 増加して，浅く早い呼吸（プロゲステロンの作用）になります．そのため，$PaCO_2$ は 30 mmHg と低下して，呼吸性アルカローシスになります．これを腎臓が代償しようとして，HCO_3^- は 4 mEq/L 低下します．また，妊娠中は口渇がおきやすく（レニン，アンジオテンシン濃度増大による），飲水量が増加するだけでなく，バソプレシン分泌増加のために，血清浸透圧も 5～10 mOsm 低下します．

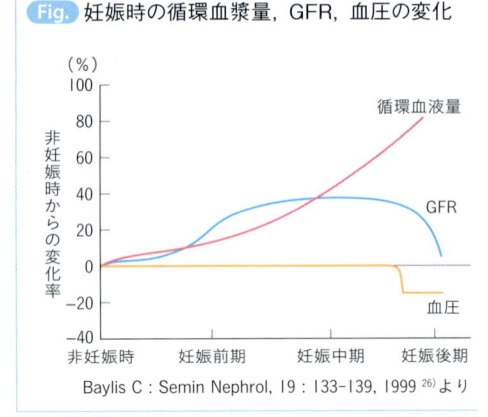

Fig. 妊娠時の循環血漿量，GFR，血圧の変化

Baylis C : Semin Nephrol, 19 : 133-139, 1999[26] より

One More Navi

胎盤はバソプレシンやオキシトシンを分解するバソプレシナーゼを産生する．妊娠後期に活性が上昇するのでバソプレシンの分泌が十分でないと尿崩症になる危険がある．子癇や HELLP 症候群では，この酵素活性の上昇がみられる．DDAVP は分解されないので治療に用いられる．

N-15 妊娠高血圧症候群，子癇前症

病態 妊娠によって，新たに発症した高血圧，検尿で蛋白 1+ 以上，尿蛋白 300 mg/日以上を伴う病態を，子癇前症（妊娠高血圧症候群）といいます．妊娠 20 週以降であればいつでもおきますが，出産間近に多く，分娩後 12 週に正常化します．けいれんを伴うものを子癇（eclampsia）といいます．これらは，2005 年から日本産科婦人科学会により，妊娠中毒症の名称を改めた妊娠高血圧症候群（pregnancy induced hypertension；PIH）としてまとめられ，母体の血管内皮障害による高血圧であることが強調されています．浮腫は正常妊娠でもみられることがあるので，その有無を問いません．妊娠高血圧症候群は初産，多胎，高齢妊娠に特に発症しやすく，妊娠前の腎疾患，高血圧，糖尿病，肥満，奇胎，静脈血栓症，抗リン脂質抗体症候群もリスクファクターです．

原因は，妊娠初期の胎盤の血管形成が不十分で，胎盤から母体の血管内皮障害をおこす物質（可溶性血管内皮増殖因子受容体）が出て，後期になってから妊娠末期の子宮内圧の上昇の影響も加わって，症状となって現れてくると考えられています．病気の本態は，血管内皮障害のために血管の攣縮（スパズム）がおき，種々の臓器障害がおきることです．腎血流がスパズムで減少すれば，高血圧と蛋白尿がおきます．脳血管のスパズムではけいれん（子癇）がおきます．肝血管が攣縮すれば HELLP 症候群（hemolysis, elevated liver enzymes, and low platelets syndrome：

> **One More Navi**
> 妊娠初期のアスピリンによる催奇形性は稀だが（抗リン脂質抗体症候群による流産予防にも使われる），後半期に大量使用すればプロスタグランジン合成抑制作用により胎児の動脈管が収縮する可能性がある．また分娩の1週間前には中止して分娩時出血量を減らす．

> **One More Navi**
> 利尿薬は胎盤血流を減少させる可能性があるので妊娠中には好ましくない．ジヒドロピリジン系などの Ca 拮抗薬も催奇形性から原則禁忌だが降圧が不十分な場合は併用されることもある．

> **One More Navi**
> Mg の大量投与では Ca 感知受容体が刺激され，PTH 分泌が抑制されることがある．これにより低 Ca 血症になることがあるため，注意が必要．

溶血，肝機能異常，血小板低下）をおこします．胎盤血流が低下すれば胎児の発育障害がおきます．

症状 症状は頭痛，視力障害，肝機能異常，胎児発育障害です．症状が出やすいのは妊娠8か月以降の後期で，1割程度の妊婦に発症します．妊娠中期など，早めに発症した場合は悪化する傾向があり，妊娠32週未満に発症するものは早発型に分類されます．血清 Cr が 0.8～1.2 mg/dL と妊婦にしてはやや高値，血清尿酸 4.5 mg/dL 以上，著明な尿中 Ca 減少（100 mg/日以下）があれば，妊娠高血圧症候群を疑います．低用量アスピリン（75～150 mg/日）は妊娠高血圧症候群の発症リスクを1割程度低下させます．

治療 治療は入院安静，降圧薬投与，母体と胎児のモニター，けいれん発症予防です．Ca 摂取の少ない妊婦では Ca 補充が妊娠高血圧症候群を軽減します．出産後，数日か数週で，妊娠高血圧症候群はよくなるので出産が究極の治療法です．HELLP 症候群では，直ちに出産させます．

降圧薬はラベタロール塩酸塩，ヒドララジン塩酸塩が比較的安全に使えます．降圧薬の副作用の問題があるので，軽症高血圧の治療は積極的には行われず，降圧目標値は 150/100 mmHg 以下程度が望ましいです．一方，160/110 mmHg 以上または蛋白尿 2 g/日以上を重症として，積極的に治療します．硫酸マグネシウムが降圧と妊娠高血圧症候群の予防や治療に使われていますが，子癇症の治療にもフェニトインやジアゼパムより優れています．けいれんは出産後におきやすいので，出産後すぐに硫酸マグネシウムを投与します．

N-16 妊娠高血圧

病態 妊娠高血圧症候群と違い，蛋白尿がない高血圧が妊娠20週以降におきてきたものを妊娠高血圧と呼びます．妊娠前期の生理的血管拡張のために，以前からあった高血圧がマスクされていることがあり，妊娠後期にそれが明らかになった場合との区別がときに困難です．妊娠20週以前の高血圧や，高度の高血圧は妊娠高血圧症候群になりやすく，妊娠高血圧の半分近くが妊娠高血圧症候群になります．本態性高血圧患者が妊娠すると 1/4 は妊娠高血圧症候群を合併します．

治療 交感神経抑制薬のメチルドーパは歴史があって安全性に優れていますが，効かなければ，ラベタロール塩酸塩，ヒドララジン塩酸塩などが比較的安全に投与できます．利尿薬は，循環血液量を減少させて胎盤血流量が低下する可能性があるので，肺水腫や心不全徴候がないかぎり，原則として利尿薬を使用しません．

ACE 阻害薬や ARB は催奇形性や新生児の腎不全をおこすので絶対禁忌で，妊娠前から中止しておく必要があります．

▶レファレンス　腎疾患　文献一覧

＜医学書院刊＞
・プロメコア　　　　プロメテウス　解剖学コアアトラス
・標準生理　　　　　標準生理学
・標準泌尿　　　　　標準泌尿器科学
・内科診断　　　　　内科診断学
・新臨内科　　　　　新臨床内科学
・標準小児　　　　　標準小児科学
・標準病理　　　　　標準病理学

＜メディカルサイエンスインターナショナル刊＞
・ハリソン　　　　　ハリソン内科学（メディカル・サイエンス・インターナショナル）

※文献の次に表記されている丸数字は，当該書籍の版数を表します．　例：③・・・第3版

● Navigate　腎疾患　引用文献一覧

1) 上平憲：カラーグラフ（血液）．猪狩淳，ほか編：標準臨床検査医学 第3版．p.21，医学書院，2006．
2) 奥田誠也：腎疾患の診断の進め方．菱田明，ほか編：標準腎臓病学．p.65-66，医学書院，2002．
3) 関根英明，北原聡史，大江宏，渡辺決：腎の主要疾患の診断．日本医師会，編：腹部エコーのABC 第2版．p.313-341，医学書院，2004．
4) 細谷龍男：腎疾患の診断の進め方．菱田明，ほか編：標準腎臓病学．p.74-78，医学書院，2002．
5) 富野康日己，濱田千江子：乏尿・無尿．福井次矢，ほか編：内科診断学 第2版．p.601，医学書院，2008．
6) 富野康日己，来栖厚：血尿．福井次矢，ほか編：内科診断学 第2版．p.608，医学書院，2008．
7) 厚生労働省：第5次循環器疾患基礎調査結果の概要（平成12年11月実施）．2000．
8) 日本高血圧学会：第3章 治療の基本方針．高血圧治療ガイドライン2009．p.25．ライフサイエンス出版，2009．
9) 日本高血圧学会：第5章 降圧薬治療．高血圧治療ガイドライン2009．p.42．ライフサイエンス出版，2009．
10) 日本高血圧学会：第7章 他疾患を合併する高血圧．高血圧治療ガイドライン2009．p.62．ライフサイエンス出版，2009．
11) 平田恭信：二次性高血圧．高久史麿，ほか監：新臨床内科学 第9版．p.345，医学書院，2009．
12) 齋藤淳：褐色細胞腫．高久史麿，ほか監：新臨床内科学 第9版．p.821，医学書院，2009．
13) 伊藤貞嘉：腎血管性疾患．菱田明，ほか編：標準腎臓病学．p.206-215，医学書院，2002．
14) 堀田修：IgA腎症の病態と扁摘パルス療法．メディカル・サイエンス・インターナショナル，2008．
15) 今井裕一：ネフローゼ症候群．菱田明，ほか編：標準腎臓病学．p.116-126，医学書院，2002．
16) 尾崎承一：血管炎症候群．高久史麿，ほか監：新臨床内科学 第9版．p.1457，医学書院，2009．
17) 立野正敏：腎．坂本穆彦，ほか編：標準病理学 第4版．p.525，医学書院，2010．
18) 立野正敏：腎．坂本穆彦，ほか編：標準病理学 第4版．p.519，医学書院，2010．
19) 御手洗哲也：急性尿細管間質性腎炎．高久史麿，ほか監：新臨床内科学 第9版．p.1015，医学書院，2009．
20) 髙橋公太：腎移植．下条文武，編：専門医のための腎臓病学 第2版．p.248，医学書院，2009．
21) Ninomiya T, et al：Chronic kidney disease and cardiovascular disease in a general Japanese population：the Hisayama Study．Kidney Int，68：228-236，2005．
22) 立野正敏：腎．坂本穆彦，ほか編：標準病理学 第4版．p.544，医学書院，2010．
23) Baylis C：Glomerular filtration rate in normal and abnormal pregnancies．Semin Nephrol，19：133-139，1999．

INDEX

和文

▼あ

アクアポリン-1　14
アクアポリン-2 (AQP2)　20
アシドーシス　87
アセタゾラミド　15
アニオン　87
アミロイドーシス　3, 149, 150
アミロイド腎症　128
アルカローシス　78, 87
アルコール中毒　80
アルドステロン
　　　10, 20, 25, 64, 72, 96, 176
アルドステロン・エスケープ現象　106
アルブミン　57
アルポート症候群　128, 156
アレルギー性肉芽腫性血管炎
　　　　　　　　　　　123, 125
アンジオテンシンⅡ　10, 25, 110
アンジオテンシン変換酵素 (ACE)
　　　　　　　　　　　　10, 25
亜硝酸反応　35
悪性高血圧　106
悪性高熱　169
悪性腫瘍　77
悪性腎硬化症　112
悪性リンパ腫　134
圧痕性浮腫　57

▼い

インスリン　72
萎縮膀胱　53
移植腎　46
維持免疫抑制療法　182
遺伝性褐色細胞腫　107
一次性能動輸送　15
一過性の蛋白尿　55

▼う

ウェゲナー肉芽腫症　122

▼え

エリスロポエチン (EPO)　24
エリスロポエチン受容体刺激薬 (ESA)
　　　　　　　　　　　　　186
エンドサイトーシス　19
壊死　117
遠位尿細管　5, 12, 18
遠位尿細管性アシドーシス
　　　　　　　　32, 90, 93, 144
塩基　85

▼お

横紋筋融解　80, 168
横紋筋融解症　75

▼か

カチオン　87
カテーテル　177
カテコールアミン　11, 72, 106
ガドリニウム造影 MRI　44
ガドリニウム造影剤　175
ガリウムシンチグラフィ　44
下部尿路結石　194
仮面高血圧　111
家族性 (AF) アミロイドーシス　151
荷電 (チャージ) バリア　116
過活動膀胱　53
顆粒円柱　39, 118
介在細胞, 集合管の　20
核医学検査　44
核磁気共鳴画像　43
活性型ビタミン D〔1,25-$(OH)_2D_3$〕
　　　　　　　　　　　　25, 77
活性型ビタミン D_3　186
褐色細胞腫　105, 106
渇感　64
肝硬変　69
肝腎症候群　163
肝性浮腫　58
肝嚢胞　154
肝不全　35
間質性腎炎　94, 127
間質性腎疾患　193
間質性膀胱炎　53
間接ビリルビン　35
関節痛　146
管内性糸球体腎炎　120
管内増殖性糸球体腎炎　120

▼き

キャスト性腎症　150
キンメルスティール・ウィルソン結節　143
希釈セグメント　16
起立性蛋白尿　2
基底膜　46
偽アルドステロン症　97
偽性低 Na 血症　70
偽性低アルドステロン症　94
逆白衣高血圧　111
急性拒絶反応　182
急性糸球体腎炎　46
急性腎盂腎炎　194
急性腎炎症候群　120
急性腎障害　11, 160
急性腎不全　43, 160
急性膵炎　78
急性前立腺炎　54
急性低 Na 血症　66
急性尿細管壊死　162, 164
急性尿細管間質性腎炎　167, 193
急性腹症　195
急速進行性糸球体腎炎　118, 126, 127
急速進行性腎炎症候群　115
拒絶反応　182
胸水　69, 120
橋中心髄鞘融解 (症)　69
局所性浮腫　57
近位尿細管　4, 12
近位尿細管性アシドーシス　90, 91
筋毒性薬剤　168

▼く

クリーゼ　107
クレアチニン (Cr)　29
クレアチニン・クリアランス (Ccr)　30
グッドパスチャー症候群　123
グラフト　177

▼け

ケトーシス, 絶食時の　34
ケトン体　34
ケトン体補充　175
経頸静脈的肝内門脈肝静脈シャント
　　形成術　163
経口バソプレシン V_2 受容体拮抗薬　69
経皮的腎結石摘出術　195
経皮的腎動脈拡張術　110
血管新生　143
血管石灰化　185
血管内脱水　58, 96
血管の攣縮　198
血小板凝集　147
血漿アニオンギャップ　87
血漿交換　126, 149
血栓性血小板減少性紫斑病　147
血栓性微小血管症　169
血栓性微小血管障害　149
血中尿素窒素　31
血圧低下　58, 67, 178
血液浄化器　178
血液透析　178
血尿　37, 54, 115, 117, 120
血尿主体　117
結石　54
結節性硬化症　155
結節性硬化病変　144
結節性病変　143

献腎　182
顕性蛋白尿　144
顕微鏡的血尿　34
顕微鏡的多発血管炎　122, 123
原尿　4, 9
　── の生成　9
原発性（一次性）ネフローゼ症候群
　　　　　　　　　　　　130, 133
原発性アルドステロン症　97, 105, 106
原発性糸球体疾患　116

▼こ

コッククロフト・ゴールトの式　30
コルチゾール　108
コレステロール塞栓症　166
呼吸　86
呼吸性アシドーシス　87, 97
呼吸性アルカローシス　87, 98
呼吸性代償　87, 90
光学顕微鏡　46
抗 DNA 抗体　126
抗アルドステロン薬　21
抗核抗体　126
抗基底膜型急速進行性腎炎症候群
　　　　　　　　　　　　　125
抗基底膜抗体　122
抗基底膜抗体型　123
抗原-抗体（IgM, IgG, IgA）複合体
　　　　　　　　　　　　　116
抗甲状腺薬　125
抗好中球細胞質抗体（ANCA）　122, 124
抗リン脂質抗体症候群　149
抗利尿ホルモン（ADH）　21, 22, 64
抗利尿ホルモン（ADH）分泌異常症　68
抗利尿ホルモン不適切分泌症候群
　　（SIADH）　68
後天性腎嚢胞　181
高 AG 性代謝性アシドーシス　88
高 Ca 血症　18, 77
高 K 血症　74, 94
高 Na 血症　71
高 P 血症　80
高血圧　58, 65, 155, 173, 176
　── の治療　103
高血圧症　100
高血圧性腎硬化症　112
高脂血症　119
高張性脱水　58
降圧薬の併用療法　104
硬化性被囊性腹膜炎　180
膠原病に伴う腎症　146
膠質浸透圧　56, 119
骨　76
骨異常　186
骨褐色腫　188
骨粗鬆症　189
骨転移　77
骨軟化症　92, 188

▼さ

サイアザイド系利尿薬　18, 76, 104
サイズバリア　116
サイトカイン療法　197
細血管障害性溶血性貧血　148
細胞性円柱　39, 118
刷子縁　12
酸　85
　── の排泄　86
　── の負荷　90
酸塩基平衡　72, 85
残尿　53, 54
残尿感　54

▼し

シクロオキシゲナーゼ（COX）　26
シクロスポリン　183
シクロホスファミド　124, 127
システィン（蓄積）症　194
シスチン尿症　194
ジェロッタ筋膜　2
ジゴキシン　75
ジメルカプトコハク酸テクネシウム　44
子癇　198
子癇前症　198
糸球体　3, 4
　── の機能　9
糸球体基底膜（GBM）　9, 115, 120
糸球体硬化　143
糸球体疾患の臨床分類　117, 118
糸球体腎炎　5
糸球体性血尿　38, 54
糸球体濾過量　29
死体腎　182
至適血圧　100
紫斑病性腎炎　123, 129, 146
試験紙法　33
自動腹膜透析　180
持続する血尿　54
色素性腎障害　168
手根管症候群　181
主細胞，集合管の　20
腫瘍崩壊症候群　169
腫瘍融解　80
受動輸送　15
集合管　5, 12, 20
重炭酸濃度　85
絨毛腫瘍　74
小出血斑　146
上皮細胞　46, 115

上皮小体ホルモン（PTH）　25
上部尿路結石　194
常染色体優性遺伝　154
常染色体優性多発性嚢胞腎　154
常染色体劣性多発性嚢胞腎　155
食事蛋白制限　175
心血管系疾患　173, 184
心血管病　181
心腎症候群　164
心腎貧血症候群　186
心性浮腫　57
心電図所見
　──, 高 K 血症の　74
　──, 低 Ca 血症の　78
　──, 低 K 血症の　73
心不全　69, 162
心房性 Na 利尿ペプチド（ANP）　22, 64
神経筋症状　72
浸透圧ギャップ　63
浸透圧受容体　64
浸透圧利尿　52
診療所高血圧　111
滲出性病変　144
腎　76, 86
腎 CT（computed tomography）検査　42
腎 CT と MRI の比較　45
腎萎縮　40
腎移植　182
腎盂　3
腎盂悪性腫瘍　170
腎エコー　41, 154, 161, 170, 174
腎炎症状　117
腎芽腫　197
腎虚血　164
腎筋膜　2
腎血管性高血圧　105, 109
腎結石　194
腎細胞癌　181, 196
腎シンチグラフィ　44
腎実質性高血圧　58, 105
腎腫瘍　196
腎小体　4
腎生検　46, 161
腎性 AKI　162
腎性全身性線維症　44, 175
腎性代償　87
腎性糖尿　34
腎性糖尿病　14
腎性尿崩症　32, 52
腎性貧血　24, 185
腎性浮腫　57
腎性乏尿　51
腎前性 AKI　162
腎前性腎不全（腎前高窒素血症）　162
腎前性乏尿　51

腎単位　5
腎中心エコー　40
腎柱　3
腎毒性薬剤　164
腎嚢胞　43
腎不全　69, 122
腎レノグラフィ　44

▼す
スキサメトニウム　75
ステロイド　124
ステロイドパルス療法　127
スパイク　137
スパズム　198
スピロノラクトン　21, 75
スリット膜　115, 116
スルホサリチル酸法　33, 150
水腎症　40, 161, 170
水様性ヨード造影剤　42
推算糸球体濾過量　173
睡眠時無呼吸症候群　111
髄質　3, 4

▼せ
正常 AG 性代謝性アシドーシス　88
生体腎　182
成長障害　92
赤血球　37
赤血球円柱　174
先行的腎移植　182
先天性腎性尿崩症　22
腺癌　196
線状　125
全身性エリテマトーデス　126, 131
全身性強皮症　125
全身性浮腫　57
前立腺疾患　170
前立腺肥大　53, 194

▼そ
組織所見，微小変化群の　134
組織像，膜性腎症の　136
早朝高血圧　103
巣状糸球体硬化症　134
巣状分節性糸球体硬化症（FSGS）
　　　　　　　　　133, 135, 184
巣状メサンギウム増殖性腎炎　128
造影 CT　43
造影剤腎症　42, 144, 165
増殖性腎炎　120
足突起細胞　46, 115
続発性（二次性）ネフローゼ症候群　133
続発性アルドステロン症　93

▼た
タイトジャンクション　14
タイプⅠ膜性増殖性腎炎　131
タイプⅡ膜性増殖性腎炎　131
タイプⅢ膜性増殖性腎炎　131
タクロリムス　183
ダイアライザー　178
立ちくらみ　58
多飲多尿　53
多尿　52, 71, 77
多嚢胞化萎縮腎　181
多発性骨髄腫　77, 149, 150
多発性嚢胞腎　3, 43
代謝水　64
代謝性アシドーシス
　　　　　15, 75, 87, 88, 89, 174, 193
代謝性アルカローシス　87, 95
代償　87
対向流増幅系　5, 16
体位性蛋白尿　55
体液喪失　58
体液量減少　58
体外衝撃波結石破砕術（ESWL）　195
脱水　58, 107, 162
炭酸脱水酵素　15
炭酸脱水酵素阻害薬　15
単純 CT　43
胆道閉塞　35
蛋白質分解酵素　117
蛋白制限　145
蛋白尿　55, 115, 118, 119, 136
蛋白尿主体　117
淡明細胞癌　196

▼ち
チャーグ・ストラウス症候群　125
緻密斑　9
中心血圧　100
中枢性尿崩症　52
長期臥床　77
張度　63
腸肝循環　35
腸管　76
直接ビリルビン　35
沈着物（hump）　120

▼つ
ツルゴール　58

▼て
テタニー発作　78

テント状 T 波　74
ディップ　103
低 Ca 血症　78
低 K 血症　72, 90, 92, 93, 96, 169
低 Mg 血症　80
低 Na 血症　66
低 P 血症　79
低アルブミン血症　119
低張性脱水　58
低レニン・低アルドステロン血症　94
電子顕微鏡　46

▼と
トランスポーター　12
トリアムテレン　21
透析アミロイド症　181
透析療法　75, 177
等張性脱水　58
等張尿　32
糖尿　34
糖尿病　173
糖尿病ケトアシドーシス　34, 80
糖尿病腎症　178
糖尿病性腎硬化症　128
糖尿病性腎症　3, 33, 94, 104, 143, 174
糖尿病性網膜症　144
動脈硬化　101
特発性膜性増殖性腎炎　130

▼な
内シャント　177
内皮細胞　46, 115
生ワクチン　184

▼に
二酸化炭素分圧　85
二次性高血圧　102, 103, 105
二次性能動輸送　15
二次性副甲状腺機能亢進症　186
肉眼的血尿　34, 55
乳酸アシドーシス　88, 175
乳頭壊死　193
尿 AG　90
尿 pH　32
尿円柱　38
尿管　2
尿希釈試験　31
尿ケトン体　34
尿細管-糸球体フィードバック　9
尿細管壊死　39
尿細管間質性腎炎　193
尿細管間質性腎疾患　193
尿細管最大輸送量（Tm）　13

尿細管性アシドーシス　90, 149
尿細管の機能　12
尿酸化障害　91
尿酸結石　32
尿浸透圧　31
尿潜血　34
尿素窒素　31
尿蛋白の選択性　134
尿中アニオンギャップ　90
尿中アンモニア　90
尿中ウロビリノーゲン　35
尿中好酸球　161
尿中ビリルビン　35
尿沈渣　37, 174
尿沈渣標本　39
尿糖　34
尿道　2
尿濃縮障害　73, 77
尿比重　31
尿路感染　32, 35, 54, 184
尿路結石　194
妊娠　198
妊娠高血圧　199
妊娠高血圧症候群　148, 198

▼ね

ネフリン　116
ネフローゼ症候群　46, 55, 69
ネフローゼ症状　117, 118, 133
ネフロン　5

▼の

脳性 Na 利尿ペプチド（BNP）　22
脳浮腫　66
膿尿　35, 37, 118, 194
囊胞　154
囊胞感染合併　155
囊胞性線維性骨炎　188

▼は

バソプレシン（ADH）　22, 66
パラガングリオン　107
破砕赤血球　148
肺　86
肺出血　126
敗血症　194
排尿痛　54
白衣高血圧　111
白血球　37
白血球円柱　194
白血球尿　118
白血球破砕性血管炎　146
白血球反応　35

幅広の硝子円柱　39
反応性（AA）アミロイドーシス　151
半月体　115
半月体形成糸球体腎炎　122
半月体形成　117

▼ひ

ヒト心房性 Na 利尿ペプチド（hANP）　22
ビタミン D　25
ビタミン D 欠乏症　78
びまん性病変　144
びまん性メサンギウム増殖性腎炎　128
皮膚の紫斑　146
非圧痕性浮腫　57
非糸球体性血尿　38, 54
非ステロイド性消炎鎮痛薬（NSAIDs）　134
非抱合型ビリルビン　35
非乏尿性 AKI　165
肥満　173
菲薄基底膜腎症　128, 156
微小変化群　133
微量アルブミン尿　33, 56, 58, 143, 144
貧血　185
頻尿　53
頻脈　58, 67

▼ふ

フィッシュバーグ濃縮試験　31
フルクトース代謝障害　143
フロセミド　17
ブラッドアクセス　177
　──の種類　177
プレドニゾロン　127
プロスタグランジン（PG）　11, 26, 102
プロスタグランジン E_2（PGE_2）　22, 66
不可避尿　51
不感蒸泄　64
不均等症候群　178
不整脈　73
浮腫　56, 65, 69, 119, 135, 198
　──の分類　57
副甲状腺機能低下症　78
副甲状腺ホルモン（PTH）　19, 25, 76
副腎皮質刺激ホルモン（ACTH）　108
副腎皮質ステロイド　134
腹腔鏡下副腎摘出術　106
腹水　69, 120
腹痛　146
腹部血管雑音　109
腹部コンパートメント症候群　164
腹部単純 X 線撮影（KUB）　40
腹膜炎　180
腹膜硬化症　180

腹膜透析　178, 180

▼へ

ヘリカル CT　43
ヘンダーソン・ハッセルバルヒの式　86
ヘンレ係蹄　5
ベンスジョーンズ蛋白　33
閉塞性黄疸　35
閉塞性腎疾患　94
閉塞性腎症　94, 170

▼ほ

ボウマン嚢　4
ポドサイト　46, 115
補体　46, 116, 178
抱合型ビリルビン　35
乏尿　51, 64
乏尿性 AKI　165
房室ブロック　74
傍糸球体装置　9
傍神経節　107
膀胱炎　54, 194
本態性高血圧　100, 102

▼ま

膜性腎症　133, 136
膜性増殖性腎炎　128, 133
慢性拒絶反応　183
慢性腎炎症候群　128
慢性腎臓病（CKD）　173, 193
慢性腎不全　3, 78
慢性低 Na 血症　66
慢性尿細管間質性腎炎　193

▼み

ミエローマ腎　34, 149, 150
ミネラル代謝異常　186
水制限試験　31
水チャネル　20
脈圧　101

▼む

無菌性膿尿　37
無形成骨症　175, 188
無症候性細菌尿　37
無尿　51

▼め

メサンギウム　115
メサンギウム細胞　46, 115, 120

メサンギウム細胞増殖　117
メタボリック症候群　173
メトホルミン　165
免疫グロブリン　46
免疫細胞性（AL）アミロイドーシス　151
免疫染色　46
免疫複合体
　　　116, 117, 120, 126, 129, 130
免疫複合体型　123
免疫抑制薬　134
免疫抑制療法　182

▼も

モーニング・サージ　103
網状皮斑　166
網膜静脈分枝閉塞症　101

▼や

夜間血圧ディップ　103
薬剤性腎障害　167
薬物代謝酵素　183

▼ゆ

輸出細動脈　5
輸送体　12
輸入細動脈　5
有効動脈血容量　63
有効動脈血容量減少　96
有窓性毛細血管　116

▼よ

陽イオン交換樹脂　75
溶血性尿毒症症候群（HUS）　131, 148
溶連菌感染　121
溶連菌感染後糸球体腎炎　120

▼り

利尿薬の作用と副作用　21
硫酸マグネシウム　199
良性腎硬化症　112

▼る

ループス腎炎　123, 126, 128
ループ利尿薬　17, 76

▼れ

レニン・アンジオテンシン・アルドステロン
　系（RAA系）　10, 25, 65, 102
レニン分泌刺激　25

レニン分泌抑制　25
連続携行式腹膜透析　180

▼ろ

ロウ様円柱　39
濾過細隙　115
肋骨脊柱角　194

▼わ

ワイヤーループ（wire loop）病変　126

欧文

▼数字

Ⅰ型RTA　90, 93
Ⅰ型偽性低アルドステロン症　94
Ⅱ型RTA　90, 91
Ⅱ型偽性低アルドステロン症　94
Ⅳ型RTA　90, 94, 144
1,25-$(OH)_2D_3$　77
Ⅰ型肝腎症候群　163
Ⅰ型糖尿病　143
2型肝腎症候群　163
2型糖尿病　143, 194
24時間血圧計　103
6の法則　70
^{99m}Tc-DMSA　44

▼ギリシャ

α介在細胞，集合管の　20
α遮断薬　107
β介在細胞，集合管の　20
β遮断薬　75, 104, 107

▼A

ACE阻害薬　75, 104, 145
acute kidney injury（AKI）　160
acute pyelonephritis　194
acute tubular necrosis（ATN）　164
acute tubulointerstitial nephritis　167
Addison病　76
ADH　64
Alport症候群　128, 156
anion gap（AG）　87
anti-neutrophil cytoplasmic
　autoantibody（ANCA）　122
antiphospholipid syndrome（APS）　149
AQP1　14
ARB　75, 104, 145
automated peritoneal dialysis
　（APD）　180

autosomal dominant polycystic
　kidney disease（ADPKD）　154
A群β溶血性連鎖球菌　120

▼B

Bartter症候群　96
base excess（BE）　87
Bence Jones蛋白　33, 150
benign nephrosclerosis　112
blood urea nitrogen（BUN）　31
Bowman嚢　4
brown tumor　188
B型肝炎関連腎疾患　132

▼C

carbonic anhydrase（CA）　15
cardio-renal anemia syndrome　186
cast nephropathy　149, 150
Ca拮抗薬　104
central pontine myelinolysis　69
cholesterol embolism　166
chronic kidney disease（CKD）　173
　——のリスクファクター　173
Churg-Strauss症候群　125
clear cell carcinoma　196
CO_2ナルコーシス　98
Cockcroft-Gaultの式　30
Congo-red染色　150
continuous ambulatory peritoneal
　dialysis（CAPD）　180
contrast nephropathy　165
costovertebral angle（CVA）　194
COX-1　26
COX-2　26
COX-2選択的阻害薬　26
Cushing症候群　97, 108
cystinosis　194
cystinuria　194
C型肝炎ウイルス（HCV）関連腎疾患
　　　132

▼D

dehydration　58
dense deposit病　131
diabetic nephropathy　143
DIP　42
dip　103
drip infusion pyelography　42
dynamic CT　43

▼E

eclampsia　198

estimated glomerular filtration rate (eGFR)　173

▼F

Fabry 病　156
Fanconi 症候群　34, 92
filtration gap　115
Fishberg 希釈試験　31
Fishberg 濃縮試験　31
focal segmental glomerulosclerosis (FSGS)　135

▼G

Gerota 筋膜　2
Gitelman 症候群　96
glomerular filtration rate (GFR)　29
Goodpasture 症候群　123, 125
Gordon 症候群　94
Grawitz 腫瘍　196

▼H

HCO_3^-　85
HELLP 症候群　198
hemolysis, elevated liver enzymes, and low platelets syndrome　198
hemolytic uremic syndrome (HUS)　148
Henderson-Hasselbalch の式　86
Henle 係蹄　5, 12, 16
Henle 係蹄上行脚　17
Henle ループ　5, 16
Henoch-Schönlein purpura nephritis (HSPN)　146
hepatorenal syndrome　163
HIV 関連腎症　136
hypercalcemia　77
hyperkalemia　74
hypernatremia　71
hyperphosphatemia　80
hypocalcemia　78
hypokalemia　72
hyponatremia　66
hypophosphatemia　79
hypovolemia　58

▼I

IgA 腎症　123, 128, 129, 146
intravenous pyelography　42
IVP　42

▼J

juxtaglomerular apparatus　9

▼K

Kimmelstiel-Wilson 結節　143
K 保持利尿薬　21

▼L

lactic acidosis　88
Liddle 症候群　97, 102
linear pattern　125
linear 型　123
lupus nephritis　126

▼M

macula densa (MD)　9
magnetic resonance imaging (MRI)　43
malignant nephrosclerosis　112
metabolic acidosis　89
metabolic alkalosis　95
microalbuminuria　33
microangiopathic hemolytic anemia (MAHA)　148
microscopic polyangitis (MPA)　123
muddy brown 尿　39
multiple myeloma　149

▼N

Na-Cl 共輸送体 (NCC)　18
Na-K-2Cl 共輸送体 (NKCC)　17
Na/H 交換輸送体 (NHE)　13
Na/K-ATPase　13
Na 依存性グルコース輸送担体 (SGLT)　14
Na 喪失
　——, 腎外性の　68
　——, 腎性の　68
Na 非依存性グルコース輸送体 (GLUT2)　14
nephrogenic systemic fibrosis (NSF)　44
non-pitting edema　57
NSAIDs　75, 165

▼O

obstructive nephropathy　170
osteitis fibrosa cystica　188
osteomalacia　188
overactive bladder (OAB)　53

▼P

$PaCO_2$　85
PAM (periodic acid methenamine silver) 染色　46
PAS (periodic acid Schiff) 染色　46
pauci-immune 型糸球体腎炎　124
pauci-immune 型半月体形成糸球体腎炎　122
PGE_2　66
pheochromocytoma　106
pigment nephropathy　168
pitting edema　57
poststreptococcal glomerulonephritis (PSGN)　120
preemptive transplantation　182
pregnancy induced hypertension (PIH)　198
primary aldosteronism　106
PR 時間延長　74
pseudohypoaldosteronism (PHA)　94
P 波消失　74

▼Q

QRS 幅拡大　74

▼R

rapidly progressive glomerulonephritis (RPGN)　122
renal cell carcinoma　196
renal stone　194
renal tubular acidosis (RTA)　90
renovascular hypertension (RVH)　109
reset osmostat　68
respiratory acidosis　97
rhabdomyolysis　168

▼S

secondary hypertension　103
Sjögren 症候群　93, 127, 131
Starling の法則　57
ST 低下　73
systemic lupus erythematosus (SLE)　126

▼T

thin basement membrane nephropathy　156
third space　67
thrombotic microangiopathy (TMA)　149, 169
thrombotic thrombocytopenic purpura (TTP)　147
tonicity　63

transjugular intrahepatic portosystemic shunt（TIPS） 163
Trousseau 徴候 78
tuberous sclerosis（TSC） 155
turgor 58
T細胞 117
T波増高 74
T波平坦化 73

▼U

urinary cast 38

U波増強 73

▼V

VHL遺伝子 196
villous tumor 74
volume depletion 58
von Hippel-Lindau 遺伝子 196
von Willebrand 因子（VWF） 147
VWF-cleaving protease（VWF-CP） 147
VWF 特異的切断酵素 147

▼W

WDHA 症候群 73
Wegener's granulomatosis（WG） 123
Wegener 肉芽腫症 122, 123, 124
Wilms 腫瘍 197
WNK 19

▼Z

Zollinger-Ellison 症候群 73